重点人群心理健康现状、影响因素及干预研究

王静夷 著

同济大学 **出版社**

TONGJI UNIVERSITY PRESS

·上海·

图书在版编目(CIP)数据

重点人群心理健康现状、影响因素及干预研究 / 王
静夷著. -- 上海：同济大学出版社,2023.11
ISBN 978-7-5765-0640-2

Ⅰ.①重… Ⅱ.①王… Ⅲ.①心理健康－研究 Ⅳ.
①R395.6

中国国家版本馆 CIP 数据核字(2023)第 236614 号

重点人群心理健康现状、影响因素及干预研究
王静夷　著

责任编辑	朱涧超	**助理编辑** 徐艺峰	**责任校对** 徐逢乔	**封面设计** 陈益平

出版发行　同济大学出版社　　　www. tongjipress. com. cn
　　　　　(地址:上海市四平路 1239 号　邮编:200092　电话:021-65985622)
经　　销　全国各地新华书店
制　　作　南京月叶图文制作有限公司
印　　刷　常熟市大宏印刷有限公司
开　　本　787 mm×1092 mm　　1/16
印　　张　15.75
字　　数　308 000
版　　次　2023 年 11 月第 1 版
印　　次　2023 年 11 月第 1 次印刷
书　　号　ISBN 978-7-5765-0640-2

定　　价　80.00 元

前　言

　　心理健康是一种健康状态,在此状态下,个体能够认识到自身的能力,能够应对日常生活中的压力,能够卓有成效地工作,能够对社会有所贡献。心理健康是健康的重要组成部分。当前,我国常见精神障碍和心理行为问题人数逐年增多,抑郁症患病率达2%,焦虑障碍患病率达5%。《健康中国行动(2019—2030年)》明确提出了心理健康促进行动,在个人和家庭、社会、政府层面都设定了具体的行动目标,在党的二十大报告中也提出要重视心理健康和精神卫生。

　　本书主要围绕三个重点人群的心理健康问题展开:①精神疾病患者。孤独感在精神疾病患者中非常普遍,与精神疾病的预后密切相关,但尚未受到足够的重视。本书第1～4章介绍了一项精神疾病患者孤独感的流行病学研究,包括孤独感的严重程度,其对精神疾病结局的预测以及相关干预。该流行病学研究的样本为英国的精神疾病患者。英国在心理健康领域具有长期的研究历史和一定的全球影响力,其理论在国际上广受认可。同时,英国高质量的医疗保健系统提供了广泛的心理健康服务,加上英国政府对心理健康问题的高度重视,有利于开展精神疾病患者的调查,且研究结果可以为国内的相关研究起到一定的借鉴作用。②老年人。全球老龄化问题突出,约15%的老年人患有至少一种精神障碍,情绪问题和认知功能障碍尤为常见。本书第5～8章介绍了老年人群抑郁、焦虑、认知功能的现状、影响因素及作用机制研究。重点关注孤独感、社会隔离等社会心理因素的影响。老年人的研究样本选取了英国和上海地区的老年人群。英国有着丰富的建立老年人群队列研究的经验,研究方法较为先进,对国内老年人群的心理健康研究具备一定的参考价值。上海地区的老年人群具备良好的文化和教育背景,该特性为老年人心理健康的研究提供了极大的便利性。随着我国教育和经济的不断发展,老年人群文化和教育背景的提升是必然趋势,意味着上海老年人的心理健康研究能够为其他地区老年人群体的心理健康管理提供前瞻性的借鉴意义。③青少年。21世纪以来,青少年的各类心理健康问题在不断增加。抑郁、焦虑和行为障碍是青少年疾病和残疾的主要原因之一,而自杀则是15～19岁青少年的第四大死因。教育部等十七部门联合印发《全面加强和改进新时代学生心理健康工作专项行动计划(2023—2025年)》,高度重视广大学生的心理健康和成长发展。本书第9～10章介绍了青少年的心理健康现状、影响因素及短视频干预研究。重点关注抑郁症状、情绪和行为问题以及自杀意念,评估了短视频干预作为普遍性干预措施在学校的应用效果。青少年人群的研究选取了浙江台州和上海地区的研究样本。浙江和上海均具备丰富的教育资源,也促成了激烈的教育竞争环境,这些因素对青少年的心理压力和心理发展有深远的影响。其中,浙江台州地区存在较大的城乡差异,该地区不同城区、郊区和农村的青少年群体适合开展心理健康现状和影响因素的调查研究,有利于形成更加全面的认识。上海心理健康研究领域具备丰富的研究基础和资源,学校配合度高,适合开展系统的干预研究。

本书系统阐述了这三类重点人群的心理健康状况及相关危险因素,书中提出的同伴支持自我管理干预及新媒体短视频干预,能为将来在重点人群中实施有效的心理干预措施提供借鉴意义。我衷心期望本书能够对心理健康和孤独感等社会心理因素感兴趣的科研人员、心理医生、心理老师等起到一定的借鉴意义。同时也希望相关研究能为有效预防或延缓重点人群精神疾病的发生发展提供理论支持,为我国发展主动健康、降低社会负担提供帮助。

专著研究资助来源于上海市浦江人才计划(2020PJC005)、国家自然科学基金青年项目(72104053),以及美国中华医学基金会(China Medical Board)(22-472)。

由于本人才疏学浅,书中难免有疏漏之处,欢迎各位专家学者和广大读者批评指正。本书谨以浅薄探索号召更多心理卫生实践者与研究者投入到重点人群心理健康的研究中来,共同努力提高国民心理健康水平,为实现健康中国战略添砖加瓦!

王静夷

2023年6月

目　录

## 第1章

精神疾病患者心理健康研究概述

1.1　研究背景

本研究探索了孤独感的流行病学及其与心理健康危机后人们康复情况之间的关系，并评估了基于同伴支持的自我管理干预对缓解孤独感的有效性。下文主要描述了精神疾病患者中孤独感的问题，解释了研究背景，提出了研究目的，并阐述了本研究与 CORE 项目(CRT Optimisation and Relapse prevention)的关系。

1.1.1　孤独感与心理健康

孤独感被定义为一种消极的情绪状态，当人们期望的和获得的社会互动模式之间存在差异时会出现这种情绪状态。孤独感不是由独处引起的，而是由一系列未满足的内在社会需求引起的。当社会关系被视为一种特殊的强化类型时，孤独感也可以部分地被视为"对缺乏重要社会强化的反应"。孤独感类似于主观的社会隔离，而不是客观的社会隔离。一个人可能过着相对孤僻的生活，却没有孤独感；相反，有些人拥有非常丰富的社交生活，但仍然感到孤独。

轻度的孤独感可能会激发与他人的联系或重新联系，因为避免孤独的愿望和归属的需要会提供建立社会关系的动力，从而减弱或消除孤独感。然而，在所有年龄段的一般人群中，有 10%～15% 的人会经历长期孤独。与普通人群相比，有心理健康问题的人更容易感到孤独。对抑郁症患者横断面研究发现，高达 40% 的受访者一直或大部分时间都感到孤独，与普通人群相比，孤独的概率增加了 10 倍。在一项针对重度抑郁、轻度抑郁或心境恶劣的老年人的研究中，83% 的受访者表示孤独，38% 的人表示严重孤独。相比之下，使用相同的孤独感量表，普通人群中只有 32% 的老年人感到孤独，4% 的老年人感到严重孤独。在精神病患者和具有相似人口统计学特征的普通人群样本的比较中，精神疾病患者的孤独感占比 79.9%，而普通人群的孤独感占比 35%。

已有文献报道孤独感的相关因素和预测因素。在社区成年人中，孤独感的风险因素包括未婚、失业、家庭暴力和家中有较多孩子。一项针对老年人群孤独感相关因素的综述发现,女性、未婚、年龄较大、收入低、受教育程度低、社会关系质量低、自我报告健康状况差、功能状态差、心理健康状况差、自我效能感低、经历消极生活事件和有认知缺陷的人更容易感到孤独。精神疾病患者的孤独感情况和相关因素还很少被研究。相关研究初步证据显示,孤独感程度较重的精神障碍患者有更严重的内化污名,更差的人际能力,更低的自我效能感,更低的自尊,更少的社会支持,更小的社会网络,更差的社区融入,更严重的社会隔离,以及更多次的精神疾病住院治疗。然而,社会人口学特征在解释这一人群的孤独感差异方面并没有发挥重要作用。

有精神健康问题的人往往是被社会隔离和孤独的。一方面,众所周知,严重的精神疾病会对人们建立和维持关系的能力产生负面影响。对于精神分裂症患者来说,这种疾病通常始于青春期晚期,阻碍了社交技能的发展,从而使他们变得越来越孤僻,甚至容易引起严重的社交焦虑,导致失去现有的朋友。精神病性障碍的精神症状也会使个体容易孤独,尤其是主观思维障碍和丧失快感,这可能会妨碍一个人进行有意义的社交活动。抑郁和孤独感往往互为因果,抑郁症患者有时有意避免社交接触并与他人隔离,或由于反复寻求安慰而无意中赶走朋友。另一方面,污名化是心理健康服务使用者感到孤独的主要原因之一。由于在生活的各个领域受到他人的拒绝和歧视,污名化对破坏个人的社会关系具有明显的影响。例如,对精神疾病的恐惧和认为伤害他人的风险增加,可能会干扰患有严重精神障碍的人发挥社交技能的能力,并可能对他们融入社区造成障碍。另一种污名化是被污名化者自己的态度和反应,即内在污名化。经历心理健康问题的人可能会接受对精神障碍的负面刻板印象,并因害怕被他人拒绝而退出社交,导致自卑、不良的社会关系和孤独感。

目前,已有大量针对孤独感对躯体疾病患者健康影响的研究。例如,两篇荟萃分析综述报告称,孤独感与较高的死亡率有关,而且这种影响与一些公认的风险因素相当(如肥胖、缺乏运动和吸烟)。在纵向研究中,孤独感也可预测冠状动脉粥样硬化性心脏病(简称"冠心病")和脑卒中的发展、收缩压升高和慢性疼痛。然而,在精神疾病患者中,没有太多孤独感患病率、相关因素和对预后影响方面的证据。在一些先前的研究中,孤独感与重性精神障碍、抑郁症和抑郁症状增加、人格障碍、自杀、认知能力受损和认知功能下降、阿尔茨海默病风险增加和执行控制能力下降有关。然而,在最近关于精神疾病结局的研究中,孤独感并不是一个特别突出的焦点,而且现有的大多数研究都是横断面研究,无法从中推断因果关系。

由于孤独感是健康的一个既定风险因素,已经有一些减少孤独感的干预措施出现。对孤独感干预的荟萃分析描述了四种主要策略:①提高社交技能;②加强社会支持;③增加社交接触的机会;④解决不良社会认知。在近期一篇关于精神疾病患者孤独感干预的综述中,将干预归为两类,一类是"直接"方法,包括:①改变认知,以缓解不良认知;②社会技能培训和心理健康教育,以提高社交技能为重点;③支持性社交或有一个"以社交为中心的支持者",以帮助患者找到新的活动或群体,以及建立和保持社会联系;④更广泛的社区团体,以帮助心理健康服务使用者融入社会。还有一类是更广泛的"间接"方法,如改善就业机会的举措。然而,目前还没有强有力的证据支持任何类型的干预。一些方法有减少孤独感的希望,但有缺陷的设计往往阻碍了对干预效果的正确评估。Masi 及其同事在荟萃分析中指出,应谨慎看待单组前后研究和非随机分组比较研究。相比之下,随机分组比较研究有利于消除选择偏倚和减少向均值回归的影响。考虑到孤独感干预在心理健康研究中很少受到关注,因而有必要对精神疾病患者进行一项精心设计的、高质量的干预试验。

1.1.2　研究背景

采用纵向研究来明确孤独感和精神疾病结局之间的关系是很有必要的,随机对照试验则有助于探索有效的孤独感干预。一项英国资助的随机对照试验[旨在为接受危机解决小组(Crisis Resolution Team,CRT)治疗的患者提供同伴支持]为解决这些研究需求提供了机会,该试验研究探索了一组患有各种心理健康疾病的参与者的孤独感过程和健康结局。CRT 为有心理健康危机的人提供快速评估,并向他们推荐最合适的服务。CRT 还为适合社区治疗的患者提供强化家庭治疗,作为住院治疗的替代方案。CRT 使用者在临床上是一个二级精神健康服务使用者群体,包括所有的精神科诊断以及各种长期和短期精神疾病,因此它很适合供研究人员了解有相对严重心理健康问题的人的孤独感程度和过程。此外,研究那些刚刚经历了精神健康危机的人是有好处的,因为每个人都有共同的急性服务使用经验,相当于提供了一个真正的基线,而且康复的预测因素与刚刚经历过精神健康危机的人群尤其相关。

1.1.3　研究目的

1. 本研究的目的以及研究问题和假设

(1)概述孤独感的定义及与其密切相关的概念,然后提出一个概念模型来区分和纳入所有这些概念,并明确这些概念的常用量表。

(2)对孤独感和感知社会支持是否预测精神疾病结局进行系统综述。

(3)描述同伴支持自我管理干预的发展及其对精神疾病和社会关系的影响,并提出其益处的潜在机制。

(4)对孤独感进行定量评估,探讨结束 CRT 服务人群的孤独程度,并在横断面分析中明确与孤独感独立相关的因素。

(5)确定基线(结束 CRT 服务)时的孤独感是否能独立预测 CRT 服务使用者 4 个月

随访时的不良结局,包括总体症状严重程度、情感症状、自评康复情况和健康相关生命质量。

(6) 在同伴支持自我管理干预的随机对照试验中,探索干预组与对照组参与者 4 个月随访时的孤独感是否存在差异。

2. 对孤独感的定量研究集中于 4 个问题

(1) 结束 CRT 服务的人群的孤独感程度是多少?

(2) 在横断面上,哪些因素与孤独感有关?

(3) 基线时的孤独感是否能预测 4 个月随访时的不良结局?

(4) 同伴支持自我管理干预组和对照组参与者的孤独感是否不同?

3. 5 个假设

(1) 基线时孤独感越强,4 个月随访时整体症状越严重。

(2) 基线时孤独感越强,4 个月随访时情感症状越严重。

(3) 基线时孤独感越强,4 个月随访时自评康复情况越差。

(4) 基线时孤独感越强,4 个月随访时健康相关生命质量越差。

(5) 4 个月随访中,干预组参与者将比对照组参与者报告更弱的孤独感。

本研究有助于提高关于孤独感及其密切相关术语的概念清晰度,并确定其在心理健康环境中使用的最合适的量表。对有关孤独感、感知社会支持和精神疾病结局之间关系的文献进行系统综述,可以明确他们对各种精神疾病的潜在影响的现有证据基础。孤独感流行病学的描述有助于理解 CRT 服务使用者的孤独感水平和孤独感的潜在相关因素。研究孤独感与精神疾病结局之间的纵向关系,有助于确定对于接受过 CRT 服务的临床人群来说,孤独感是不是促进他们康复的有效目标。对同伴支持自我管理干预对孤独感的有效性进行评价,有助于理解这种干预是否能有效减少心理健康危机后人们的孤独感。

1.1.4　本研究与 CORE 项目的关系

本研究使用的数据是 CORE 项目的一部分,即对离开 CRT 的人进行同伴支持自我管理干预的多点随机对照试验。CORE 项目由英国国家健康研究所资助。最初进行了一项试点研究,其中包括由利益相关者组成的焦点小组,以制订干预措施,并对少量有心理健康问题的人进行了初步测试。正式试验旨在探讨同伴支持自我管理项目是否能减少复发并促进康复。干预组的参与者与同伴支持者进行了 10 次会面,并完成了自我管理工作手册。自我管理工作手册也提供给对照组参与者,但没有同伴支持者的帮助。为完成本研究的目标,在基线访谈和后续访谈中都加入了孤独感量表,以便明确孤独感的流行程度和影响。这项随机对照试验有助于评估同伴支持自我管理干预对孤独感的影响。对社会网络干预的回顾提供了一些证据,表明同伴支持项目可能会增加精神疾病患者的社会网络,因此,研究同伴支持干预是否能减少孤独感是合理的。尽管孤独感是正式试验的次要结果之一,试验也并非专门为缓解孤独感而设计,但同伴支持工作者可以扮演一个以社交为中心的支持者的角色,通过与参与者建立良好的关系或自己提供社会支持来减轻参与者的孤独感。同伴支持工作者还帮助干预组参与者完成了自我管理工作手册,其中包括以社交为导向的目标设定。同伴支持工作者可以通过鼓励参与者设定和实现目标帮助参与者减少孤独感,包括增加社会网络和活动,以及获得其他人的支持。

　　本研究的以下部分取决于 CORE 项目已经做出的决定:①参与定量研究的危机解决团队的选择;②除加利福尼亚大学洛杉矶分校(University of California, Los Angeles, UCLA)孤独感量表外,定量研究中测量工具的选择;③定量研究中使用的抽样框和样本量;④定量研究中使用的干预设计和试验程序。

1.2　孤独感及其相关概念介绍

　　本研究中孤独感是一个与社会关系相关的指标。为了更好地理解孤独感,有必要了解孤独感的概念,以及它如何与心理健康领域中其他社会关系概念相联系。迄今为止,虽然各种各样的社会关系概念已用于心理健康研究中,但孤独感与相关术语之间的界限往往模糊,且其维度之间存在重叠。对于它们之间的区别及何时正确使用,目前还没有达成明确的共识。因此,后文详细叙述了孤独感的现有定义及与其密切相关的概念,如社会隔离、社会网络、社会支持、社会资本、信任关系和疏离感,并解释了它们与孤独感的关系。

1.2.1　孤独感

　　孤独感(Loneliness)被定义为一种由预期的和实际的社会关系之间的差异引起的不愉快的感觉。另一个经常被引用的定义是,一种由个体社会需求没有被社会关系数量或质量所满足,造成的负面情绪状态。尽管研究者对孤独感的定义还没有达成共识,但学者们总结出了三个共同的假设:①感到社会关系方面存在不足;②一种主观状态,区别于社会隔离的客观状态;③一种不愉快和痛苦的经历。

　　孤独感可被视为多层面的。Weiss 提出了孤独感的多维概念,并将孤独感分为社会维度和情感维度。社会孤独源于社会融入关系的缺失,而情感孤独则源于亲密情感依恋的缺失。当一个人未如愿以偿地拥有更广泛的社会网络时,就会出现社会孤独,这可能会导致无聊、排斥和边缘化的感觉,例如,某个人的朋友都不在身边而产生的感觉。与此相反,当一个人失去一段亲密关系时,就会出现情感孤独,这可能导致痛苦和忧虑,例如,孩子害怕被父母抛弃而产生的感觉。基于这种分类,Weiss 设想了基于孤独背景下的社会供给模型,包括六个组成部分——依恋、社会融合、价值保证、可靠的联盟、指导和照顾他人的机会。依恋是一个人从中获得安全感的情感亲密关系;社会融合是一种归属于一个关系网络的感觉,在这个关系网络中,人们有着相似的兴趣和态度;价值保证是指他人对个人能力和价值的认可;可靠的联盟是指望他人可提供实际支持的信任;指导是一个人可依靠别人的建议或信息的信念;照顾他人的机会是一种对他人的幸福负责的感觉。这些组成部分(尤其是依恋和社会融合)被认为是避免孤独感所必需的。依恋的缺失与情感孤独有关,而社会融合的缺失与社会孤独有关。

孤独感必须和经常独处区分开来。尽管有报道称独居老年人感到孤独的可能性是原来的 2 倍(24.2% vs. 10.9%),但独居的人也可能不会感到孤独,反之亦然。有研究显示,在调整了其他潜在相关因素后,独居与精神病患者的孤独感无关。此外,独居对心理疾病的影响并不像孤独感那样强烈。例如,在一项关于老年人抑郁症风险因素的前瞻性研究中,孤独感预测了患者 3 年随访中抑郁症的发生,然而独居这一更客观的因素却未能预测抑郁症的发生。同样,在社区居住的老年人中,孤独感预示着两年后更严重的抑郁症状,但独居却没有。

1.2.2　社会隔离

Nicholson 进行了一项进化概念分析,以确定老年人所经历的社会隔离(Social Isolation)的定义和属性。进化概念分析包括概念的属性、前因、后果、相关术语、背景基础和进一步概念发展含义的识别。这种方法对于澄清和发展概念是很有用的,它可以显示概念与时间相关的改变。Nicholson 在论文中提出了社会隔离的五个方面——联系的数量、归属感、令人满意的人际关系、与他人的接触和社交圈成员的质量。Zavaleta 和同事在一篇不专门针对心理健康背景的社会隔离综述中,将社会隔离定义为"在人类互动发生的不同层面(个人、群体、社区和更大的社会环境)与其他人的社会关系存在质量和数量上的不足"。他们区分了社会隔离的两个领域:外部特征和内部特征。外部特征也称为客观社会隔离,指的是可观察到的社会接触,即很少与他人建立有意义的关系或与他人没有有意义的关系。相反,内部特征也称为主观社会隔离,指的是无法通过观察来量化的个人态度,如信任、对关系的满意度和孤独感。Nicholson 和 Zavaleta 的社会隔离模型都在一个社会隔离总体结构下,包括客观社会接触和主观感知到的接触的充分性。此外,Warren 提出了与某人社会环境和关系质量有关的四个标准,并将其作为社会隔离的基本要素:污名化的环境(一个人因为外表、行为或群族被消极地评价为与其他人不同)、社会的冷漠、个人与社会的脱节以及个人的无力感。

社会隔离和孤独感都描述了一种由于社会关系数量或质量不足而导致的不良状况，然而二者并不是同义的概念。外部社会隔离是以社会网络规模和/或与他人接触的频率来客观衡量的，而孤独感只能主观地由一个人自己描述。Routasalo 和同事测量了芬兰老年人的孤独感体验、朋友的数量、与朋友和孩子互动的频率，以及对互动的期望和满意度。他们发现，朋友的数量以及与朋友和孩子互动的频率与孤独感无关，而对互动的期望和满意度则可预测孤独感。因此，孤独感不同于客观的社会隔离，但可能与主观的社会隔离重叠。

1.2.3　社会网络

社会网络(Social Network)指的是"一组确定的人之间的特定联系，其附加的属性是这些联系的特征可作为一个整体来解释相关人员的社会行为"。社会网络分析可衡量网络的"形态"和"互动"特征。形态特征指的是一个人际关系网的定量属性，包括规模(联系的数量)、程度(网络中每个人与网络中其他人的平均联系数量)和密度(网络成员之间的实际联系占所有可能联系的比例)。互动特征指的是关系的性质，包括强度和方向性。强度是指关系是"单一的"(只有一种功能)还是"多重的"(不止一种功能)；方向性是指在二元关系中谁在帮助谁。

考虑社会网络的特点，它不同于孤独感，且测量比孤独感的主观测量更客观。它与孤独感的联系很复杂，且在不同的领域也有所不同。在一项针对加拿大老年人的研究中，较少的至亲(但不是在过去的 1 周与亲属缺少联系)与孤独感显著相关。相反，过去的 1 周与朋友缺少联系(但并非亲密朋友的数量少)解释了孤独感。作者解释说，亲属联系是更加强制性的，因而拥有至亲可给参与者一种即使最近没有联系，也能在需要时得到支持的感觉。相比之下，友谊并不是强制性的，因而最近与朋友有联系可证明关系的强度。

1.2.4　社会支持

社会支持(Social Support)可描述为一个人的基本社会需求通过与其他人的互动得到满足的程度。它是其他人提供的有形和无形的资源，也是一个人相信在危机时可以依靠他人获得帮助。

社会支持有两种主要的概念：功能性和结构性。结构性观点强调个体社会关系的存在、数量和属性。功能性观点试图确定哪些功能是由人的社会关系来实现的。最常提及的功能有：①情感支持，包括关怀、爱和同情；②工具性支持，指实际支持和有形援助；③信息支持，包括信息、指导或反馈，可提供问题解决方案；④评价支持，包括与自我评价有关的信息；⑤社会陪伴，包括在休闲娱乐活动中与他人共度时光。社会支持的许多测量方法可用来评估横跨结构和功能领域的三个部分：①社会网络和社会融合变量(即关系的多样性/数量);②接受的支持(即接受支持性行为的频率);③感知的支持(即一个人认为在他或她需要的时候可得到的支持)。Cobb 提出与他人关系中的责任义务的相互性,以及个人从他人那里得到的功能性支持,可作为社会支持的组成部分。

与几乎完全被视为客观事实的社会网络不同,社会支持包括客观和主观两个方面。感知社会支持,尤其是情感支持和社会陪伴,与孤独感相似,是对社会关系质量和影响的主观评价。研究发现,孤独感和感知社会支持之间存在负相关。例如,在一项针对大学生的研究中,来自家庭($r=-0.53$)、朋友($r=-0.52$)和重要的其他人($r=-0.73$)的感知支持都与孤独感有显著的负相关关系。

1.2.5 社会资本

社会资本(Social Capital)通常被理解为"个人作为社会网络成员而获得的一系列资源,以及这些网络促进个人或集体行动的特征"。健康科学中广泛使用的社会资本定义起源于 Putnam。通过类比物质资本和人力资本(提高个人生产力的工具和培训)的概念,社会资本可定义为"社会组织的特征,如促进互利的协调与合作的网络、规范和社会信任"。Putnam 指出,社会资本包括五个主要特征:①社区网络、自愿的、国家的、个人的网络和密度;②公民活动、参与和使用公民网络;③当地公民身份——归属感、团结感及与其他成员的平等感;④互惠和合作规范、帮助他人的义务感和回报援助的信心;⑤对社区的信任。Kim 和 Harris 提出了社会资本的五个领域:信任、社会规范、信息共享、社区伙伴关系和政治参与。

社会资本的概念强调了多重维度。它可分为行为/活动成分(结构性社会资本)和认知/感知成分(认知性社会资本)。结构性社会资本指的是相对客观和外部可见的社会结构,如已确定的角色、社会网络和其他可促进信息共享和参与的结构。认知性社会资本包括更多主观和无形的因素,如共同的规范、价值观、信任、态度和信念。此外,社会资本既有个体私人的一面,也有集体公共的一面。我们可认为它是社区(一种生态结构)或个人的财产。衡量个人社会资本最广泛使用的方法是询问人们(如群体成员)对参与社会关系的想法以及他们对这些关系质量的评价。生态社会资本通常是通过汇总社区代表性样本的反应来评估的。也有人提出了社会资本的两个组成部分:"联结型"社会资本描述了具有家庭联系或共同群体身份的人们之间更紧密的联系,通常是某人大部分情感和工具性社会支持的来源;"桥梁型"社会资本描述了与朋友或家人没有直接联系的人之间更遥远的联系,他们之间有差别或有距离,比如来自不同阶层或种族社区的人。这种区别反映了在个体社会网络中与其他人"强关系"和"弱关系"之间的区别。

尽管社会资本的认知方面与孤独感可能有关,但社会资本是有别于孤独感的。在芬兰实施的一项基于人群的调查通过询问受访者的社会互动频率、参与组织活动、信任和对社区的归属感来衡量结构性和认知性社会资本。调查发现,在所有年龄组中,较低的信任程度与较强的孤独感有关。但在不同的年龄组中,社会资本的其他领域与孤独感的关系并不一致。在另一项横断面研究中,社会资本的各方面包括社会支持、社会网络、邻里关系、公民参与和对当地社区的看法,但除感知社会支持外,大多数社会资本指标与孤独感无关。相比之下,Coll-Planas 及其同事们在老年人中进行了基于社会资本理论的干预,并报告称在干预后的 2 年随访中,情感孤独和社会孤独都显著下降。关于社会资本对精神障碍的影响,一项系统综述支持个体层面上认知性社会资本与精神疾病之间的反向关系,但结构或生态社会资本与精神疾病之间的关联尚不清楚,值得进一步研究。

1.2.6　信任关系

信任关系(Confiding Relationships)的衡量标准可用来划分一个人与其他人的亲密程度等级。例如,与配偶或与定期见面并可提供建议的朋友的亲密关系被认为是"好的知己",而"差的或没有知己"是指与配偶的冲突关系、不稳定的关系或根本没有人可倾诉。1978 年,Brown 和 Harris 发表了关于抑郁症社会起源的开创性论文,并将缺乏信任关系确定为抑郁症的一个风险因素。自此以后,他们强调应当将以下二者区分开来:一段关系中可能受到双方依恋风格及对对方看法影响的信任程度,以及知己给予的积极情感支持。这反映了社会支持文献中感知支持和实际支持之间的区别。

信任关系衡量的是特定重要关系的质量,例如与配偶或朋友的关系,而孤独感是指对人们关系的感知充分性或影响的整体评估。显然,如果一个人没有信任关系,他或她的社交世界中就会出现可感知的不足。对老年人扶助机制的探索(通常被称为"友好访客"或"老年伴侣"项目)表明,扶助者似乎是通过发展互惠、安全和信任的关系来提供情感支持,从而减少孤独和抑郁的。

1.2.7　疏离感

Bronfenbrenner 将疏离感(Alienation)定义为"与社会环境脱节的感觉,以至个体认为他/她在社会环境中的关系难以维持"。马克思主义和存在主义学者探讨了疏离感这一概念使用过的五个基本形式:无力感、无意义感、无规范感、孤立感和自我疏远。无力感起源于马克思的观点,即工人在资本主义社会中被剥夺了决策的特权和手段时,就会被疏远。在 Seeman 的论文中,无力感可被设想为超越工业领域的个体所持有的期望或概率,即他自己的行为不能决定他所寻求的结果或强化的发生。无意义感指的是对个体所参与的事件缺乏理解,特别是当个体的决策清晰度的最低标准没有达到时。无规范感来源于 Durkheim 失范概念。Seeman 将失范现象定义为"高度期望通过社会上不被认可的行为来实现既定目标"。孤立感与疏离感方面的回报价值有关。被孤立的人会给特定社会中被高度重视的目标或信念赋予低回报价值。自我疏远指的是个体无法获得自我奖励或自我完善的活动。Dean 认为疏离感有三个主要组成部分：无力感、无规范感和社会隔离。最后一个组成部分是 Durkheim 失范概念的一部分——"一种脱离群体或脱离群体标准的感觉"。Dean 还构建了一个 24 项量表来衡量这三个组成部分。

Ifeagwazi 及其同事的研究重点在于感知疏离感的人际、政治和社会经济领域。人际疏离感与社会隔离、孤独感和不信任感有关。人际疏离感的指标包括一个人的想法不重要的感觉，被排除在外的感觉，被利用的感觉，以及发生事情时得不到帮助的感觉。政治疏离感和社会经济疏离感分别指对政治领域的主要对象和社会经济活动的感知疏远。

在上述领域中，人际疏离感与孤独感的关系最为密切。先前研究发现，孤独的人往往有较差的心理定式，如疏离感，且这两个概念之间有显著的相关性（$r=0.50$）。然而，关于孤独感和疏离感关系的现有文献很少，二者的关联及其影响有待进一步探讨。

1.2.8　总结

孤独感主要聚焦于一个人对整体社会关系的情感感受。它作为一种消极的情绪状态，之所以并不能简单地通过扩大个人的社会网络规模来补救，是因为它与个体感知的社会互动期望和适应不良的社会认知有关。考虑到它在心理健康服务使用者中的发生率很高，对躯体健康有很大的影响，对心理健康有潜在的影响，而且缺乏强有力的干预证据基础，因而孤独感是本研究的研究重点。

孤独感与上述其他概念是分开的，尽管这些概念的某些维度可能与孤独感密切相关，如主观社会隔离、感知社会支持、个人及认知性社会资本和人际疏离感。所有这些概念的多重含义，彼此之间的复杂关系，以及一些研究者对这些术语的自由互换使用，都表明有必要建立一个概念模型，以明确它们是如何区分或重叠的。社会隔离和孤独感经常被互换使用，因为这两种状态都是由个人社会关系质量和数量不足造成的，并可能对健康产生不利影响。尽管在没有客观社会隔离的情况下也会出现孤独，但孤独感和主观社会隔离对一个人来说往往是重叠的。一项旨在预防社会隔离的群体干预也减少了孤独感，它是通过提高社区认识，以及与其他参与者和社区导航员取得联系来减少孤独感的。社会隔离是一个好的中心概念，因为它包含了社会关系的客观和主观因素，可作为开发一个包含所有相关概念的综合框架的良好起点。孤独感和与社会关系相关的其他概念（如社会网络和社会支持）之间存在着复杂的关系，有部分重叠，也有部分不同。因此，精确了解这些关系及其中一些可用来干预孤独感的潜在途径是很重要的。下面将对社会隔离、孤独感和相关术语的概念框架及其在心理健康环境中经常使用的量表进行概念和方法角度的综述。

1.3　孤独感及其相关概念的概念框架及测量工具综述

1.3.1　背景

研究人员、政策制定者和从业人员越来越意识到,社会关系在精神卫生和心理健康中发挥着影响作用,并且服务使用者本身也非常重视社会关系。与普通人群相比,心理健康服务使用者的孤独感更强,社会网络规模更小。既往研究已经确定了孤独感与抑郁症、自杀行为、人格障碍及精神疾病之间存在关联。在重性精神疾病患者中,社会隔离与较高程度的妄想、缺乏洞察力和求医的次数较多相关。相反,那些报告有更多非正式社会支持的人更有可能从精神疾病症状中恢复。

我们在前面已经给出了孤独感相关概念的广义定义,这一部分会更精确地探讨在心理健康领域的文献中,社会隔离、孤独感及相关概念是如何被应用、实践和测量的。虽然社会隔离与孤独感有关,但它们并不是同义词。包括社会网络、信任关系和社会支持在内的这类相关术语都有多重含义,且含义往往是重叠的。由于缺乏明确划分,研究人员有时会不严谨地混用这些术语。由于社会隔离的内部特征与孤独感密切相关,而且其多维的特征可以帮助概念图识别和覆盖更多的相关概念,故本综述基于社会隔离构建了初步的概念图。经过改进后,概念模型应纳入孤独感在内的所有相关概念。本综述完全着眼于个体水平上的社会关系。更高层次的社会学方法着眼于人们在社会中如何相互联系。生态社会资本(与社区内社会关系的质量有关)、社会排斥(与被迫缺席主要社会、文化、经济和政治活动有关)和社会包容(与个人获得的资源及参与的经济、政治和社会活动有关)等概念可以与侧重个体层面关系的概念(如社会隔离)相区别。

现有文献综述概述了目前关于一般和心理健康背景下的社会排斥以及一般背景下的社会资本的概念和方法学。House 及其同事于 1988 年发表的综述确定了社会关系影响健康的结构和过程。此后出现了与社会关系和心理健康相关的文献,但这些文献通常没有明确提及总体的概念框架。本综述的目的是研究这些文献中使用的概念及其在多大程度上可以被整合成一个连贯的框架,同时将这一概念框架与用于研究健康和社会关系相关的其他概念框架相比较。最近发表的一篇概念性综述研究了个体层面的孤独感、社会隔离和社会关系的测量方法,且研究侧重于关注老年人和心血管疾病人群的适用情况。本综述探究了社会隔离及相关概念在心理健康领域的应用和测量。

本综述是为社会隔离及其相关概念提供一个全面的概念框架,并列出不同测量工具的示例,强调心理健康领域中经过验证的最佳测量方法。这将为未来的研究人员准确地决定其想要测量的内容及如何测量提供参考。

1.3.2 方法

1. 总体方法

概念和方法学综述不同于一般系统综述。概念性综述的确切范围和程序是在进行综述的过程中确定的。我们遵循 Lilford 及其同事关于进行方法学综述的建议,并通过反复协商的过程来实现对社会隔离及其相关概念的清晰理解。这包括:利用各种数据库和资料来源进行广泛的检索;确保综述得到专家的建议,包括社会科学、心理学和医学的观点;允许综述过程的各个阶段有一些重叠,以便根据过渡阶段的结果和反馈理清综述的最终范围和结果。

2. 文献检索

我们重复多次的检索策略包括:①通过专家咨询确定相关术语、概念性论文或建议测量方法;②文献检索、数据提取和构造概念图;③通过专家咨询验证概念框架。详细过程描述如下:

专家咨询:首先,我们通过召开专家咨询会介绍、讨论并确定后续文献检索的相关术语,伦敦心理健康社会学相关专业的多学科专家小组与会。其次,初步文献检索后,为了涵盖所有确定的相关术语,我们提取了用于构建含多个概念范围的概念图草案的数据。随后,我们再次咨询了同一专家小组,并联系了 15 位通过初步文献检索确定的国际专家,向其介绍我们的概念图草案并征求意见和建议。这些国际专家拥有精神卫生领域内外的相关学科专业知识,包括社会学、社会心理学、社会神经科学、社会政策学、社会和行为研究学及公共卫生学。

文献检索:根据专家建议的概念术语,我们于 2015 年 4 月 23 日在 Web of Science 数据库中检索了定义社会隔离及相关术语的文献,以及这些概念数据测量方法的文献。选择 Web of Science 数据库是因为它是一个涵盖广泛学科领域的跨学科数据库。将社会隔离及其相关术语(social isolation OR loneliness OR social network* OR social support OR confiding OR confide OR social contact* OR social relation* OR social capital)与精神障碍术语[mental OR psychiatr* OR schizo* OR psychosis OR psychotic OR depress* OR mania* OR manic OR bipolar near/5(disorder or disease or illness) OR anxiety]合并检索。由于检索到的文章数量较多,故初步检索时间限制为 2013 年 1 月 1 日至 2015 年 4 月 23 日。为了在有限的时间内完成综述并向资助方报告结果,我们没有进行跨年度的全面检索。但在没有时间限制的情况下,对确定的研究参考文献列表进行了人工搜索,以寻找其他相关的研究。凡是检索到的用于全文筛选的论文提到了其他潜在的相关研究,我们也会对其进行检索和筛选。

初步的数据库检索纳入了提出社会隔离相关概念的定义或测量方法,并将这一概念或测量方法应用于成人心理健康领域的研究。排除了 16 岁以下儿童和患有学习障碍或器质性疾病人群的研究。同时,也排除了没有明确定义社会隔离或相关概念的研究,以及没有使用完善的测量方法(如单一条目)的研究。如果在心理健康背景下使用的概念或测量方法最初是在其他领域发展起来的,则会检索和回顾原始资料。

　　3. 数据提取和综合

　　我们使用为本综述制作的电子数据提取表,提取了社会隔离及相关术语的定义,以及测量方法的信息。综述检索者之间会定期召开会议,以解决必要时纳入信息的不确定性,并检查是否采用了一致的筛选方法。

　　我们采用了一种非量化的方法来综合研究结果,包括三个阶段:

　　(1) 综述参与者划分了一系列概念范围,涵盖了已确定的现有社会隔离概念及检索到的相关术语中的所有要素。

　　(2) 参照现有的文献评估这一概念框架的有效性。从文献检索中纳入的所有文献都与划分的概念范围交叉对照,以检查我们的概念图是否足够全面,并且涵盖了所有相关的概念,同时,没有增加文献中未涉及的额外概念范围。

　　(3) 对文献检索中确定的社会隔离的测量方法及相关概念进行了综述,并确定了针对每个概念范围的适宜测量方法的最佳示例。优先考虑具有良好的心理测量特性、明确适用性和在心理健康领域广泛使用的测量方法。综述参与者共同商定基于上述标准的最终选择。

　　进一步咨询专家以改进和验证概念模型,并确定未纳入任何额外的相关文献或概念。我们持续这个过程,直到没有新的概念或测量工具出现。

1.3.3　结果

　　电子数据库检索到 5 437 篇文献。从电子检索、参考文献列表及综述文章全文筛选后,我们纳入了 277 篇讨论社会隔离及相关概念的论文。我们还检索到 425 篇提出相关概念的测量方法的文献,其中包括 191 篇提出测量方法的原始文献。本综述中,我们报告了在心理健康领域最广泛使用的、具有最佳心理测量特性的量表相关文献 16 篇。

　　1. 社会隔离的模型及相关概念

　　通过对概念性定义的综述,我们能够构建一个涵盖社会隔离及相关术语的概念模型。我们的目的是形成一系列明确的概念范围,涵盖所有经常使用的概念,避免交叉重复。通过检查与模型范围相匹配的概念,反复咨询专家来构建和验证这个模型,并提出了 5 个足够全面的概念范围,以涵盖当前概念的所有元素:社会网络—数量,社会网络—结构,社会网络—质量,关系评价—情感,关系评价—资源。表 1.1 总结了这 5 个范围是如何与现有的概念术语相对应的。

我们的 5 个概念范围的定义如下：

"网络：数量"指的是社会接触的数量。例如，某人社会网络中的人数，某人在一段时期内的社交数量或频率。

"网络：结构"指的是社会交往的特征，不涉及对关系质量的任何评价。例如，网络密度（某人的社会网络中有多少人彼此认识），以及某人的社会交往的特征（例如有多少人是亲属、同事、心理健康工作人员或心理健康服务使用者）。

"网络：质量"指的是对关系的感知质量。该范围包括对特定重要关系（如伴侣、父母）质量的测量。它还包括对某人所有个体社会关系的定性信息的测量（例如某人的社会关系中有多少人是朋友，有多少人可以信任，有多少人会被想念）。

"关系评价：情感"是指对感知到的关系的充分性或影响的总体评价。例如，孤独感或情感社会支持。该范围与具体的个人关系的数量或质量不直接相关，也不能用它们来衡量。

"关系评价：资源"指的是对某人社会关系中获得资源的总体感知。例如，有形的社会支持。

这 5 个范围使我们能够做出 3 个重要的区分：

（1）某人客观的与感知的社会关系质量："网络：数量"和"网络：结构"提供了关于社会交往的数量或结构的定量信息。与之相比，"网络：质量"和两个关系评价涉及对关系或社会交往的定性评价。

（2）个人关系与整体社会/人际的关系：我们概念图中的三个"网络"与个人关系的数量或质量有关。这些个人关系的相关信息可以被汇总来描述社会关联和整体关系。两个"关系评价"范围涉及对整体关系的主观评价，而不是对具体个体的直接评价。

表 1.1　社会隔离及相关概念：概念框架

与社会隔离或孤独感相关的既定概念	与社会隔离或孤独感相关的现有概念中包含的范围					
	网络			关系评价		其他范围（与社会隔离或孤独感没有直接关系）
	数量	结构	质量	情感	资源	
社会隔离	✕		✕	✕	✕	
孤独感				✕		
社会支持	✕	✕		✕	✕	
社会网络	✕	✕	✕			
社会资本（个人）				✕	✕	生态社会资本消极社会资本

（续表）

与社会隔离或孤独感相关的既定概念	与社会隔离或孤独感相关的现有概念中包含的范围				
	网络			关系评价	其他范围（与社会隔离或孤独感没有直接关系）
	数量	结构	质量	情感	资源	
信任关系及相关概念			×			关系的消极方面
疏离感				×		无力感 无规范感

（3）来自关系的有形（实际）和无形（情感）支持：“关系评价：情感”是指从社会/人际关系中获得的可感知的陪伴、爱和情感支持。“关系评价：资源”指的是可从社会/人际关系中获得的工具性（或有形）支持。

在现有的概念性术语中，有一些元素没有被我们提出的 5 个概念范围所涵盖。这些术语被排除在外是因为其与社会隔离或相关概念没有直接关系。

（1）关系的消极方面：社会隔离、孤独感及相关的概念是由有无联系或希望得到的关系支持来定义的，而不是社会关系的消极方面。然而，包括情感表达在内的关系质量概念及一些社会资本的概念也考虑了人际关系的消极方面（如批评或过度参与），这些方面需要社会交往的存在，并且可能独立于孤独感发生。

（2）参与社会、经济或政治活动：与社会包容、社会排斥有关，被包括在某些社会资本的概念中，如大多数结构性社会资本的概念中。

（3）信任程度、感知的共同规范或对社会或权力机构的信念：社会资本的概念化和异化都包括对社会层面的政治—法律和道德规范和要求的考虑，以及个人如何感知和体验这些规范和要求。

我们得出的社会隔离和心理健康研究中使用相关术语的概念图，见图 1.1。

2. 测量方法

首先，我们描述了适用于评估我们提出的 5 个社会隔离概念范围和相关术语的指标（表 1.2）。其次，我们报告的多范围测量主要用于提供一个总分来涵盖多个我们确定的概念范围。在这两种情况下，我们在选择测量方法时都遵循特定的标准，优先考虑：①已被广泛使用的测量方法；②具有充分的心理测量学特性；③已被用于成人心理健康的测量。

（1）社会网络范围

最广泛用于评估社会网络范围的两种方法是社会网络量表（Social Network Schedule，SNS）和网络分析量表（Network Analysis Profile，NAP）。SNS 旨在评估精神卫生服务使用者的社会网络，其产生的定量数据包括：某人的社会网络中的人数；

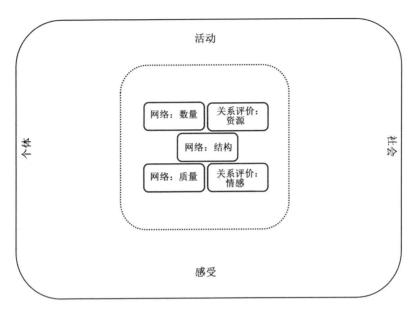

图 1.1 社会隔离及相关概念的概念图

表 1.2 社会隔离及相关概念范围的合适测量方法

范围	测量工具	描述
网络：数量	Social Network Schedule	网络规模：受访者在过去一个月内有社交联系的人数 联系频率：受访者在过去一个月内每天、每周或每月进行社交联系的人数
网络：结构	Social Network Schedule	网络密度：网络成员之间存在的所有可能联系的比例（即受访者的网络中有多少人相互认识） 社交网络中的亲属/非亲属比例：受访者的社交网络中亲属所占的比例
网络：质量	Social Network Schedule	信任关系：受访者报告的可以与之倾诉忧虑或感受的社会联系人的数量 会怀念的：如果再也见不到，受访者会怀念的社会联系的数量
关系评价：情感	ULS-8 De Jong-Gierveld Loneliness Scale	8 个条目单维的孤独感体验量表 11 个条目孤独感体验量表，包括社交孤独和情感孤独两个分量表
关系评价：资源	Resource Generator-UK	评估受访者在其社会网络中可获取的资源的量表，27 个条目，包括 4 个子量表：家庭资源、专家建议、个人技能和解决问题的资源

每天、每周或每月见到的人数；网络中不同角色的人数比例；符合各种定性标准的人数，如朋友、知己。SNS 已在国际上广泛使用，在社区和住院病人的精神健康环境中都得到了应用，并显示出良好的测评者间信度和结构效度。效标效度也已确定，网络规模和倾诉关系的数量与生活质量相关，与更好的社会功能相关且可预测。

与 SNS 类似，NAP 确定了社会接触的属性、互动的性质及受访者网络的特点。然而，NAP 的效度和评估者间信度不如 SNS，而且对于大多数常规评估和研究背景来说，NAP 过于冗长。因此，研究小组一致认为，SNS 可以被推荐用于评估与网络属性有关的所有三个概念范围。

虽然我们提出的三个范围可以用 SNS 来测量，但它不能产生总分，只能报告每个被测变量的单独分数。因此，SNS 与后面描述的多范围测量方法不同。

关于网络数量、网络规模（至少每月接触的总人数）和接触频率（每天/每周/每月见到的人数）都值得关注。就网络结构而言，网络密度（相互之间也有联系的人数）和非亲属关系都可能是获得"弱关系"的指标，这可能会改善对资源和信息的获取，以及对社会规范的认可。在 SNS 中知己和会被想念的社会关系的数量已被确定为关系质量的良好指标，而且可能比测量朋友的数量更好，因为难以保持对"朋友"的一致定义。

虽然 SNS 评估了某人网络中所有社会关系的特征，但在一般人群和青少年中使用的另一种方法是要求受访者对其选定的一些最亲密关系的质量进行说明和评价。当这些指标可以用于评估任何类型的关系时，它们可能有助于提供与网络质量相关的综合评分。本综述尚未发现使用该方法在精神卫生领域中经过验证的量表。

（2）对关系的评估范围

情感评估：孤独感的测量方法已经很成熟并被用于心理健康环境，以评估一个人在社会关系中整体感知到的不足。

第三版加州大学洛杉矶分校孤独感量表（UCLA Loneliness Scale version 3）在一般人群和临床研究中被广泛应用。这一单维度、20 个条目的量表评估了当前孤独体验的频率和强度。建立了良好的内部一致性和 12 个月后的重测信度，以及良好的建构效度，包括聚合效度和区别效度以及单维因子结构的效度。后来又开发了一个 8 个条目的简版，该量表的信度和效度也得到了验证。

De Jong Gierveld 孤独感量表是另一种常用的孤独感测量方法。从最初的 34 个条目的多维量表，发展出一个 11 个条目的量表。这个简短的版本更容易使用，也更适合孤独和非孤独的受访者，且已经证实了良好的心理测量学特性。一个更短的 6 个条目版本也被开发出来用于大型调查：3 个条目评估情感孤独，3 个条目评估社会孤独。

资源评估：专门测量社会关系获取资源能力的工具很少。这一范围通常包括在更广泛的社会支持或社会资本测量中。

资源生成器量表-UK（Resource-Generator UK，RG-UK）询问了 27 种信息/实际支持的获取情况，是对社会网络资源获取的总体测量。该量表包括 4 个分量表：国内资源、专家建议、个人技能和解决问题的资源，具有良好的效度和信度，可在精神卫生领域中使用。但由于其受到英国特定文化背景的限制，可能需要在未来进行调整以确保在不同时代或文化背景下的有效性。

(3) 多范围测量

本综述确定了许多涵盖我们提出的多个概念范围的指标,特别是,本综述支持了 Huxley 和 Webber 的发现,即"社会支持的测量方法就如调查者的数量那么多"。这些测量方法通常由分量表组成,生成并报告总分。因此,解释分数或分数变化的意义是困难的,因为测量反映了不止一个不同的概念。我们在附录 1 中描述了一些多领域的测量方法,优先考虑了在心理健康环境中最广泛使用的、具有良好心理测量特性的测量方法。

1.3.4 讨论

本综述概述了社会隔离的现有定义和相关术语,并提出了一个包含 5 个范围的概念模型,以涵盖当前概念的所有要素:社会网络:数量;社会网络:结构;社会网络:质量;关系评价:情感;关系评价:资源。本综述还报告了适合评估这 5 个概念范围中的每一个或涵盖多个范围的测量方法。

1. 与其他概念综述的比较

House 及其同事区分了社会关系和支持的两个结构(社会整合/隔离和社会网络结构),并确定了 3 个社会过程(社会支持、关系需求和冲突,以及社会调节或控制)。我们的概念模型中的"网络:数量"和"网络:结构"范围分别对应 House 框架中的两个结构范围。House 的模型在范围上比我们更广,因为:①关系的消极或冲突方面没有被包括在我们的模型中;②关系的调节或控制质量超出了我们模型的范围,因为这个领域的主要焦点是社会层面而不是个人层面的关系。然而,House 的模型并不包括个体在对缺乏理想的社会互动的情绪反应,因此,孤独感不能被归入其任何类别。鉴于对孤独感的研究越来越多,一个具体的领域——"关系评价:情感"用来涵盖这个概念对未来的研究是很重要的。此外,House 模型中的社会隔离仅指其外部特征,而主观的社会隔离指的是无法通过观察来量化的个人态度。

Valtorta 及其同事对社会隔离的概念综述研究了心理健康领域以外的文献,但他们的发现与我们的发现高度一致。他们的综述中所包含的测量四个概念(社会支持、社会隔离、社会网络和孤独感)的方法也都包括在本综述中,我们还考虑了对社会资本、信任关系和疏离感的测量。Valtorta 及其同事提出了社会关系的两个范围:①客观性和结构性;②主观性和功能性。在我们的模型中,"社会网络:数量"和"社会网络:结构"两个范围描述了社会关系的客观性和结构性特征;而"社会网络:质量"以及两个"关系评价"范围描述了功能性和主观性特征。

与 House 和 Valtorta 的概念框架相比,我们的模型又提供了两个重要的概念区别:①某人个体的社会关系相对于其总的人际关系和人际交往的特征。例如,一个与父母或伴侣关系不佳的人可能有足够的支持性友谊,因此一般不会感到社会孤立。②社会关系的功能特征中的情感因素与实际因素。一个更具体的和解释性更强的框架有利于心理健康研究,因为其可以区分个人困难和社会污名,并且将主观评价可能会受到精神疾病症状影响的情感因素和不太可能因为心理问题而有不同看法的实际因素分开。尽管调查的文献不同,但我们的概念与上述两个模型的兼容性,在一定程度上为所有这些模型在一系列环境中提供了一定程度的验证。这表明,本综述足够彻底和深入,可以构建一个稳健的概念模型。

2. 优势和局限

我们遵循既定的、反复的程序进行概念综述并与外部专家协商,以确保我们对社会隔离及相关术语概念的有效性。本综述提供了一个包含 5 个范围的模型,所有相关的概念性术语都能很好地融入其中。本综述的范围有 3 个局限。

(1) 我们没有将人们如何在更大的社会秩序中与他人相处的概念纳入其中。本综述是从个人层面综合了现有的社会隔离概念及相关术语,而不是着眼于其社会背景。

(2) 没有在心理健康领域中使用过的概念或测量方法不在本综述范围之内。因此,与精神健康领域相关但未被使用的概念和量表可能被忽略了。对于已经在精神健康人群中使用过和验证的测量方法对其他人群的适用性仍不清楚。本综述将重点放在心理健康文献上的原因有三个:①孤独感和社会隔离在心理健康方面越来越受到关注,因此有大量新的文献可供参考。我们的一个先验假设是,同样的概念在其他文献中被发现是有用的,但我们希望证实这一点,并调查是否有任何心理健康特定的概念正在使用。②由于社会隔离及相关概念的文献过于广泛和分散,难以对所有领域进行全面综述。Valtorta 及其同事检索了老年人和心血管疾病领域的相关文献。因此,本综述可以比较如何在心理健康中使用这些概念。③本综述的次要目的是为我们提出的概念确定适用于心理健康人群的测量方法,通过关注心理健康领域文献最容易确定测量方法,进一步明确在心理健康人群中已证实的可行和可接受的测量方法。

(3) 社会隔离及相关术语主要被概念化为缺乏社会关系或现有关系缺乏积极的方面。因此,本综述没有充分探讨关系的消极方面是如何被定义或测量的,并且我们发现测量关系消极特征的量表很少。当人们报告"低"社会支持时,他们的分数可能反映缺乏来自他人的支持或存在一个消极的、冲突的关系,但大多数社会支持量表不能区分这些低支持的潜在含义。一个例外是"亲密人士问卷(Close Persons Questionnaire)",它包括三种类型的支持——倾诉/情感支持、实际支持和支持的消极方面。Portes 提出了"消极社会资本(Negative Social Capital)"的概念,这种资本来自同辈压力,即排他性的群体关系,或来自他人的高要求。关系的消极方面,如高表达的情绪或人际摩擦已被证明与精神分裂症和情感障碍的不良结局有关。此外,有些人可能为了保护自己不受关系中负面

19

因素的影响而保持自我隔离,因此负面因素可能对解释社会隔离现象有一定作用。简而言之,关系的消极方面的概念化和测量是一个值得探讨的领域,可以用于未来的综述。

本综述的另外两个潜在的局限性与检索策略和程序有关。首先,最初的电子检索只在 Web of Science 中进行,时间限制在 2013—2015 年,尽管我们通过综述文章和阅读所纳入研究的全文或参考文献列表,发现了更多的相关研究。而且我们是在几乎没有发现新的术语概念定义或新的测量方法后才结束这一检索过程,表明新的信息已经达到饱和。其次,潜在相关研究是由研究小组进行筛选的,但未对研究人员选择决策的可信度进行规范的检查。为了减少这种情况,所有参与文献检索的研究人员都参加了培训,并且当研究相关性不确定时进行了讨论。

3. 对研究的意义

社会隔离及相关术语之间的界限往往是模糊的,尽管它们在概念上可以被归入相对较少的范围。这不仅仅是学术上的兴趣:概念上的清晰可以支持干预措施的发展和评估。可能需要一系列的干预措施来解决与人们的社会关系有关的不同问题。我们还需要进一步的研究来了解人们的社会关系中哪些方面对维持良好的心理健康或从心理疾病中恢复是重要的。在这两种情况下,准确了解所研究的内容及如何最好地测量是至关重要的。

人们普遍认为,社会干预的有效性需要更好的证据。本综述可以帮助研究人员和干预开发者更精确地说明干预的预期结果和作用机制,并对其进行适当的测量,从而在社会隔离领域作出贡献。概念的明确性也可以帮助研究人员更精确地探索社会关系和其他结果之间的联系以及影响的方向。

此外,本综述还发现了关于社会隔离及相关概念的文献中的一个空白:网络社会关系。我们所检索到的社会关系的概念和量表很少包括对网络社会交往的考虑。与一般人群相比,精神疾病患者可能会经历更多的社会隔离和孤独感。但他们使用社交媒体和在线网络的方式似乎与大众相似。因此,在考虑心理健康领域的社会关系时,评估线上社交可能很重要。一项系统综述研究发现在这一领域开展的研究有限且主要是定性研究。在测量线上社交网络的研究中,研究人员要么设计要么改编现有的问卷,说明缺乏有效的线上社交关系的测量方法。这种缺乏阻碍了对不同研究结果的比较:开发这样一种测量方法将是未来研究的有用重点。

综上所述,本综述提出了一个有 5 个类别的概念模型,其适用于所有与社会隔离相关的概念。它可以帮助研究人员和医务人员理解和区分这些概念,以及如何在心理健康领域最佳地测量这些概念。

1.4 孤独感、感知社会支持与精神疾病结局之间的纵向关系综述

1.4.1 背景

人们越来越关注社会关系对健康的影响及其所产生的服务提供和政策影响。孤独感是近年来身体健康研究中特别突出的焦点。例如,两篇荟萃分析综述报告称,孤独感和缺乏社会支持与较高的死亡率有关,其影响与一些公认的风险因素(如肥胖、缺乏运动和吸烟)相当。在纵向研究中,它们也是冠心病和脑卒中、收缩压升高和慢性疼痛的预测因素。孤独感对身体健康的影响可能是通过生物、心理和/或行为机制,包括生理功能、神经内分泌效应、基因效应、免疫功能、压力事件的感知、健康行为和睡眠质量。相比之下,虽然孤独感和缺乏社会支持在心理健康服务使用者中是有据可依的问题,但它们在研究、心理健康服务提供和政策中并不突出。直到最近,人们对心理健康的社会决定因素的关注往往少于对遗传学和神经生物学的关注,但最近的综合病因模型,如综合社会发展—认知模型,将社会因素纳入神经科学主流,越来越多证据表明,需要包括这些因素才能实现具有良好解释价值的模型。由于认识到孤独感的高患病率及其对身心健康的广泛影响,人们越来越关注孤独感。尽管人们越来越认识到孤独感的重要性,但迄今为止,还没有关于孤独感与精神健康问题结局之间关系的系统性综合证据发表。

孤独感被定义为一种消极的情绪状态,出现在"期望的社会互动模式和现实之间存在差异"时。孤独感有时被视为一个单维概念,有时被认为包含两个维度。Weiss 提出孤独感的多维概念,将其分为社会维度和情感维度。社会孤独源于"缺乏融入社会的关系",情感孤独源于"缺乏亲密的情感依恋"。当一个人没有理想的更广泛的社会网络时,就会出现社会孤独,这会导致无聊、排斥和边缘化的感觉。相反,情感孤独出现在当一个人失去一段亲密关系时,这会导致痛苦和忧虑。心理测量学上稳健的孤独感自我报告测量方法已经被开发出来,并广泛用于身体健康和老年人的研究,包括(UCLA)孤独量表和 De Jong Gierveld 孤独感量表。孤独感在精神疾病患者中比在一般人群中更为常见。

鉴于孤独感在有精神卫生问题患者中普遍存在,以及孤独感在其他人群中会产生有害影响,需要高质量的证据来证明孤独感对精神卫生问题康复的影响及对精神卫生服务使用者的健康和社会功能的影响。这有可能为目前还没有证据基础的预防和治疗干预措施的发展提供信息。评估现有证据的一个重要问题是,孤独感在概念和经验上与其他和社会关系相关的概念和测量有多大区别。研究表明,孤独感与社会隔离、社会网络规

模和他人提供的客观社会支持等更客观的概念仅存在中度相关。然而，与社会关系相关的主观评价的概念不太容易与孤独感区分清楚。例如，感知社会支持指的是人们对他们的关系和社会接触中可能获得多少支持及这种支持质量的信心。这与获得的社会支持不同，后者是对某人报告获得特定支持行为的频率进行评级。感知社会支持的测量从主观角度评估社会支持的质量或充分性。例如，两种广泛使用的测量方法——感知社会支持多维量表（Multi-dimensional Scale of Perceived Social Support，MSPSS）和杜克社会支持指数（Duke Social Support Index，DSSI）主观支持子量表中包括诸如"你多久感到孤独一次""你能谈谈你内心深处的问题吗""我有可以分享喜怒哀乐的朋友"，这些与孤独感测量有高度重叠。同样地，信任关系的衡量方法评估了人们感觉并能够与他人亲密交谈的程度。研究发现，孤独感与感知社会支持之间存在较大的负相关。因此，这些概念类似于孤独，是对社会关系质量和影响的主观评价——鉴于这种概念上的重叠，本书将它们与孤独感一起纳入。

已有3篇系统综述探讨了社会关系与一般人群或老年人抑郁之间的关系，既包括了横断面研究，也包括了前瞻性研究。一项进一步的综述研究了社会网络和支持与首发精神疾病患者和一般人群样本的早期精神疾病之间的关系，但没有包括前瞻性研究。据我们所知，目前还鲜有系统综述总结和综合了关于孤独感、感知社会支持和现有心理健康问题过程之间关系的证据，且只包括可以推断出因果关系方向的前瞻性研究。我们的综述将进行这方面的尝试，并将提供有用的证据，说明孤独感和感知社会支持在多大程度上以及在什么情况下影响心理健康恢复。因此，这部分研究的目的是综合现有证据，说明较高的孤独感和较差的社会支持感是否会对存在心理健康问题的所有年龄阶段成年人的结局产生不利影响。

1.4.2 方法

对科学文献进行系统回顾，探讨孤独感和低感知社会支持是否与所有年龄的患有一系列心理健康问题的成年人的较差结果纵向相关。该研究方案已在发布健康相关结果的前瞻性系统评价国际数据库 PROSPERO 注册（注册号：CRD42015014784）。

1. 纳入标准

研究类型：本综述包括纵向研究，用定量测量方法检验孤独感和低感知社会支持的基线测量值和随访结果之间的关系。

参与者：纳入研究的参与者为患有精神疾病的成年人，特别是精神分裂症和分裂情感性障碍、一般精神病、抑郁症、双相情感障碍和焦虑症。无论做出何种诊断，临床人群都被包括在内，例如临床诊断，根据《精神障碍诊断与统计手册》（DSM-5）或《国际疾病分类》（ICD-11）的标准进行评级，或使用如小型国际神经精神病学访谈（M. I. N. I.）这样可靠有效的工具。我们排除了 16 岁以下儿童、智力残疾或器质性精神障碍（包括痴呆症）患者或基于原发性身体疾病诊断而组成的队列的研究样本。

暴露变量：纳入的研究使用了对孤独感或相关概念的定量测量，这些概念涉及对社会关系的主观而非客观评价，如感知社会支持或信任关系。基于社会网络规模和功能的客观评级的概念被排除在外，如社会隔离和社会网络规模。社会资本也被排除在外，因为它涉及社会或作为一个整体的社区的特征，以及对他们关系的个人评价，并且其在概念上与孤独感不同。只有当暴露变量是评估总体社会联系的主观评价，而不是特定关系的质量时，我们才纳入研究，因此，伴侣支持和特定重要关系的质量的测量被排除在外。

结局：综述包括从临床结局到功能结局的多种结局。随访时测量以下任何结局的研究符合入选条件。

（1）复发：基线精神疾病康复后的复发情况，复发需符合 DSM-5 或 ICD-11 标准或其他如流行病学研究中心抑郁量表（CES-D）这样可靠有效的工具，以及急性复发的替代指标，如入住精神病院/危机服务/急性精神卫生服务。

（2）功能或康复的测量：功能恢复、社会功能、自评康复情况、生命质量和残疾。

（3）症状严重程度：症状的程度、症状的改善或恶化。

（4）综合结局：综合心理健康和功能的不同方面的总体结果评级，如国家健康结果量表（HoNOS65+）。

2. 检索策略

系统检索以下 6 个电子数据库：Medline、PsycINFO、Embase、Web of Science、Cinahl 和 Cochrane Library（1891 年至 2016 年 4 月）。没有对语言和出版期限加以限制。孤独感和相关概念的搜索词与精神障碍及其结果的搜索词相结合。使用主题标题（MeSH 术语）和标题与摘要中的文本词进行搜索。检索词根据不同数据库的需要进行了调整（详细信息见附录 2 表 2～附录 7 表 7）。Medline 检索关键词如下。

（1）孤独感：loneliness［MeSH］OR loneliness OR lonely OR social support adj5 (subjective or personal or perceived or quality) OR confiding relationship*。

（2）精神障碍：mental disorders［MeSH］. exp OR mental OR psychiatr* OR schizo* OR psychosis OR psychotic OR depress* OR mania* OR manic OR bipolar adj5 (disorder or disease or illness) OR anxiety disorders［MeSH］. exp.

（3）结局：prognosis［MeSH］OR outcome* OR recurren* OR relapse OR admission OR hospitali? ation OR crisis OR admitted OR detained OR detention OR recovery of function［MeSH］OR "social functioning" OR "self-rated recovery" OR "quality of life" OR "symptom severity" OR disability.

除结局术语外，同时检索"发病（onset）"和相关术语，因为我们还进行了一项孤独是普通人群中精神障碍发病的危险因素的系统综述。通过电子检索确定纳入综述的研究和人工检索综述文章的参考文献列表供进行相关深入研究。论文、会议报告或出版期刊以外的其他来源中报道的相关研究,使用以下两个来源的免费文本和关键词搜索：Zetoc(会议论文集索引和摘要数据库)和 OpenGrey(欧洲灰色文献信息系统)。必要时,我们向作者发送电子邮件获取全文或澄清一些不确定因素。

对纳入综述的研究的选择由两名研究者独立完成。筛选所有确定的研究标题,阅读可能相关的研究摘要,检索并阅读仍被认为具有潜在相关性的研究全文。由一名研究者纳入的所有文章均由另一名研究者确认,以确保研究选择是符合纳入标准的。一名研究者检查了被另一名研究者排除的 800 项研究,以确保我们研究选择的可靠性。研究者之间的一致性高于 99%。纳入/排除中的疑问通过与第三名研究者讨论解决。

3. 文献信息提取和质量评价

为从符合条件的论文中提取相关数据,我们创建了一个结构化模板。两名研究人员独立提取数据并评估其方法学质量。提取的数据和质量评估分数由一名研究者对 20% 的论文进行检查。两名研究人员之间的分歧通过与第三名研究者讨论解决。采用混合方法评估工具(Mixed Methods Appraisal Tool, MMAT)2011 版的标准表格评估纳入综述的每项研究的方法学质量。MMAT 旨在评估定性、定量和混合方法研究的方法学质量。定量研究包括与随机对照、非随机和描述性研究相关的标准。根据综述目标,使用定量非随机范畴(队列研究版)的标准。由于该范畴在两个筛选问题之后有四个标准,使用描述符 * 、** 、*** 和 **** 来表示总体质量分数,范围从 * (满足一项标准)到 **** (满足所有标准)。四个标准涉及选择偏倚、测量质量、混杂因素调整和完整结局数据百分比/应答率/随访率(见附录 8 研究质量评估标准)。由于纳入研究的预期异质性,如样本、预测指标和结局,无法使用荟萃分析,因此对结果进行叙述综合。主要结果按所调查的心理健康问题类型进行分层,使用表格和文本汇总数据。

1.4.3 结果

1. 文献检索结果

我们最初的数据库检索检索到 13 076 条记录(图 1.2)。在排除重复和筛选标题和摘要以排除明显无关的论文后,797 篇全文文章被评估为合格。734 项研究被排除在外,原因是：①不是纵向定量研究；②评估一种社会关系形式,在概念上与孤独或感知社会支持不同；③分析孤独感评分变化与结局变量之间的关系,而不是将基线孤独感作为结局的预测因素；④调查的样本包括 16 岁以下的儿童,或初步诊断为药物和酒精障碍、人格障碍、创伤后应激障碍、学习障碍或器质性精神障碍的患者,或被招募为患有特定身体疾病的患者。22 篇论文通过人工检索确定的论文的参考文献列表又被检索。由此产生的

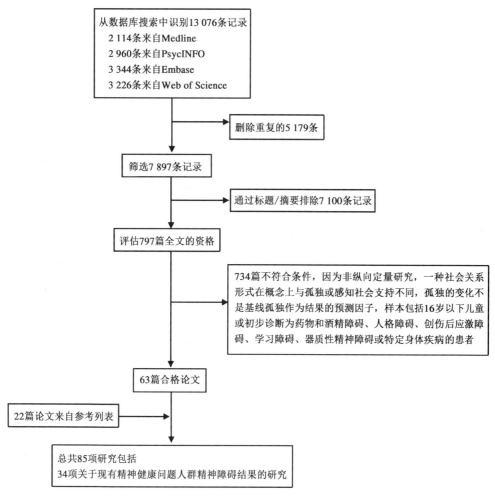

图 1.2　文献筛选流程图

85 项研究中,34 篇关于存在精神健康问题的患者的精神障碍结局的文章被纳入本综述。其他 51 篇论文在另一篇关于普通人群中孤独感与心理健康问题发作之间关系的配套系统综述中报告。检索结果报告为图 1.2 中的 PRISMA 图。

2. 纳入的文献

34 篇合格论文来自 7 个国家,这些论文包括 23 篇以抑郁症患者为样本的研究,其中两篇关注精神分裂症或分裂情感性障碍,4 篇关注双相情感障碍,3 篇关注焦虑障碍。两篇进一步的研究包括患有各种心理健康问题的患者(表 1.3)。只有两篇研究直接评估了孤独感,大多数研究使用不同的量表来测量感知社会支持。近一半的论文将症状严重程度作为研究结果,1/3 的论文评估恢复/缓解,1/3 的论文包括其他结局,如生活质量、残疾养老金资格、功能障碍或生活满意度。综述中,6 篇研究的样本量超过 400,22 篇在 100～400,6 篇小于 100。6 篇研究随访时间短(不到 1 年),23 篇随访时间为 1～2 年,

5 篇随访时间超过 2 年。在质量评估方面,根据 MMAT 的评估标准,5 篇研究的总体质量得分最高为 4 分(＊＊＊＊),16 篇总分为 3 分(＊＊＊),13 篇总分为 2 分(＊＊)。大多数研究的质量评估评级较低,因为它们没有报告完整结果数据的百分比、应答率或随访率(详情见附录9)。

3. 抑郁症

在 23 篇以抑郁症患者为样本的论文中,13 篇评估了抑郁症的严重程度。其中 11 篇研究发现,基线较差的感知社会支持或较强的孤独感是随访时较高抑郁症状严重程度的显著预测因子(表 1.3)。11 篇论文中有 9 篇进行了多变量分析,包括对基线抑郁严重程度进行调整。这 9 篇论文中的 8 篇,其基线孤独感和抑郁症状结局之间的关系仍然显著。例如,在 3 篇高质量得分的研究中(＊＊＊＊),Blazer 及其团队和 Brugha 及其团队分别跟踪了美国和英国的成年抑郁症患者。他们发现,基线较差的主观社会支持可预测随访时较差的结果,包括较差的生活满意度($\beta = 0.10$,$B = 0.37$),更严重的抑郁症状($\beta = 0.10$,$B = 0.30$),以及更严重的精神状态(回归系数＝－1.46)。

表 1.3 纳入研究的特征总结

条件研究	预测变量	结局	样本量范围（中位数）	随访时间[a]	随访率范围（中位数）	质量得分
抑郁 ($n=23$)	感知社会支持 ($n=22$) 孤独 ($n=1$)	症状严重程度 ($n=13$) 恢复/缓解 ($n=7$) 功能结局 ($n=5$)	66～604 (239)	短 ($n=4$) 中 ($n=14$) 长 ($n=5$)	60.6%～100% (81.9%)	＊＊＊＊ ($n=4$) ＊＊＊ ($n=11$) ＊＊ ($n=8$)
精神分裂症或分裂情感性障碍 ($n=2$)	感知社会支持 ($n=2$)	功能结局 ($n=2$)	139～148 (143.5)	中 ($n=2$)	71.9%～100% (86.0%)	＊＊＊ ($n=1$) ＊＊ ($n=1$)
双相情感障碍 ($n=4$)	感知社会支持 ($n=4$)	症状严重程度 ($n=3$) 恢复/缓解 ($n=2$) 功能结局 ($n=2$)	42～173 (55.5)	短 ($n=1$) 中 ($n=3$)	71.1%～100% (86.4%)	＊＊＊ ($n=2$) ＊＊ ($n=2$)
焦虑障碍 ($n=3$)	感知社会支持 ($n=3$)	症状严重程度 ($n=1$) 恢复/缓解 ($n=1$) 功能结局 ($n=1$)	134～1 004 (1 004)	短 ($n=1$) 中 ($n=2$)	80%～87% (81.0%)	＊＊＊＊ ($n=1$) ＊＊＊ ($n=1$) ＊＊ ($n=1$)

（续表）

条件研究	预测变量	结局	样本量范围（中位数）	随访时间[a]	随访率范围（中位数）	质量得分
多种心理健康问题的混合样本（$n=2$）	感知社会支持（$n=1$）孤独（$n=1$）	症状严重程度（$n=1$）功能结局（$n=1$）	352～743（547.5）	中（$n=2$）	79.9%～84.4%（82.2%）	***（$n=1$）**（$n=1$）

注：a 随访时间：短≤1 年；中＝1～2 年；长≥2 年。
符合 MMAT 的 2 个标准，*符合 MMAT 的 3 个标准，****符合 MMAT 的所有标准。

在第三个高质量的研究中，Leskela 等人评估了患有重度抑郁症的成年人，发现在初次评估后 6 个月，较低的感知社会支持预示着所有参与者在 18 个月时更严重的抑郁症，尽管这种显著关系仅存在于对初次评估后缓解的群体的多元分析中（$r=-0.321$）。仅有 Holvast 等人在对荷兰老年人的研究中将孤独感作为抑郁结果预测因素。他们发现，随访中，孤独得分高 1 分预示抑郁症状严重程度得分高 0.61 分（$\beta=0.61$，95% CI 0.12，1.11）。对于以 β 为效应量的研究，β 范围为 0.10～0.61。13 篇研究中，3 篇质量评分较高（****），4 篇质量评分为中等（***），另外 6 篇质量评分较低（**）。然而，研究质量与结果是否显著之间没有明显的关系。

7 篇使用抑郁症恢复/缓解作为结局的文章中有 6 篇报告称，基线较低的感知社会支持或较高的孤独感是随访时较低恢复/缓解率的重要预测因素。7 篇研究中有 3 篇调整了抑郁症的基线严重程度，所有研究都报告了显著的结果。例如，在 Holvast 等的研究中，与不孤独的受访者相比，基线孤独的受访者在随访时抑郁障碍得到缓解的可能性更小（$OR=0.25$，95% CI 0.08，0.80）。同样，基线较差的感知社会支持是一年后恢复较差的显著预测因素（$OR=1.21$，95% CI 1.09，1.35），在一篇针对初次抑郁的老年人的研究中，也是需要更长时间康复的预测因素（Hazard Ratio＝0.47，95% CI 0.31，0.71）。然而，7 项研究中没有一项获得高质量分数（****），其中 5 项获得中等分数（***），2 项获得低分（**）。

关于功能结局（5 篇文章），3 篇研究发现，基线较低的感知社会支持是随访时获得残疾抚恤金的可能性更大（无效应量报告）和更严重的功能残疾（$\beta=0.210$～0.215，95% CI 0.084，0.393）的显著预测因素。还有证据表明，更大的感知社会支持预示着更好的社会和工作适应（$\beta=-0.222$～-0.303，95% CI -0.013，-0.006），以及缓冲日常生活活动的功能下降（未汇报效应量）。然而，对潜在混杂因素进行校正后，5 篇研究中只有 2 篇有显著结果。

表 1.4　抑郁症研究结果总结

参考文献	预测变量	结局变量	结果	（＋＋ ＜0.05 调整后；＋ ＜0.05 未调整；－ 不显著）
Hybels 等（2016）	感知社会支持	轨迹类（快速恢复、缓慢恢复、持续中度和持续高度）	＋＋	持续中度抑郁组患者的基线主观社会支持水平低于快速恢复组[OR（95% CI）＝0.91（0.83, 0.98）]。与快速恢复组相比，持续高度抑郁组患者的基线主观社会支持水平较低[OR（95% CI）＝0.83（0.75, 0.92）]
Holvast 等（2015）	孤独	症状严重程度；缓解	＋＋ ＋＋	在完全调整模型中，基线孤独评分高 1 分预示随访时抑郁症状严重程度评分高 0.61 分（β＝0.61，95% CI 0.12，1.11，P＝0.02）。Logistic 回归分析显示，在调整社交网络规模和潜在混杂因素后，与不孤独的受访者相比，非常严重孤独的受访者更不可能从抑郁症中得到缓解（OR＝0.25，95% CI 0.08，0.80，P＝0.02）
Holma 等（2012）	感知社会支持	残疾退休金	＋	在单因素分析中，基线时较低的感知社会支持预示着在 5 年随访中获得残疾养老金的可能性更大（P＝0.031），但在多因素分析中，结果为养老金发放日期的间隔时间不显著
Backs-Dermott 等（2010）	感知社会支持	复发和稳定免除	＋＋	基线时较低的来自重要他人的感知社会支持（标准化判别函数系数 0.48）和较低的来自朋友的感知社会支持（标准化系数 0.35）预示着一年随访时抑郁症复发的可能性更大。判别函数分析显著，Wilk's Lambda＝0.69，χ²(5)＝16.35，P＝0.006
Bosworth 等（2008）	感知社会支持	抑郁症严重程度	＋＋	较差的主观社会支持是 12 个月时更严重抑郁的显著预测因素。Standardized β＝－0.13，P＝0.05
Rytsala 等（2007）	感知社会支持	工作伤残津贴	＋	6 个月时较低的社会支持感知是 18 个月时获得残疾津贴可能性较大的显著预测因素（F＝6.3，P＝0.013），但在多变量分析中不显著
Rytsala 等（2006）	感知社会支持	功能障碍；社会和工作适应；患病卧床或不卧床天数	＋＋ ＋＋ －	基线时较低的感知社会支持是 6 个月时更严重的功能残疾（B＝0.232，β＝0.210，P＝0.002，95% CI 0.084，0.379），和 6 个月时较差的社会和工作适应（B＝－0.008，β＝－0.222，P＝0.001，95% CI －0.013，－0.003）的显著预测因素。6 个月时较低的感知社会支持是预测 18 个月时更严重的功能障碍的最重要因素之一（B＝0.240，β＝0.215，P＝0.002，95% CI 0.088，0.393），以及 18 个月时较差的社会和工作适应（B＝－0.011，β＝－0.303，P＜0.001，95% CI －0.015，－0.006）。但感知社会支持并不能预测生病或不生病的天数
Leskela 等（2006）	感知社会支持	抑郁症严重程度	＋	在所有患者中，6 个月时较低的感知社会支持在最初的零级相关（r＝－0.392，P＜0.001）和组内标准化相关（r＝－0.230，P＝0.001）中预示着 18 个月时更严重的抑郁，但在多变量分析中不显著。在 6 个月时完全缓解组（n＝67），多变量分析显示，6 个月时较低的感知社会支持预测 18 个月时较高的抑郁症状水平（r＝－0.321，P＝0.012）

（续表）

参考文献	预测变量	结局变量	结果	（＋＋＜0.05 调整后；＋＜0.05 未调整；－ 不显著）
Steffens 等（2005）	感知社会支持	抑郁症严重程度	＋＋	基线时较低的主观社会支持随着时间的推移预示着更严重的抑郁症（estimate －0.564 1，$P=0.000\ 2$）
Ezquiaga 等（2004）	感知社会支持	缓解期	－	在单因素分析中，基线时较高的感知社会支持并不能预测 12 个月时的缓解（$P=0.33$），且未纳入多因素分析
Gasto 等（2003）	感知社会支持	残留症状严重程度	＋＋	基线时较低的主观社会支持预示着患者 9 个月时剩余症状强度较高（standardized $\beta=0.41$，$P<0.001$）
Bosworth 等（2002）	感知社会支持	缓解时间	＋＋	基线时较低的主观社会支持（Hazard Ratio＝0.47，95% CI 0.31，0.71，$P=0.003$）是较长缓解时间的显著预测因素
Bosworth 等（2002）	感知社会支持	缓解	＋＋	较低的主观社会支持基线水平（$OR=1.21$，95% CI 1.09，1.35，$P<0.001$）预示 1 年后恢复较差
Triesch（2002）	感知社会支持	抑郁症状的严重程度；生活质量	－ －	基线时较低的感知社会支持并不预示着更严重的抑郁（$\beta=-0.17$）或较差的生活质量（$\beta=-0.12$）
Hays 等（2001）	感知社会支持	日常生活活动	＋＋	基线主观社会支持预测 1 年后功能下降的假设得到了适度的支持。这部分支持了社会支持对功能衰退的缓冲作用在最严重的抑郁症患者中最强的假设
Oxman 和 Hull（2001）	感知社会支持	抑郁症严重程度	＋＋	在随机分配到安慰剂组的参与者中，更大的感知社会支持预示着随后抑郁的减轻（6 周抑郁－0.18，$P<0.05$；11 周抑郁－0.22，$P<0.05$），但在安慰剂对照组和初级保健解决问题治疗组中无显著性差异
Brummett 等（2000）	感知社会支持	抑郁症状	－	在基线时接受更高水平的支持显著预测 6 个月和 1 年后抑郁症状的减轻，而主观支持在任何一个时间点都不能显著预测抑郁症状的变化
Sherbourne 等（1995）	感知社会支持	抑郁症状数量	＋＋	基线时的社会支持预测了基线和 2 年随访期间抑郁症状数量的减少（标准化回归系数＝0.12，零阶皮尔逊积矩相关性＝0.16，$P<0.05$）。在基线时患当前抑郁症的患者亚组中，感知到的社会支持与缓解没有显著相关。在基线时无抑郁障碍（阈下抑郁）的患者中，感知社会支持水平较高的患者在 2 年内不太可能经历新的抑郁发作：odds ratio＝0.96（CI 0.95，0.98）
Blazer 等（1992）	感知社会支持	生活满意度下降症状；内生症状	＋＋ ＋＋	在这两种模型中，基线时主观支持受损预示着 12 个月随访时预后较差：生活满意度症状降低（$b=0.10$，$B=0.37$，$P\leqslant0.001$），内源性症状降低（$b=0.10$，$B=0.30$，$P\leqslant0.01$）
Blazer 等（1991）	感知社会支持	抑郁症状	＋	基线时的社会支持与 6 个月时抑郁评分的相关系数为：－0.41，$P<0.001$。基线时的社会支持与 12 个月时抑郁评分之间的相关系数为：－0.34，$P<0.001$

（续表）

参考文献	预测变量	结局变量	结果	（＋＋ ＜0.05 调整后；＋ ＜0.05 未调整；－ 不显著）
Brugha 等（1990）	感知社会支持	症状严重程度	＋＋	在控制了两个显著的临床预测因素后，在总样本中发现，基线时较低的支持满意度与 4 个月时更严重的精神状态之间存在显著的主效应（回归系数＝－1.46，$P<0.05$）
George 等（1989）	感知社会支持	抑郁症状	＋＋	基线时主观社会支持受损是随访时更高数量的 CES-D 症状的显著预测因素（$b=8.88$，$B=0.20$，$P\leqslant0.05$）
Krantz 和 Moos（1988）	感知社会支持	缓解，部分缓解，未缓解	＋	基线关系质量较低预示 1 年后缓解状态较差（$\chi^2=10.21$，$P<0.01$）

4. 精神分裂症或分裂情感性障碍

两篇研究评估了精神分裂症或分裂情感性障碍患者，以确定健康相关生命质量和功能结局的社会心理预测因素（表 1.5）。Ritsner 等对精神分裂症或分裂情感性障碍住院患者进行了 16 个月的跟踪调查，发现更好的基线朋友支持预示着 16 个月后对生命质量的满意度更高（占随访测试生命质量指数评分的 2.9%）。在一篇美国的研究中，更高的感知社会支持是社会功能领域（未报告效应量）得分较高的强预测因子，尽管它没能预测整体功能得分（职业和社会功能的综合，以及独立生活）。然而，这两项研究都没有对结局变量基线评分进行调整。

表 1.5　精神分裂症或分裂情感性障碍研究结果总结

参考文献	预测变量	结局变量	结果	（＋＋ ＜0.05 调整后；＋ ＜0.05 未调整；－ 不显著）
Ritsner 等（2006）	感知社会支持	生命质量	＋＋	基线时更高的朋友支持预示着 16 个月后对生活质量的满意度更高（在随访检查中占生活质量指数得分的 2.9%）
Brekke 等（2005）	感知社会支持	整体功能结果（工作、社会功能和独立生活）；社会功能领域	－ ＋＋	较高的社会支持并不能显著预测 12 个月时更好的整体功能结果（$P<0.10$）。但社会支持对社会功能领域有更强的统计学意义上的预测作用

5. 双相情感障碍

有 4 篇论文研究了诊断为双相情感障碍的成年人（表 1.6）。关于抑郁症状的证据是一致的，随着时间的推移，较低的感知社会支持预示着更严重的抑郁症状（$\beta=-0.14\sim-0.25$，回归系数－1.33）。较低的感知支持也被发现是功能受损更严重（$\beta=-0.14\sim-0.67$）和恢复时间更长的显著预测因素（未报告效应量）。在先前诊断为双相 I 型障碍的缓解患者中，更高的感知社会支持可降低任何类型（抑郁或躁狂）在一年内复发的风险（$OR=0.92$，95% CI 0.85，0.99）。然而，关于躁狂症状的严重程度，结果并不一致。一篇研究中,较低的感知支持显著预测随访评估中更严重的躁狂症状($\beta=-0.32$),但在其他两篇研究中,它与随后的躁狂症状无关。除对复发的研究外,其他 3 篇对结局测量的基线评分进行了调整。

表 1.6　双相情感障碍研究结果总结

参考文献	预测变量	结局变量	结果	（＋＋＜0.05 调整；＋＜0.05 未调整；－ 不显著）
Koenders 等（2015）	感知社会支持	抑郁症状; 抑郁症相关功能障碍; 躁狂症状; 躁狂相关功能障碍	＋＋ ＋＋ － －	较低的感知支持在随后的 3 个月内预示着更多与抑郁相关的功能损害 [β（SE）$=-0.14$（0.03）, $P<0.001$],并且在随后的时间点预示着更多的抑郁症状 [β（SE）$=-0.14$（0.04）, $P=0.002$]。感知社会支持与躁狂症状和损伤之间没有显著的相关性
Cohen 等（2004）	感知社会支持	递归式	＋＋	在控制了临床变量后,任何类型的低社会支持都显著预测了任何类型的一年复发 [β（SE）$=-0.09$（0.04）, $P=0.03$, $OR=0.92$, 95% CI 0.85, 0.99]
Daniels（2000）	感知社会支持	抑郁症状; 躁狂症状; 功能障碍	＋＋ ＋＋ ＋＋	在控制了抑郁的初始水平后,较低的感知支持是更严重抑郁症状的重要预测因素（$R^2=0.67$, $F=34.15$, $\Delta R^2=0.05$, $\Delta F=5.24$, $\beta=-0.25$）。较低的感知支持显著地预测了 3 个月内更严重的躁狂症状（$R^2=0.18$, $F=3.74$, $\Delta R^2=0.10$, $\Delta F=4.18$, $\beta=-0.32$）。在控制了最初的功能损伤水平后,较低的感知社会支持显著预测了连续 90 天完成生活图表的参与者的功能损伤（$R^2=0.44$, $F=5.48$, $\Delta R^2=0.41$, $\Delta F=10.22$, $\beta=-0.67$）
Johnson 等（1999）	感知社会支持	恢复时间; 抑郁症状的严重程度; 躁狂症状的严重程度	＋＋ ＋＋ －	在 Cox 回归生存分析中,较低的社会支持是较长时间恢复的重要预测因素 [χ^2（1, $N=52$）change$=5.89$, one-tailed $P<0.01$]。在层次多元回归分析中,随着时间的推移,低社会支持预示着更高的抑郁（回归系数$=-1.33$, $P<0.01$, R^2 change$=0.07$, F change$=11.70$）。6 个月随访时,社会支持对躁狂评分无显著影响

6. 焦虑障碍

3 篇对焦虑障碍患者的研究均报告了基线感知社会支持与随访结果之间的显著相关性（表 1.7）。两篇研究包括了被诊断为广泛性焦虑障碍、惊恐障碍、社交焦虑障碍或创伤后应激障碍的患者。一篇研究发现,较低的感知社会支持预示着随后时点中更严重的焦虑（$\beta=-0.15$, CI -0.30, -0.06, Ratios 8.85%）和抑郁症状（$\beta=-0.16$, CI -0.28, -0.08, Ratios 10.51%）,另一篇研究发现,较高的感知社会支持预示着 6 个月随访时更高的缓解率（$OR=1.38$, 95% CI Wald 1.09, 1.75）。在一篇针对患有广泛性焦虑障碍的老年人的研究中,Shrestha 等发现,基线感知社会支持越高的个体,随着时间的推移,其平均生命质量越高（$\beta=0.41$）,尽管没有对结果变量基线评分进行调整。

表 1.7　焦虑障碍研究结果总结

参考文献	预测变量	结局变量	结果	（＋＋ ＜0.05 调整；＋ ＜0.05 未调整；－ 不显著）
Jakubovski 和 Bloch (2016)	感知社会支持	缓解；反应（6 个月时症状至少减轻 40%）	＋＋ ＋＋	广泛性焦虑障碍：更多的社会支持预示着随访 6 个月中更高的缓解率（$OR = 1.38$，95% CI Wald 1.09，1.75，$P = 0.006\,7$）和更高的反应率（$OR = 1.33$，95% CI Wald 1.10，1.62，$P = 0.004\,0$）。社交焦虑障碍：社会支持越多，随访 6 个月的缓解率越高（$OR = 1.716$，95% CI Wald 1.028，2.867，$P = 0.039\,1$），但社会支持并不能预测反应。社会支持不能预测恐慌症或创伤后应激障碍的缓解或反应
Shrestha 等 (2015)	感知社会支持	生命质量	＋＋	社会支持的主要影响是显著的，随着时间的推移，那些具有较高基线社会支持的人报告了更高的平均生活质量[β (SE) = 0.41 (0.08)，$P < 0.001$]
Dour 等 (2014)	感知社会支持	焦虑症状；抑郁症状	＋＋ ＋＋	直接效应：在所有随访中，感知社会支持与抑郁之间的关系是双向的，而在 6 个月和 12 个月的随访中，感知社会支持与焦虑之间的关系是单向的。间接影响：干预导致 6 个月和/或 12 个月感知社会支持的变化，进而导致 18 个月抑郁的变化（$\beta = -0.16$，CI -0.28，-0.08，Ratios 10.51%）和焦虑（$\beta = -0.15$，CI -0.30，-0.06，Ratios 8.85%）

7. 多种心理健康问题的混合样本

两篇研究检查了多种诊断的混合样本（表 1.8）。Beljouw 等分析了目前患有焦虑或抑郁障碍的初级保健患者的数据，并发现基线时更大的孤独感预示着一年随访时更严重的抑郁症状（$\beta = 0.89$）或焦虑症状（$\beta = 0.40$）。然而，对抑郁或焦虑的基线严重程度进行调整后，只有与抑郁严重程度的关系仍然显著（$\beta = 0.39$）。Fleury 等研究患有严重精神健康问题（包括精神分裂症和其他精神障碍与严重情绪障碍）的个体。他们发现，更高的感知社会支持显著预测 18 个月时更高的主观生命质量（$\beta = 0.136 \sim 0.196$，95% CI 0.255，3.410）。然而，对基线变量的调整包括社区功能能力和诊断，但不包括基线生命质量。

表 1.8　有多种精神健康问题的混合样本的调查结果总结

参考文献	预测变量	结局变量	结果	（＋＋ ＜0.05 调整；＋ ＜0.05 未调整；－ 不显著）
Fleury 等 (2013)	感知社会支持	主观生活质量	＋＋	基线时的社会支持变量占 18 个月随访时生活质量的 7.9%。社会支持维度中，基线较高的社会融入感知（$\beta = 0.196$，$t = 3.472$，$P = 0.001$，95% CI 0.942，3.410）和价值支持保证（$\beta = 0.136$，$t = 2.397$，$P = 0.017$，95% CI 0.255，2.597）预示着 18 个月随访时更好的生活质量

（续表）

参考文献	预测变量	结局变量	结果	（＋＋＜0.05 调整；＋＜0.05 未调整；－ 不显著）
Van Beljouw 等(2010)	孤独	抑郁症的严重程度；焦虑的严重程度	＋＋ ＋	多水平多元线性回归分析($\beta=0.89$, $SE=0.17$, $P<0.001$)和多元线性回归分析($\beta=0.39$, $SE=0.16$, $P<0.05$)中,基线更多的孤独感预示着 1 年随访时更严重的抑郁症状。多元单变量线性回归分析显示,随访 1 年焦虑症状加重与基线孤独感成正相关($\beta=0.40$, $SE=0.12$, $P<0.01$)(但在多元分析中不显著)

1.4.4　讨论

1. 主要发现

有 34 篇定量研究报告了基线感知社会支持/孤独感与随访时精神疾病的多种结局之间的纵向关系。虽然在确定的文章中存在大量异质性,但可以做出一些概括。大量证据表明,在抑郁症患者中,基线时较低的感知社会支持往往预测随访时更严重的症状,更差的恢复/缓解和更差的功能结局,初步证据表明,双相情感障碍或焦虑症患者也存在类似的关系。还有一些证据表明,更强的孤独感与更严重的抑郁和焦虑症状以及较差的抑郁缓解有关。解释发现时,一个重要的考虑是抑郁症很可能使人们更易认为他们的社会支持不足,并在情感上感到孤独。然而,许多对基线抑郁严重程度进行调整的研究均发现了感知社会支持和孤独感对结局的持续影响。关于精神分裂症或分裂情感性障碍,只研究了功能结局,少量现有证据表明,更高的感知社会支持预示着更好的主观生命质量和社会功能。据我们所知,这篇综述是第一次系统地考察了关于孤独感与所有年龄段的成年人和所有类型精神疾病的密切相关概念和结局之间关系的纵向研究。

2. 纳入的研究及本综述的优势和局限性

总体而言,纳入研究的质量是可以接受的,大多数研究的总体质量评分至少为＊＊＊,符合 MMAT 的方法学质量标准。然而,已发表文献中的一些方法学问题可能会限制从研究中推断的内容。许多研究没有完整结局数据的百分比、基线应答率或随访率的全面信息,导致质量评估评级较低。我们评估了研究是否对结局的基线测量进行了调整。有些没有,增加了因果关系方向的不确定性(尽管如果将包含随机误差的基线结局测量作为协变量引入,根据 Lord 悖论,回归到平均值可能产生有偏倚的结果)。在 23 篇针对基线结局测量进行调整的研究中,大部分仍然发现孤独感/感知社会支持可以预测结局。这表明孤独感/缺乏社会支持对结局有真实的影响。然而,这种关系很可能是一个循环,孤独感/缺乏社会支持会导致更严重的症状,而更严重的症状会加剧孤独感/缺乏社会支持。

在各种环境、暴露测量和人群中发现的一致性增加了对综述发现的普遍性的信心。

检索的文章涵盖了不同的人群,包括老年人和年轻人,以及在初级保健、住院和门诊环境中招募的人,并在世界各地进行。大部分关于感知社会支持的研究使用了建立心理测量特性的成熟量表。尽管它们都是测量个体对其关系的充分性或影响的主观评价,而不是客观或结构性社会支持,所使用的测量方法因所评估的社会支持的维度和类型而有所不同。这两项孤独感研究都使用了一种已发表的孤独感测量方法,该方法具有公认的心理测量特性,但本综述表明,关于孤独感与心理健康问题结局之间关系的知识仍然非常有限。最后,我们回顾的研究样本量范围为 42~1 004,随访时间从几个月到十年不等。大多数研究的样本量在 400 以下,有 6 篇文章的参与者少于 100 人。然而,无论样本量大小,纳入研究的阳性结果的一致性,为说明研究并非样本量不足提供了一定的信心。

本文的其他局限性与检索策略有关。虽然我们在 6 个数据库中进行了文献搜索,并应用了各种检索词,但检索可能并不详尽。一些相关研究可能会被遗漏,如果他们的研究中"主观的、个人的、感知的或质量的"没有与"社会支持"相隔 5 个或更少的词。一些非常古老的论文可能无法在电子数据库中编入索引,因此无法进行检索。符合条件的研究仅来自 7 个国家,其中大部分在北美。我们检索到的其他语言的论文很少,尽管我们检索并阅读了它们的摘要,但没有一篇能被收录在本综述中。同样值得注意的是,任何报告偏倚的程度都是不确定的,因为没有发现阳性结果的研究可能不会被发表。另一个限制是关于我们审查的范围。我们将检索范围限制在最常见的精神障碍,包括精神分裂症或分裂情感性障碍、一般精神病、抑郁症、双相情感障碍和焦虑症。孤独感、感知社会支持和其他精神健康问题之间的关系需要进一步研究。此外,我们只关注因果关系的一个方向:随访时基线孤独感和较低的感知社会支持对心理健康结果的影响。精神症状也可能影响孤独感和感知社会支持,但这不是本综述关注的研究问题。

3. 研究方面的意义

本综述包括的大部分研究都集中在抑郁症上,其他类型的心理健康问题每种都不超过 5 项研究。然而,在孤独感和/或感知社会支持和这些精神障碍的结局之间发现了一些显著关系。Gayer-Anderson 和 Morgan 系统研究了社会网络和社会支持在早期精神疾病中的证据。他们发现一些初步证据表明,社会网络和支持的缺失在精神疾病的发病之前,但很难厘清因果关系的方向,因为几乎所有的研究都是横断面的,而且它们没有报告社会关系是否会影响精神疾病的结局。鉴于精神疾病患者中孤独感的患病率与抑郁症患者相当,关于孤独感/感知社会支持对精神病影响的研究很少是令人惊讶的。同样,社会关系也被证明与双相情感障碍和焦虑症有关,但缺乏证据来辨别因果关系。因此,我们需要更系统地探索孤独感和感知社会支持如何影响精神病、双相情感障碍和焦虑症等疾病。

此外,更多长期随访(和重复测量)的纵向研究对厘清孤独感/感知社会支持与不良结局之间关系的影响方向至关重要。在 34 篇合格研究中，只有 5 篇文章进行了长期随访(超过 2 年)。因此，有必要建立孤独感和感知社会支持之间的长期联系。除对长期心理健康结局的影响外，孤独感还可能导致不良的身体健康结局并增加严重心理健康问题患者的死亡率。

我们还发现，对感知社会支持和抑郁之间关系的研究要比孤独感和抑郁之间的关系更深入，因此关系也更明确。本综述中，只有两篇研究将孤独感作为精神障碍结局的独立变量。研究中发现，基线孤独感可以预测抑郁和焦虑的严重程度以及抑郁的缓解。然而，为数不多的关于孤独感的纵向研究并不能得出明确的结论。因此，需要在临床样本中进行更多的纵向研究，以试图清楚地了解孤独感对心理健康问题进程的影响。

4. 临床和政策方面的意义

感知社会支持对抑郁症的结局有重大影响这一发现有许多临床和政策意义。首先，它强调要充分重视心理健康问题人群的社会关系和社会支持需求。在临床咨询中，社会活动或对关系的思考可能会被忽视，最近有呼吁提高心理健康医疗和心理健康研究中社会因素的地位。提高从业人员对良好的社会支持对症状、恢复和功能的有益影响的认识是重要的第一步，但也要提高服务使用者和更广泛公众的认识——这样人们可能会更有动力去寻求相关的帮助或试图改变自己的状况，尤其在抑郁症方面，但可能在其他心理健康问题上也被研究过。

需要制订有效的干预措施来促进社会支持和减少孤独感，以解决目前的证据差距，即当前的政策指导中缺乏这一重要社会领域的建议。以英国为例，国家卫生服务体系(National Health Service，NHS)的 5 年展望提出一系列提高精神卫生服务质量和减少NHS"负担"的计划。其中强调了心理治疗、等待标准和更好的躯体医疗保健服务，但没有具体提到如何应对孤独感或有限的社会关系等重大问题。国际证据表明，在多种精神疾病诊断人群中，感知社会支持差会导致服务使用增加和较差结局，这为这一领域的未来政策提供参考。同样在英国，最新的国家健康与临床卓越研究所(National Institute for Health & Clinical Excellence，NICE)关于抑郁症和精神分裂症等疾病的指南，除了就业支持之外，没有给出其他社会干预方面的建议。

临床医生可能会怀疑孤独感和有限的人际关系支持作为干预目标是否适合。然而，许多部门都开始提供潜在的干预措施。世界各地正在制订各种方法，试图减少普通人群中老年人的孤独感，并有可能适用于因缺乏社会支持而面临不利影响风险的其他人群。在英国，各种各样的社会关系和社会参与方法主要在慈善部门和初级保健中发展。近年来，社会处方项目在英国激增。社会处方没有精确的定义，但通常指：导航——将对人们的支持与有助于福祉和参与的社区活动联系起来的过程；和/或在社区或团体环境中资助和提供这些活动。然而，到目前为止，社会处方模式数量众多，且定义不明确，而且缺乏关于其有效性的有力证据。心理学方法,如认知行为疗法和正念疗法,也被用来帮助人们改变其对社会关系的看法(一些有希望的结果已经被报道,特别是在老年人群中)。因此,可以通过改编及测试现有的一些方法来为有精神健康问题的人群减轻本文中确定的不利影响。此外,还需要考虑公众对培养社会关系重要性的理解,因为孤独感的高发不仅是个人问题,也必然是一个社区和社会层面的问题。有效减轻孤独感的方法需要考虑到社区资源及如何加强这些资源,这样,有心理健康问题的人,就和易受孤独感影响的其他群体一样,可以从中获益。

1.4.5 结论

本系统综述确定了孤独感/感知社会支持和心理健康问题结局领域的前瞻性研究。我们发现大量证据表明,在抑郁症患者中,较差的感知社会支持与较差的症状、恢复和功能方面的结局相关。有一些初步证据表明,在双相情感障碍和焦虑症中存在类似的关系,在精神分裂症中,较高的感知社会支持与更好的生活质量和功能之间存在关系。与感知社会支持相比,孤独感及其对心理健康结局的影响仍没有得到充分解决,但有一些证据表明更大程度的孤独感与更严重的抑郁、焦虑症状和抑郁症较差的康复状况有关。需要在不同精神疾病诊断的服务使用者中进一步开展研究,包括长期随访和重复测量,纵向调查孤独感/感知社会支持与不良精神健康结局之间的影响方向。另外,有必要提高公众对孤独感重要性的意识,尤其是它对抑郁症的影响,也有必要在精神疾病人群中开发、测试和实施能提高感知社会支持和减少孤独感的干预策略。

1.5 研究问题与目标

本研究在 CRT 服务使用者中,探讨孤独感的流行趋势和相关因素,探索孤独感和精神疾病结局之间可能的因果关系,并了解同伴提供的自我管理干预对孤独感的有效性。本部分对研究目的和假设进行了充分的描述。

根据不同的研究问题,研究目的可分为三部分。第一部分将在横断面研究中研究孤独感的流行病学特征,第二部分将在纵向研究中关注孤独感作为精神疾病结局的预测因素,第三部分将在随机对照试验(Randomized Controlled trial,RCT)中研究孤独感是否能通过同伴提供的自我管理干预措施来缓解。各部分的具体目标和假设描述如下。

1.5.1 CRT 服务使用者孤独感的流行病学特征

本部分主要阐述两个研究目标:

（1）评估在研究开始时，结束 CRT 服务者的孤独感严重程度。

（2）确定基线与 CRT 使用者的孤独感独立相关的因素。

1.5.2　孤独感作为精神疾病结局的预测因素：一项为期 4 个月的前瞻性研究

这一部分涉及一个研究问题：基线的孤独感是否能预测 4 个月随访时的不良结局？

本部分的目的是确定基线的孤独感是否能独立地预测 CRT 使用者 4 个月后的不良结局，包括总体症状的严重程度、情感症状、自评康复情况和健康相关生命质量。

我们将对以下假设进行检验：

（1）基线的孤独感越强，预测 4 个月后的总体症状越严重。为了验证这一假设，4 个月随访的简明精神病量表（Brief Psychiatric Rating Scale，BPRS）总分和基线的 UCLA 孤独感量表-8（UCLA Loneliness Scale-8，ULS-8）的总分将被纳入回归模型，并调整基线社会心理变量（社会网络规模和社会资本）、社会人口学变量、精神病学变量和基线 BPRS 总分进行。显著性将被设定为 $P<0.05$。

（2）基线时孤独感越强，预测 4 个月随访时情感症状越严重。为了验证这一假设，在调整了基线社会心理变量、社会人口学变量、精神病学变量和基线 BPRS 情感分量表得分后，我们将在多变量回归分析中检验 4 个月随访时 BPRS 情感分量表得分与基线 ULS-8 总得分之间的关系。显著性将被设定为 $P<0.05$。由于既往研究发现，孤独感与抑郁症或抑郁症状密切相关，我们从 BPRS 的现有分量表中选择情感分量表作为结局进行单独测试。

（3）基线的孤独感越强，预测 4 个月的随访中自评康复情况越差。为了检验这一假设，康复过程问卷（Questionnaire on the Process of Recovery，QPR）的总分和基线 ULS-8 总分将被纳入回归模型，并调整基线社会心理变量、社会人口学变量、精神病学变量和基线 QPR 总分。显著性将被设定为 $P<0.05$。

（4）基线的孤独感越强，预测 4 个月随访时健康相关生命质量越差。线性回归分析将被用来检验这一假设，以 4 个月随访中的 EuroQol 健康问卷视觉模拟量表（EuroQol Health Questionnaire Visual Analogue Scale，EQ VAS）得分为因变量，以基线 ULS-8 总分为自变量，调整基线社会心理变量、社会人口学变量、精神病学变量和基线 EQ VAS 得分。显著性将被设定为 $P<0.05$。

1.5.3　同伴提供的自我管理干预对 CRT 服务使用者的孤独感的有效性

这一部分涉及一个研究问题：同伴提供的自我管理干预组的参与者和对照组的参与者之间的孤独感是否不同？

本部分的主要目的是研究在 4 个月的随访中，获得同伴提供的自我管理干预的参与者和没有获得干预的对照组参与者之间的孤独感是否有差异。

我们将检验以下假设：

在 4 个月的随访中，干预组的参与者比对照组的参与者报告的孤独感更少。我们将构建线性回归模型，以随访的 ULS-8 总分作为因变量，以研究分组（同伴支持干预组与对照组）作为自变量，并调整同伴支持工作者的分组情况，以及社会心理变量、社会人口学变量、精神病学变量和基线 ULS-8 总分。显著性将被设定为 $P < 0.05$。

1.6 研究方法与内容

1.6.1 背景

样本取自 6 个不同 NHS 机构的 CRT 的患者：卡姆登和伊斯灵顿、伦敦东北部、伦敦南部和莫兹利、伦敦西部、埃文和威尔特郡、萨里和边境（包括市中心、郊区和农村地区）。

1.6.2 参与者

所有进入主试验的参与者也构成了当前研究的样本。被招募的参与者在 6 个机构之一的 CRT 团队中获得了至少 1 周的服务，并有能力提供知情同意书。排除标准包括：

（1）对其他人显示高危险性，如果临床工作人员认为在精神卫生机构进行评估或干预可能对研究人员或同伴支持工作者来说不够安全。

（2）不住在 CRT 服务区域的人。

（3）不懂英语的人。

该研究旨在招募与普通 CRT 用户相当条件的参与者。因此，在每个研究机构的筛选中，至少 50% 的参与者需要有精神疾病或双相情感障碍的诊断。这项干预旨在帮助那些结束 CRT 服务的个人摆脱危机。因此，结束 CRT 服务不超过一个月的患者有资格参与研究。在对 3 054 名用户进行筛选后，1 697 人有资格参与。其中，401 人被招募并完成了基线访谈，应答率为 23.6%。然而，两名参与者随后撤回了使用其数据的知情同意，因此被排除在外，最终有 399 名参与者的研究样本可用于分析。招募流程图如图 1.3 所示。由于我们没有获得伦理批准来取得被排除者特征的数据，因此本文无法对被招募者和未被招募者进行比较。

1.6.3 测量工具

所有受访者都完成了结构化的基线评估。在基线评估四个月后，受访者再次完成除

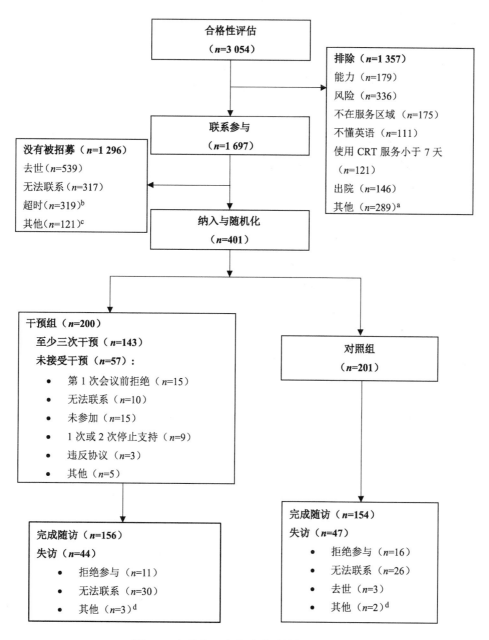

图 1.3 入选和 4 个月随访时的参与者人数

注：a 其他＝已参加/拒绝/筛选；无法联系/参与；筛选流程修订(非精神病/双相情感障碍参与者的招募于 2015 年 4 月/5 月暂停)。b 超时＝研究人员接触，但 CRT 出院后 1 个月内潜在参与者没有明确反应。c 其他＝暂时停止招募非精神疾病或双相情感参与者；自筛选以来风险/能力状态的变化。d 其他＝未完成；显示高危性。

社会人口学特征之外的测量。

本文的主要测量方法是UCLA孤独感量表(ULS-8)的8个条目简短测量方法,提供了一种感知孤独感的测量方法。该量表来源于Hays和DiMatteo编制的20项UCLA孤独感量表,内部信度为0.84。在生活的重要方面,孤独感的频率和强度都被一维尺度所覆盖(例如:"你多久觉得自己缺少陪伴?")。为了减少应答偏倚,"孤独"一词从未出现在量表中。条目以4分制评分:①从不;②很少;③有时;④总是。总分越高,表示孤独感越强。UCLA孤独感量表已被证明适用于临床患者和普通人群,而8个条目简式量表具有可靠的心理测量特性,具有较高的效度和信度。De Jong-Gierveld孤独感量表是另一种常用的孤独感测量工具,具有良好的心理测量特性。11项简表是从最初的34项量表发展而来的。本文选择ULS-8来测量孤独感,有三个原因:①8个条目版本相对较短,因此有助于减轻参与者的回答负担;②UCLA孤独感量表的条目是以"多久……"开头的问题,而De Jong Gierveld孤独感量表由陈述性语句组成(例如,"我经常感到被拒绝""我发现我的朋友圈和熟人太有限"),考虑到我们的参与者刚刚经历了心理健康危机,这些陈述可能比ULS-8条目更消极和敏感;③据报道,UCLA孤独感量表是所有孤独感量表中使用最广泛、内部一致性最高的孤独量表。

除了ULS-8,基线访谈还包括以下测量内容:

(1) 个人的社会和人口特征信息——出生日期、性别、种族背景、出生在英国、居住和生活状况、与子女的联系、受教育程度、因精神疾病住院次数,以及距离首次接触精神卫生服务的时间。

(2) 社会结局指数(Social Outcomes Index,SIX)——了解参与者当前就业、居住和社会生活情况的4个条目量表(独居/与伴侣或家人同住;上周未与朋友见面/上周至少与一位朋友见面)。该指标提供了客观社会结局的总体指数。SIX的得分范围为0~6,得分越高,表示功能越好。作为一种客观的测量方法,它几乎没有测量误差,并且已被证明对变化敏感。在这项研究中只包括就业和与伴侣或与家人生活这两个条目,并将它们单独而不是作为总分输入回归模型。居住情况和上周与朋友见面这两项被排除在外,因为它们分别与社会人口学特征和社会网络规模的测量重叠。

(3) Lubben社会网络量表(Lubben Social Network Scale,LSNS)-6——用于测量参与者与家人和朋友的社会联系,共六个条目。Lubben和Gironda从最初的10项LSNS修订了该量表,他们认为LSNS-6比更长的量表更适合作为实际社会隔离的筛查工具。总量表分数是6个条目的加权和,分数为0~30。Lubben等人定义了一个小于12的临床临界点,用于识别有社会隔离风险的人。LSNS-6显示出高度的内部一致性(α = 0.83)、稳定的因子结构及与标准变量的高度相关性。这项研究只包括了LSNS-6中的第1条和第4条:"你每月至少与多少亲戚/朋友见面或交流一次?"这两项提供了客观社会隔离的衡量标准。其他 4 个条目需要对参与者与家人和朋友的关系进行主观评估：其与孤独感量表有很大重叠，因此被排除在外。回归分析中使用了两个条目的总分(0～10)，总分越高，表示社交网络规模越大。

(4) 健康和生活方式调查社会资本问卷(Health and Lifestyles Survey Social Capital Questionnaire，HLSSC)——用于测量参与者社区社会资本，共 6 个条目，包括居住满意度、人身安全、邻居相互照顾、供儿童使用的设施、公共交通和老年人的休闲设施。条目按三分制评分：1＝是；−1＝否；0＝不知道。总分为−6～6 分，总分越高，社区社会资本越好。−6～0 分提示社会资本较低，1～2 分为中等，3～4 分较高，5～6 分非常高。

(5) 简明精神病量表(Brief Psychiatric Rating Scale，BPRS)4.0——测量参与者精神疾病症状严重程度量表，共 24 个条目，为研究人员提供结构化访谈清单，以评估参与者的当前状况。BPRS 最初包含 16 个症状类别，后来扩展到 18 个条目。基于之前的版本，Lukoff 等将 BPRS 扩展到 24 个条目，然后 BPRS 4.0 提供了一份更详细的访谈指南，其中包含针对每种症状的更多探查问题和更明确的定位点。评分者为每个症状结构输入一个数字，范围为 1(不存在)～7(极其严重)。因此，总分范围为 24～168 分，分数越低表明症状越轻。BPRS 的良好至优异的评分间可靠性已在现有研究中得到证实，组内系数为 0.62～0.97。Dazzi 及其同事对 24 项 BPRS 的先前因素分析进行了荟萃分析，并提出了四个主要分量表的核心项目。根据他们的建议，由于与孤独感的潜在相关性，本研究得出了三个用于分析的分量表分数，包括情绪分量表(焦虑、抑郁、自杀和内疚)、阳性症状分量表(夸大、猜疑、幻觉和不寻常思维内容)，以及阴性症状分量表(情感迟钝、情感退缩和动作迟缓)。

(6) 康复过程问卷(Questionnaire on the Process of Recovery，QPR)——用于自我评估恢复程度，共 22 个条目。因子分析表明，QPR 有两个分量表，"内在"和"人际"，与心理困扰、生活质量和赋权相关。每一项都包含一个陈述性语句(例如"我感觉自己变得更好了")，Likert 评分为 5 分：0＝强烈反对；1＝不同意；2＝既不同意也不反对；3＝同意；4＝强烈同意。得分较高，表示恢复较好。QPR 具有令人满意的内部一致性信度(两个分量表的 Cronbach's α 系数 $\alpha=0.94$ 和 $\alpha=0.77$)、结构效度和重测信度(两个分量表的重测信度分别为 $r=0.874$ 和 $r=0.769$)。

(7) Euroqol 5 维度健康问卷(EQ-5D)——用于测量健康相关生命质量，共 5 个条目，包括行动能力、自我照顾、日常活动、疼痛/不适和焦虑/抑郁，以及一个垂直的 0～100 分视觉模拟量表(Visual Analogue Scale，VAS)，用于对总体健康状况进行评分，最佳状态为 100 分，最差状态为 0 分。每个条目有三个选项，即没有困难、有些困难、有极度困难。从 5 个维度得出的信息可以应用一个欧洲估值集的得分转换为单一汇总指数。考虑到社会偏好，因此将患者对真实健康状态的描述与公众对假设健康状态的偏好相结合。本研究使用了 EQ VAS,考虑到它更适合用来测量受访者整体自我评估健康状况,EQ VAS 评分天花板效应更小,健康相关生命质量覆盖范围更广泛。EQ-5D 是一种良好的心理测量工具,目前广泛应用于国际多种临床领域研究。

除上述测量外,还从参与者的临床记录中收集了基线时的诊断信息。

1.6.4　干预

同伴支持者组织干预组的参与者开展最多十次会议,每次会议持续约 1 小时。同伴支持者们以高度的同理心倾听参与者的意见,并与他们分享疾病自我管理策略和社交技巧,帮助参与者增强康复的信心。指定的同伴支持者联系参与者,将第一次会议安排在参与者选定的地点,或按照 CRT 中临床医生的建议安排在 NHS 场所。同伴支持者通常每周在合适的时间和地点安排一次会议,以便在基线访谈后的 3 个月内完成干预。在获得参与者的同意后,同伴支持者会尝试邀请参与者的家人、朋友或心理健康工作人员参加会议或向其展示工作手册,使参与者获得他们的支持或加强他们之间的关系。

同伴支持者都是自身患有精神疾病的心理健康服务使用者。参与研究的 NHS 机构已经同意了招募同伴支持者的方法。所有人都参加了研究小组组织的培训,以及他们所在的 NHS 机构要求的培训。参与研究的 NHS 机构的临床工作人员和研究小组的研究人员定期对同伴支持者进行分组监督。经验丰富的临床医生和研究团队的同伴工作者每周会安排一次额外的小组监督或电话会议。

在干预期间,参与者被要求在同伴支持人员的帮助下完成自我管理工作手册。该工作簿包含以下内容:①为康复设定短期和长期目标;②危机后协助改善社会支持和社区运作;③认识到复发的早期迹象,并制订计划规避或减轻危机;④制订计划并考虑资源,以便在危机缓解后保持健康。

研究人员根据 Rachel Perkins 和他在伦敦西南与圣乔治 NHS 机构的同事们编写的个人康复计划手册和手册使用指南改编成了自我管理工作簿。手册的编写基于心理健康研究人员的专业知识和心理健康服务使用者的经验。

对照组的参与者也得到了自我管理工作手册,但他们没有得到使用指导,也没有分配到同伴支持人员。

1.6.5　程序

1. 招募和知情同意

CRT 中的临床医生和研究人员确定了潜在合格参与者。在这一阶段,临床医生与研究人员一起筛选出对他人构成高风险、无法提供知情同意书、居住在 CRT 服务区域以外或不懂英语的服务用户。临床医生还帮助研究人员验证潜在参与者是否患有精神病或双相情感障碍。筛选后,CRT 或其他社区心理健康服务机构的临床工作人员联系了潜在参与者,向他们介绍本研究并询问他们是否愿意和研究人员进一步讨论,如果愿意,临床医生会将他们的基本信息发送给研究人员,包括姓名、联系方式、是否应在 NHS 场所会面等。在与研究人员接触期间,他们会被告知研究的内容和程序,并有机会进行提问。在获得口头同意后,研究人员向他们发送了一份包含更多研究详情的信息表,并安排了适当的会面时间和地点,以获得参与者的知情同意书。

2. 基线访谈

在收到知情同意书后,以结构化访谈的形式完成对参与者的基线测量。根据临床工作人员规定的风险限制,基线访谈在参与者的住所、咖啡店或其他公共场所、NHS 或大学场所完成。评估结束后,参与者会得到 20 英镑现金,以感谢他们对研究的帮助。对于完成基线访谈的患者,研究人员向参与 CRT 的 GP、经理和精神科医生发送了一封信和签署的同意书,以通知他们参与研究。

3. 随机和盲法

在基线访谈后,研究数据员或试验经理将参与者按地点分层,随机分为干预组和对照组。通过“密封信封”(由 Priment Clinical Trials Unit 委任的一项独立随机化服务)实现随机化。一旦“密封信封”显示了参与者的分配组,并且该参与者结束了 CRT 服务,试验数据员就会通知参与者他们的随机分配结果,并安排同伴支持者联系参与者(如果他/她在干预组中)。数据员还将询问干预组的参与者是否需要同性别的同伴支持者。

尽管不可能让参与者对自己被分配到对照组还是干预组一无所知,但研究人员在安排后续访谈时并不知道参与者的分配状态,并始终提醒参与者不要暴露自己的分配状态。然而,不可能确保在所有情况下都保持盲态,因为参与者可能会透露他们在后续访谈中是否获得了同伴工作者的支持。

4. 随访

在进入研究 4 个月后,研究人员再次与参与者进行联系。所有愿意继续参与研究的人都签署了知情同意书,完成了结构化的随访访谈。采访结束后,为感谢参与者对研究的帮助,会为他们发放 20 英镑现金。

研究人员继续尝试联系一开始无法联系到的人。没有太晚不能参与随访的节点。

5. 来自病历的数据

在招募结束时,研究人员联系了 NHS 机构的管理人员或信息团队,从患者临床记录中收集数据。

1.6.6 数据分析

与前面介绍的三个部分中的目标和假设相符的分析计划描述如下。使用 Stata 12.1

进行分析。

1. 危机解决团队用户群体中的孤独感流行病学

（1）目标

本部分旨在探讨两个研究目的：

① 评估在研究开始时离开 CRT 的人的孤独感严重程度。

② 确定 CRT 用户基线时与孤独感独立相关的因素。

（2）因变量

UCLA 孤独感量表（ULS-8）。

（3）自变量

① 社会人口学变量

• 年龄（岁）。

• 性别（0＝男性，1＝女性）。

• 种族背景（1＝英国白人，2＝其他白人，3＝黑人/英国黑人，4＝亚裔/英籍亚裔，5＝混血）。

• 出生在英国（0＝否，1＝是）。

• 住房（0＝其他，1＝独立住房）。

• 与 16 岁以下儿童接触（0＝其他，1＝与受抚养儿童一起生活）。

• 受教育水平（1＝无文凭，2＝其他，3＝本科及以上文凭）。

• 就业（0＝否，1＝从事志愿、受保护或庇护的工作，2＝正常就业）——社会结局指数（SIX）中的 1 项。

• 与伴侣或家人一起生活（0＝否，1＝是）——SIX 中的 1 项。

② 社会心理变量

• 社交网络规模：Lubben 社交网络量表中的条目 1 和条目 4（LSNS-6）：你每月至少与多少亲戚/朋友见面或交流一次？

• 健康和生活方式调查社会资本问卷（HLSSC）。

③ 精神病学变量

• 因精神病住院次数（0＝从未，1＝1 次，2＝2～5 次，3＝5 次以上）。

• 距离首次接触精神卫生服务的时间（0＝少于 3 个月，1＝3 个月～1 年，2＝1～2 年，3＝2～10 年，4＝10 年以上）。

• 简明精神病量表（BPRS）中的情感分量表评分，包括 4 个核心项目：焦虑、抑郁、自杀倾向和内疚。

• BPRS 的阳性症状分量表评分，包括 4 个核心项目：夸大、猜疑、幻觉和不寻常思维内容。

· BPRS 的阴性症状分量表评分,包括 3 个核心项目:情感迟钝、情绪退缩和动作迟缓。

· 当前诊断(1＝精神病,2＝双相情感障碍/躁狂发作,3＝抑郁/焦虑障碍,4＝人格障碍,5＝其他障碍)。

(4) 统计分析

① 对基线时所有变量进行描述性统计。连续变量的描述性统计量为平均值、标准差、中位数、下四分位数、上四分位数、最小值、最大值。还绘制了这些变量以检查其分布,正态分布的计量资料以均数和标准差表示,非正态分布的计量资料以中位数和四分位数范围表示。分类资料以频数和百分比表示。

② 以基线孤独感评分为因变量,对自变量分别进行一元线性回归分析。由于孤独感得分不是正态分布,因此对模型残差进行了检验,以了解模型拟合是否良好。如果拟合较差,将考虑使用变量转换。

③ 采用三个多元线性回归模型来检验基线孤独感评分与三组解释变量之间的相关性。一元线性回归中 $P<0.25$ 的自变量分组按以下顺序进入多元回归模型:①社会人口学变量;②社会人口学和社会心理变量;③社会人口学、社会心理和精神病学变量。

2. 孤独感作为 CRT 用户精神障碍结局的预测因素: 一项为期 4 个月的前瞻性研究

(1) 目标

本部分的目的是确定基线时的孤独感是否能够独立预测 CRT 用户在 4 个月随访时的不良结局,包括总体症状严重程度、情感症状、自评康复情况和健康相关生命质量。

(2) 假设

① 基线时更大的孤独感将预测 4 个月随访时更严重的总体症状。

② 基线时更大的孤独感将预测 4 个月随访时更严重的情感症状。

③ 基线时更大的孤独感将预测 4 个月随访时较差的自评康复情况。

④ 基线时更大的孤独感将预测 4 个月随访时较差的健康相关生命质量。

(3) 因变量

① 假设 1 的结局:4 个月随访时简明精神病量表(BPRS)总分。

② 假设 2 的结局:4 个月随访时 BPRS 的影响因子分,包括 4 个核心项目:焦虑、抑郁、自杀和内疚。

③ 假设 3 的结局:4 个月随访时的康复过程问卷(QPR)。

④ 假设 4 的结局:4 个月随访时的 EuroQol 健康问卷视觉模拟量表(EQ VAS)。

(4) 统计分析

① 通过比较参与随访的受访者和未参与随访的参与者,评估潜在的偏倚。两组之间的基线变量采用独立样本 t 检验(连续变量)和卡方检验(分类变量)。

② 随访时对因变量进行描述性统计。由于它们都是连续的,故使用平均值、标准差、中位数、下四分位数、上四分位数、最小值和最大值进行描述。绘制这些变量以检查其分布,正态分布的计量资料以均数和标准差表示,非正态分布的计量资料以中位数和四分位数范围表示。采用配对样本 t 检验分别比较基线和随访时的四个因变量。

③ 分别以随访 BPRS 总分、BPRS 情感分量表评分、QPR 总分和 EQ VAS 评分为因变量,基线因素为自变量,进行一元线性回归分析。由于因变量得分不是正态分布的,因此对模型残差进行了检验,以了解模型拟合是否良好。如果拟合较差,将考虑使用变量转换。

④ 假设 1 采用线性回归进行检验,以随访时的 BPRS 总分为因变量,基线 ULS-8 总分为自变量,对单变量分析中与因变量和自变量都相关($P<0.25$)的基线因素进行调整。评估了四种模型:

• 单因素模型中随访 BPRS 总分与基线 ULS-8 总分之间的关系。

• 随访 BPRS 总分与基线 ULS-8 总分之间的关系,对基线社会心理变量:社会网络规模(LSNS-6 中的 2 项)和 HLSSC 进行调整。

• 随访 BPRS 总分和基线 ULS-8 总分之间的关系,对基线社会心理变量(LSNS 和 HLSSC)、社会人口学变量(出生在英国、住房、就业、与伴侣或家人一起生活)和精神病学变量(距离首次接触精神卫生服务和诊断后的时间)进行调整。

• 随访 BPRS 总分与基线 ULS-8 总分之间的关系,对模型 3 中的所有变量和基线 BPRS 总分进行调整。

3. 同伴提供的自我管理干预对结束危机解决团队服务者的孤独感的效果

(1)目标

本部分的主要目的是检验接受同伴提供自我管理干预的参与者与未接受同伴提供的自我管理干预的对照组参与者在 4 个月随访时的孤独感是否存在差异。

(2)假设

在 4 个月的随访中,干预组参与者报告的孤独感低于对照组。

(3)结局

4 个月随访时的 UCLA 孤独感量表(ULS-8)。

(4)统计分析

① 直观评估干预组和对照组之间基线特征的平衡。没有进行统计学检验,因为随机化应该使它们相似。

② 随访时对孤独感量表(ULS-8)结果进行描述性统计。由于它是一个连续变量,故使用均值、标准差、中位数、下四分位数、上四分位数、最小值、最大值进行描述。绘制图像以检查其分布,非正态分布的资料以中位数和四分位间距表示,正态分布的资料以平

均值和标准差表示。

③ 以随访 ULS-8 总分为因变量,基线因素为自变量,分别进行了一元线性回归分析。由于孤独感得分不是正态分布,因此对模型残差进行了检验,以了解模型拟合是否良好。如果拟合较差,将考虑使用变量转换。

④ 该假设采用线性回归进行检验,随访 ULS-8 总分作为因变量,分配组别(同伴支持干预组与对照组)作为自变量,调整同伴支持工作者的聚类,并调整与单变量分析中因变量相关($P<0.25$)的基线因素。估计了四个模型:

- 在线性回归模型中,对同伴支持工作者的聚类进行调整后,随访时的 ULS-8 总分与分配组别之间的关系。

- 随访时的 ULS-8 总分与分配组别之间的关系,控制了同伴支持工作者的聚类和基线社会心理变量:社会网络规模(LSNS-6 中的 2 个条目)和社会资本(HLSSC)。

- 随访时的 ULS-8 总分与分配组别之间的关系,根据同伴支持工作者的聚类和基线社会心理变量(LSNS 和 HLSSC)、社会人口学变量和精神病学变量进行调整。

- 随访时的 ULS-8 总分与分配组别之间的关系,根据同伴支持工作者的聚类和基线社会心理变量(LSNS 和 HLSSC)、社会人口学变量、精神病学变量和基线时的 ULS-8 总分进行调整。

4. 缺失值

检查所有数据是否有缺失值。由于缺失数据的百分比较低,故使用个例均值替代法(Case Mean Substitution),以受试者的已填写条目的平均得分来代替缺失条目。该方法仅用于孤独感量表(ULS-8)、BPRS 子量表、QPR 和社会资本(HLSSC)量表,因为该方法适用于量表中所有条目都是特定概念或结构指标的测量,并且这些条目是平行的且大致可互换的。Roth 及其同事发现,无论数据是随机缺失还是系统缺失,当数据缺失少于20%的条目时,个例均值替换在处理条目级别的缺失时都是稳健的。Eekhout 及其同事发现,当少于25%的条目得分和少于10%的调查对象数据缺失时,个例均值替代不会导致高度偏倚的估计值。单个量表数据缺失超过25%的调查对象从分析中被删除了。

参考文献

[1] Wang J. Loneliness and mental health in a randomised controlled trial of a peer-provided self-management intervention for people leaving crisis resolution teams [D]. London: University College London, 2018.

[2] Wang J Y, Lloyd-Evans B, Giacco D, et al. Social isolation in mental health: a conceptual and methodological review [J]. Soc Psychiatry Psychiatr Epidemiol, 2017, 52(12): 1451-1461.

[3] Wang J Y, Mann F, Lloyd-Evans B, et al. Associations between loneliness and perceived social

support and outcomes of mental health problems: a systematic review [J]. BMC Psychiatry, 2018, 18: 1-12.

[4] Mann F, Bone J K, Lloyd-Evans B, et al. A life less lonely: the state of the art in interventions to reduce loneliness in people with mental health problems [J]. Soc Psychiatry Psychiatr Epidemiol, 2017, 52(6): 627-638.

[5] Johnson S, Mason O, Osborn D, et al. Randomised controlled trial of the clinical and cost-effectiveness of a peer-delivered self-management intervention to prevent relapse in crisis resolution team users: study protocol [J]. BMJ Open, 2017, 7(10): 151-160.

## 第 2 章

精神疾病患者孤独感现状及其影响因素分析

2.1　引言

孤独感可定义为一种人们理想和实际的社会关系存在主观差异时突然出现的消极情绪状态。

证据表明,在普通人群中,孤独感与一些危险因素相关,例如家暴受害者、失业、没有配偶或伙伴、老人或者小孩(和中年人相比)、自我报告健康受损等。有限的可用研究证据表明,在有心理健康问题的人中,可能有一些和孤独感的独特关联。众所周知,严重的精神疾病会阻碍社交能力的发展,并对人们建立和维持人际关系的能力产生负面影响。抑郁和孤独似乎有一种循环关系,有抑郁症状的人有时有避免社会接触和与他人隔离的冲动。污名化和社会排斥也被认为是严重心理问题人群孤独的重要原因,其通过拒绝、回避、与他人保持距离及在生活的各个领域受到歧视,对打破个人的社会关系产生明显的影响。虽然已经报道了一些个人的发现,但与孤独相关的因素很少被系统研究,在有心理健康问题的人群中也没有得到很好的证实。识别这些因素有助于以特别有孤独风险的人群为目标,通过个性化的方式为心理健康服务用户设计孤独感干预措施,同时也可以为潜在机制研究提供指导。

本章旨在通过对结束危机解决团队(CRT)服务者的孤独感模式的调查,促进对经历精神健康危机者的孤独感相关因素的理解。CRT 也称为家庭治疗团队,是一种社区危机护理形式,旨在减少住院服务的使用。他们为有心理健康危机的人提供快速评估,并向他们推荐最合适的服务。CRT 还为适合社区治疗的个人提供强化家庭治疗,作为住院治疗的替代方案。CRT 用户是一个临床上非常混合的二级精神卫生服务用户群体,包括广泛的诊断以及长期和短期疾病的混合。因此,对于研究人员来说,他们代表了一个理想的群体,即可以开始了解有相对严重精神健康问题者的孤独感程度及其相关因素。本章主要研究目的是:①评估结束 CRT 服务人群的孤独感严重程度;②识别 CRT 使用者孤独感的独立相关因素。具体样本收集方法、调查工具和分析方法见第 1 章。

2.2 结果

2.2.1 样本特征

基线时的样本包括 399 名参与者(40.2%为男性)。中位年龄为 40.0 岁(*IQR* 29.9~50.0),最年轻的受访者 18 岁,最年长的 75 岁。53.8%的参与者是英国白人。很大一部分样本(89.7%)拥有独立住所,46.5%的受访者目前与伴侣或家人住在一起,16.8%的受访者与受抚养子女住在一起。在教育和就业方面,27.4%的人拥有本科及以上学历,27.3%的人正常就业。超过 1/4 的参与者被诊断为精神分裂症和其他非情感性精神病(27.0%),16.3%的人被诊断为双相情感障碍/躁狂发作,35.0%的人患有抑郁症/焦虑症,13.3%的人患有人格障碍,8.4%的人患有其他障碍。受访者的特征见表 2.1。

表 2.1 CRT 用户的社会人口学、社会心理和精神病学特征

特征	n(%)/均数(SD)/中位数(*IQR*)
年龄	40.0(29.9~50.0)
性别	
男性	160(40.2%)
女性	238(59.8%)
种族背景	
英国白人	214(53.8%)
其他白人	40(10.0%)
黑人/英国黑人	80(20.1%)
亚裔/英籍亚裔	37(9.3%)
混血	27(6.8%)
是否出生在英国	
否	89(22.6%)
是	304(76.4%)
住所	
独立住房	357(89.7%)
其他	41(10.3%)
与 16 岁以下的儿童接触	

（续表）

特征	n（％）/均数（SD）/中位数（IQR）
与受抚养儿童一起生活	67（16.8％）
其他	332（83.2％）
受教育程度	
无学历	76（19.1％）
其他学历	213（53.5％）
大学学历	109（27.4％）
职业	
没有工作	257（64.4％）
从事志愿、受保护或庇护的工作	33（8.3％）
正常就业	109（27.3％）
与伴侣或家人一起生活	
否	213（53.5％）
是	185（46.5％）
孤独感（8～32）	22（19～25）
社交网络规模（0～10）	4.9（2.3）
社会资本（-6～6）	3（0～5）
因精神病住院次数	
从未	148（37.1％）
一次	86（21.5％）
2～5 次	102（25.6％）
5 次以上	63（15.8％）
距离首次接触精神卫生服务的时间	
少于 3 个月	67（16.8％）
3 个月～1 年	39（9.8％）
1～2 年	28（7.0％）
2～10 年	126（31.7％）
10 年以上	138（34.7％）
情感症状（4～28）	12（8～17）
阳性症状（4～28）	5（4～8）
阴性症状（3～21）	4（3～6）
临床诊断	

（续表）

特征	n（%）/均数（SD）/中位数（IQR）
精神病（精神分裂症和其他非情感性精神病）	106（27.0%）
双相情感障碍/躁狂发作	64（16.3%）
抑郁/焦虑障碍	137（35.0%）
人格障碍	52（13.3%）
其他障碍	33（8.4%）

注：评估孤独感、社会网络规模、社会资本、情感症状、阳性症状和阴性症状的量表的评分范围在括号内标出。因存在少量缺失值，部分变量总数不为399。

n 为参与者数量；SD 为 standard deviation，标准差；IQR 为 interquartile range，四分位数间距。

2.2.2 结束 CRT 服务者的基线孤独感严重程度

ULS-8 项目的描述性统计汇总在表 2.2 中。超过 70% 的参与者有时或总是觉得自己缺乏陪伴、被冷落、与他人隔绝、对自己如此孤僻感到不快，而且感到没有人关心自己。对有关孤独经历的频率和强度的数据进行汇总，得出孤独总分为 8～32 分。平均总分为 21.9（SD＝5.0）；总分呈现轻微的负偏差。因此，表 2.2 中报告了中值得分 22（IQR 19～25）。虽然 ULS-8 量表没有严重孤独的标准阈值，但 24 分是一个潜在的临界值，因为它相当于受访者回答每个问题的答案都是"有时"。在我们的样本中，30.6% 的参与者总分超过 24 分，可以被认为处于极度孤独。

表 2.2 UCLA 孤独感量表的描述性统计

条目	从不n（%）	很少n（%）	有时n（%）	总是n（%）
1. 感到自己缺少伙伴	40（10.0%）	57（14.3%）	205（51.4%）	97（24.3%）
2. 觉得没人可以求助、分享或依靠	60（15.0%）	66（16.5%）	195（48.9%）	78（19.6%）
3. 觉得自己是一个外向的人	59（14.8%）	108（27.1%）	164（41.1%）	68（17.0%）
4. 觉得自己被人冷落	41（10.3%）	73（18.3%）	194（48.6%）	91（22.8%）
5. 感到自己与他人隔绝	32（8.0%）	61（15.3%）	199（49.9%）	107（26.8%）
6. 当您愿意时就能找到伙伴	37（9.3%）	71（17.8%）	179（44.9%）	112（28.0%）
7. 因为自己很少和人来往而感到伤心	34（8.5%）	57（14.3%）	176（44.1%）	132（33.1%）
8. 感到身边的人并不关心您	35（8.8%）	55（13.8%）	195（48.9%）	114（28.5%）

注：ULS-8 为 UCLA Loneliness Scale-8，8 个条目的 UCLA 孤独感量表；n 为参与者数量。

2.2.3 经历了精神健康危机者的孤独感的相关因素

调查基线孤独感相关因素的一元线性回归分析结果如表 2.3 所示。与接触心理健康服务不到 3 个月的人相比,首次接触心理卫生服务至今 2~10 年的人的孤独感更强烈。更严重的孤独感也与更严重的情感症状、阳性症状或阴性症状相关,并与抑郁症/焦虑症、人格障碍或其他与精神疾病相反的疾病的诊断相关。较低水平的孤独感与更大的社交网络规模、更多的社区社会资本以及因精神疾病多次住院(从未住院者作为参考组)有关。

表 2.3　基线孤独感相关因素的一元线性回归结果

变量	系数[a]	95% CI	P 值[b]
社会人口学变量			
年龄(岁)	−0.03	−0.07, 0.01	0.11
性别(0=男性,1=女性)	0.39	−0.62, 1.39	0.45
种族背景			
英国白人	参照组		
其他白人	−0.13	−1.82, 1.57	0.88
黑人/英国黑人	−0.44	−1.73, 0.85	0.50
亚裔/英籍亚裔	0.62	−1.13, 2.37	0.49
混血	−0.83	−2.84, 1.18	0.42
出生在英国(0=否,1=是)	1.13	−0.04, 2.31	0.06
住所(0=其他,1=独立住房)	−1.08	−2.70, 0.53	0.19
和 16 岁以下儿童接触(0=其他,1=和受抚养的子女居住)	−0.73	−2.05, 0.58	0.27
受教育程度			
无学历	参照组		
其他学历	−0.11	−1.42, 1.20	0.87
本科及以上学历	0.23	−1.23, 1.70	0.76
工作			
无	参照组		
从事志愿、受保护或庇护的工作	−0.25	−2.06, 1.56	0.79
正常就业	−1.00	−2.12, 0.12	0.08
与伴侣或家人一起生活(0=否,1=是)	−0.94	−1.93, 0.04	0.06
社会心理变量			
社会网络规模(2 项来自 LSNS-6)	−0.79	−1.00, −0.59	**<0.001**
社会资本(HLSSC)	−0.52	−0.68, −0.36	**<0.001**
精神病学变量			
因精神病住院次数			
无	参照组		

（续表）

变量	系数[a]	95% CI	P 值[b]
一次	−1.29	−2.60, 0.03	0.06
2~5 次	−1.46	−2.71, −0.21	**0.02**
5 次以上	−2.13	−3.59, −0.67	**0.004**
距离首次接触精神卫生服务的时间			
少于 3 个月	参照组		
3 个月~1 年	1.37	−0.59, 3.34	0.17
1~2 年	1.80	−0.39, 4.00	0.11
2~10 年	1.58	0.10, 3.05	**0.04**
10 年以上	1.23	−0.23, 2.68	0.10
情感症状(4 项来自 BPRS)	0.45	0.38, 0.53	**<0.001**
阳性症状(4 项来自 BPRS)	0.24	0.12, 0.35	**<0.001**
阴性症状(3 项来自 BPRS)	0.38	0.17, 0.60	**0.001**
临床诊断			
精神病(精神分裂症和其他非情感性精神病)	参照组		
双相情感障碍/躁狂发作	−0.85	−2.37, 0.67	0.27
抑郁/焦虑障碍	1.97	0.73, 3.21	**0.002**
人格障碍	2.60	0.98, 4.23	**0.002**
其他障碍	1.93	0.01, 3.84	**0.048**

注：CI 为 Confidence Interval，置信区间；LSNS-6 为 Lubben Social Network Scale-6 Lubben，社会网络量表；HLSSC 为 Health and Lifestyles Survey Social Capital Questionnaire，健康和生活方式调查社会资本问卷；BPRS 为 Brief Psychiatric Rating Scale，简明精神病量表。

a 负回归系数=更低的孤独感；b 显著相关($P<0.05$)用粗体表示。

表 2.4 显示了与基线孤独感相关因素的多元线性回归分析结果。模型 1（仅包括社会人口学变量）解释了 2.0% 的孤独差异。与更大的孤独感显著相关的唯一因素是更小的年龄。在模型 2 中，在社会人口学中加入社会心理变量后，解释的方差量上升到 18.1%。在该模型中，更大的孤独感与年龄更小、出生在英国、社交网络规模更小和社区社会资本更小有关。模型 3 将三个独立变量块输入回归方程，解释了孤独感变化的 36.2%。在这个最终的模型中，更严重的孤独感被证明与首次接触心理健康服务至今 2 年以上（与少于 3 个月相比）以及更严重的情感症状显著相关。与未住院相比，较低的孤独感与更大的社交网络规模、更大的社区社会资本及超过 5 次因精神病住院有关。在调整了临床变量后，孤独感与年龄的相关性不再显著，与是否出生在英国的相关性变得临界显著。

表 2.4　基线孤独感相关因素的多元线性回归分析结果ᵃ

变量	模型 1			模型 2			模型 3		
	系数ᵇ	95% CI	P 值ᶜ	系数	95% CI	P 值ᶜ	系数	95% CI	P 值ᶜ
社会人口学变量									
年龄（岁）	-0.04	-0.08，-0.001	**0.045**	-0.05	-0.09，-0.02	**0.01**	-0.03	-0.06，0.01	0.17
出生在英国（0=否，1=是）	0.98	-0.21，2.16	0.11	1.12	0.03，2.22	**0.045**	1.00	-0.02，2.02	0.05
住所（0=其他，1=独立住房）	-0.56	-2.21，1.09	0.51	0.12	-1.42，1.66	0.88	0.45	-1.00，1.90	0.54
工作									
无	参照组								
从事志愿、受保护或庇护的工作	-0.32	-2.16，1.52	0.73	0.23	-1.45，1.90	0.79	0.66	-0.85，2.17	0.39
正常就业	-1.00	-2.15，0.15	0.09	-0.04	-1.11，1.03	0.94	-0.16	-1.19，0.87	0.76
与伴侣或家人一起生活（0=否，1=是）	-0.87	-1.89，0.15	0.10	-0.36	-1.30，0.58	0.46	-0.47	-1.37，0.42	0.30
社会心理变量									
社会网络规模（2 项来自 LSNS-6）				-0.71	-0.93，-0.50	**<0.001**	-0.56	-0.76，-0.36	**<0.001**
社会资本（HLSSC）				-0.37	-0.53，-0.20	**<0.001**	-0.16	-0.31，-0.003	**0.046**
精神病学变量									
因精神病住院次数									
无							参照组		
一次							-0.97	-2.09，0.16	0.09
2~5 次							-1.21	-2.49，0.06	0.06
5 次以上							-1.82	-3.38，-0.26	**0.02**

（续表）

变量	模型 1			模型 2			模型 3		
	系数[b]	95% CI	P 值[c]	系数	95% CI	P 值[c]	系数	95% CI	P 值[c]
首次接触精神卫生服务的时间									
少于 3 个月							参照组		
3 个月～1 年							1.39	−0.30，3.09	0.11
1～2 年							1.91	−0.01，3.82	0.05
2～10 年							1.83	0.49，3.16	**0.01**
10 年以上							1.91	0.46，3.36	**0.01**
情感症状（4 项来自 BPRS）							0.32	0.23，0.40	**<0.001**
阳性症状（4 项来自 BPRS）							0.10	−0.01，0.21	0.07
阴性症状（3 项来自 BPRS）							0.18	−0.02，0.38	0.07
临床诊断									
精神病							参照组		
双相情感障碍/躁狂发作							−0.60	−2.00，0.80	0.40
抑郁/焦虑障碍							0.95	−0.39，2.29	0.17
人格障碍							−0.01	−1.47，1.46	0.99
其他障碍							0.39	−1.41，2.18	0.67
R^2_{adj}		0.020			0.181			0.362	

注：CI 为 Confidence Interval，置信区间；LSNS-6 为 Lubben Social Network Scale-6 Lubben 社会网络量表；HLSSC 为 Health and Lifestyles Survey Social Capital Questionnaire，健康和生活方式调查社会资本问卷；BPRS 为 Brief Psychiatric Rating Scale，简明精神病量表；R^2_{adj} 为 adjusted-R^2，调整后的 R^2。
a 使用多元线性回归分析，以基线时的孤独感评分为因变量，以一元线性回归中 $P<0.25$ 的变量为自变量；b 负回归系数 = 更低的孤独感；c 显著相关（$P<0.05$）用粗体表示。

2.3　讨论

2.3.1　主要发现

与使用相同孤独感量表的其他研究相比,本研究中的心理健康危机的 CRT 用户的孤独感水平似乎明显高于来自 1996 年尼亚加拉年轻成年人研究中两个 $19 \sim 39$ 岁社区样本的年轻人($M = 15.78 \sim 16.08, SD = 5.08 \sim 5.27$)和来自老龄化行动计划的 $65 \sim 89$ 岁意大利社区老年人群体($M = 13.1, SD = 6.9$),尽管他们的年龄范围与本研究样本的年龄范围($18 \sim 75$ 岁)不匹配。由于我们的样本中孤独感的平均得分远高于上述两个普通人群样本中的孤独感的平均得分,且这一发现与现有研究一致,因此我们有理由得出结论:孤独感在心理健康社区危机服务用户中比普通人群中更普遍。在心理健康方面,我们样本中的孤独程度($M = 21.9, SD = 5.0$)与患有社交焦虑症的成年人($M = 23.68 \sim 25.07, SD = 2.79 \sim 4.73$)和患有自闭症谱系障碍的成年人($M = 20.9, SD = 4.7$)相当。

本文的第二个目的是确定经历心理健康危机的个体中与孤独感独立相关的因素。在第一个以社会人口学特征为解释变量的多元回归模型中,年轻化与孤独感增加相关。这一结果与英国广播公司的"孤独实验"一致,该实验报告称:在英国 5.5 万名公众中,$16 \sim 24$ 岁人的孤独感最高。然而,在第一个模型中,只有 2% 的孤独感差异得到了解释,而在最后一个模型中,在调整了社会心理和精神病学变量后,孤独感与任何社会人口学变量都没有显著关联。这一发现与之前对精神疾病患者的研究一致,尽管在一般人群的研究中,社会人口学特征被报道为与孤独感的个体差异相关。存在这样一种可能:发生严重的心理健康问题的社会影响非常严重,以至它超过了其他社会人口学因素的影响。否则,这些因素可能会对孤独感产生影响。

作为社会心理变量,社会网络规模和社区社会资本与孤独感的严重程度成负相关,解释了 18.1% 的孤独感差异及社会人口学因素,该发现与现有研究一致,表明社会关系的客观衡量和对社区层面结构或特征的主观感知可能会影响孤独的严重程度,尽管我们无法推断因果关系的方向。社会资本较差的社区可能会使个人容易孤独,或者孤独的人可能会更难识别社区社会资源。由于解释的方差比例相对较低,研究结果还表明,社交网络规模和社区社会资本无法捕捉到孤独感的一些主要影响。

在最终回归模型中加入精神病学变量后,孤独感的解释方差增加到 36.2%。令人惊讶的是,超过 5 次因精神疾病入院与较不严重的孤独感相关。这一结果与之前的研究相矛盾,即更多次数的精神疾病住院患者与更强烈的孤独感有关。当我们探索孤独感和许多变量之间的联系时,这可能只是一个偶然的发现,也有可能是在精神疾病住院期间形成的同伴支持,可能持续到入院之后,或者多次入院可能是一组相对频繁地使用服务的人的标志,因此更有可能满足他们的需求。如果这一发现在其他研究中被复制,未来的研究可能包括使用混合方法探索是否存在潜在机制来支持住院与社会支持和孤独之间的联系。更直观的理解是,自从第一次接触心理健康服务以来,更长的时间与更大的孤独感有关。在长期的精神疾病病程中,人们可能会逐渐退出社会关系或失去亲密或信任的关系,也可能是人们积极的社会身份和恢复关系的希望随着时间的推移而减弱,这可能会增加孤独感。每当人们经历精神疾病复发时,复发的情绪影响可能会更大,这可能会影响孤独感。更严重的情感症状(包括焦虑、抑郁、自杀和内疚症状的综合评分)与更大的孤独感相关,而精神疾病阳性症状或阴性症状的严重程度与孤独感无关。最近的一项系统综述发现,关于孤独感与精神疾病症状之间的关系,结果相互矛盾,但荟萃分析的结果表明孤独感与精神疾病之间存在中度关联。在先前的研究中,抑郁症状与孤独感之间的关系更为强烈和一致。与没有精神障碍的成年人相比,抑郁发作的成年人感到孤独的可能性大约是他们的 11 倍。一项系统综述报道,更大的孤独感与更严重的抑郁症状和抑郁缓解较差相关。Masi 及其同事描述了一种孤独感的调节循环模型,其中孤独的人往往具有负面和偏颇的社会认知,这些认知可能会让人们参与行为确认过程,从而产生更多负面的社会互动,并进一步确认他们的不良社会价值,最终导致更大的孤独感。抑郁症患者在思维过程中也倾向于具有负面偏见,从而导致消极的行为模式。这两个因素与生物过程、压力源和人际因素相互作用,形成一个"负向下循环",将人们进一步推向抑郁症。因此,一个可信的假设是,孤独感和抑郁可能参与了一个相互加强的双重反馈回路。在多变量模型中,孤独感与参与者的诊断无关。一种可能的解释是,这些诊断对孤独感的影响很大程度上是由于症状严重程度的差异。我们使用 BPRS 量表对参与者的当前症状进行评分,这些症状对孤独感的影响似乎比他们的长期诊断结果更大。

2.3.2 本研究的局限性

本研究存在一定的局限性。首先,本研究为横断面研究,无法检验孤独感与相关因素之间的因果关系。其次,调查对象在危机后立即进行评估,这是一个非常特殊的时间点,他们在长期康复过程中可能会经历比危机时更严重的孤独感。再次,符合条件的潜在参与者的招募率仅为 23.6%,可能存在一定程度的选择偏倚。研究对象的低招募率可能与服务使用者在招募前刚经历的心理健康危机有关,这也许存在一个问题,即孤独感严重的人可能在未纳入研究的群体中占比较高,因此,应该谨慎解释研究结果。最后,研究样本可能没有充分代表那些不愿意参与试验的人,或者那些对研究提供的具体干预措施不感兴趣的人群。这可能会引入一些在简单流行病学研究中可能没有的偏倚。

2.3.3　临床和政策方面的意义

　　本研究在实践和政策方面有一些重要的启示。孤独的高度普遍性是一个严重的问题，考虑到其对身心健康和资源利用的不利影响，我们需要寻求解决方案。虽然孤独感在心理健康社区危机服务使用者中很常见，但在临床上，由于从业者缺乏意识，或由于从业者感觉无法解决其所发现的用户需求，或因担心服务使用者认为被冒犯或不安而回避讨论，因此孤独可能被忽视。他们可能也没有意识到帮助解决这个问题是自身的责任。对于心理健康专业人员来说，筛查孤独的严重程度可以帮助识别处于风险中的人群，因为孤独可能对心理健康产生即时和长期的影响。研究还表明，有严重情感症状或长期心理疾病史的个体特别容易感到孤独，因此需要临床医生进一步关注。经验证的简短筛查工具可以为从业人员提供一种短时低成本的方法来识别需要帮助的人群，例如 De Jong Gierveld 6 项孤独量表和 UCLA 3 项孤独量表，它们简短且具有可靠的心理测量性质。筛查有助于表明从业人员是在真诚地帮助寻求服务的人们，甚至一个简单的问题：例如问人们是否感到孤独，也可能产生影响。

　　在心理健康服务中，重要的是形成一种文化，即将孤独视为一个需要讨论和解决的合理领域，从而与服务使用者共同努力，最大限度地利用家庭和当地社区资源来解决孤独问题。更重要的是，服务使用者中孤独的高度普遍性不仅是个体的问题，还是一个社区和社会层面的问题，宏观社会因素被认为是社交关系水平和内容的重要决定因素。因此，必须提高公众对减少孤独重要性的认识，并最终促进政策改革，支持弱势群体。"终结孤独运动"已经朝着减少孤独并激发全国、地区和当地组织及个人应对老年时期健康威胁的目标迈出了第一步。该运动采用合作伙伴关系的方式，通过各种组织共同开展项目，提高对孤独问题的认识，寻找和开发有效的孤独干预措施，并建立一个可靠的终身支持网络。然而，该运动并未专门关注心理健康服务使用者，并且尚未进行充分的评估。因此，考虑到心理健康问题对社会的巨大影响，需要开发和测试针对心理健康服务使用者的干预措施。可以用类似的合作方法来激励组织和个人将孤独问题作为社区和社会层面心理健康的优先事项，这可能是最有效的方法。然而，我们需要知道，对于心理健康服务使用者而言，社会污名化和排斥正是问题所在，他们也能从为一般人群设计的类似方法中获益。

2.3.4　研究方面的意义

　　在研究方面的启示是，科学家应该更多地从服务使用者的角度去理解孤独现象及解决孤独问题的潜在策略。例如，最常用的孤独感量表最初是为一般人群设计的。我们无法确定这些测量工具是否被服务使用者视为对其经历的有意义的反映。也许可以开发新的适用儿童和成年人的评估工具,并与服务使用者合作设计干预措施。此外,需要进行更多的纵向研究来明确孤独与不良健康结局之间的关系方向,以及孤独如何影响心理健康的机制。我们还需要进行更多的纵向研究来了解严重精神疾病患者的孤独程度。如果只是短时间内感到孤独,那么问题就不那么严重,本研究表明,人们在与心理健康服务的接触过程中,孤独感通常会变得更严重,但了解长期孤独的程度和受心理健康危机影响的人群特征是必要的,以提供适当的干预措施。

总之,本研究表明,正经历心理健康危机的人比一般人更容易感到严重的孤独。定量调查结果表明,更严重的孤独与较小的社交网络规模、有限的社会资本、更严重的情感症状和长期心理疾病史之间有着强烈关联。因此,针对孤独问题的干预和心理健康护理专业人员应更加关注那些特别容易感到孤独的人群。

参考文献

[1] Wang J, Lloyd-Evans B, Marston L, et al. Epidemiology of loneliness in a cohort of UK mental health community crisis service users [J]. Soc Psychiatry Psychiatr Epidemiol, 2020, 55(7): 811-822.

[2] Dazzi F, Shafer A, Lauriola M. Meta-analysis of the Brief Psychiatric Rating Scale — Expanded (BPRS-E) structure and arguments for a new version [J]. J Psychiatr Res, 2016, 81: 140-151.

[3] Richard A, Rohrmann S, Vandeleur C L, et al. Loneliness is adversely associated with physical and mental health and lifestyle factors: Results from a Swiss national survey [J]. PLoS One, 2017, 12(7): e0181442.

[4] Chrostek A, Grygiel P, Anczewska M, et al. The intensity and correlates of the feelings of loneliness in people with psychosis [J]. Compr Psychiatry, 2016, 70: 190-199.

[5] Johnson S, Lamb D, Marston L, et al. Peer-supported self-management for people discharged from a mental health crisis team: a randomised controlled trial [J]. Lancet, 2018, 392(10145): 409-418.

3.1 研究背景

心理健康问题通常具有慢性或偶发性的特征,其造成的伤害可能覆盖所有生命领域。在心理健康问题的潜在预后因素中,社会层面和个人层面的社会指标已然受到了越来越多研究的关注。Schwarzbach 等系统回顾了主观评估和客观评估下的社会关系同晚年抑郁的相关性,其结果表明,社会关系的主观定性测量比定量测量有更强的相关性。孤独感便是一个明显的例子,其对心理健康有潜在且重要的主观社会影响。孤独感可以被解释为一种痛苦的体验,当期望的社交互动和实际的社交互动存在差异时,这种体验就会发生。然而,客观社会隔离作为测量可见社会接触的变量,对衡量有效社会关系的意义较少或几乎没有。社会资本可以定义为,个人作为社交网络成员获取的一系列资源,以及这些网络促进个体或集体行动的特征。客观社会隔离和社会资本往往是对社会关系或社会资源的客观定量测量,因此两者不同于孤独感。

目前已经有了大量孤独感影响生理健康的研究。例如,两项荟萃分析显示,孤独感与高死亡率相关,且其影响同一些公认的危险因素(如肥胖、吸烟和缺乏体育锻炼)相当。在纵向研究中,孤独感预示着冠心病和脑卒中的发生,收缩压的更快增速,以及疲劳和疼痛的发生。然而,孤独感最近才成为精神疾病结果研究的重要焦点。精神病、抑郁症、抑郁症状的加剧、人格障碍、自杀、认知能力的下降、阿尔茨海默病及执行控制能力的受损均已被证明与孤独感相关。但孤独感与精神疾病之间的纵向研究不足,现有的大多研究为横断面研究,无法推断其因果关系。近期一项关于孤独感、感知社会支持和心理健康结果的系统综述中,孤独感的相关研究数量远少于感知社会支持,仅有两项前瞻性研究将孤独感作为自变量。

本研究调查了孤独感是否为精神健康危机后康复的纵向预测因素。危机解决小组的患者为临床上被诊有患各类精神疾病的混合人群,且均为立即出现精神健康危机,需要住院治疗的病例。由于 CRT 的患者刚经历过精神健康危机,康复的预测因素对他们而言尤为重要。本研究假设,CRT 患者的 4 个月随访队列中,患者基线的孤独感越高,将预示着更差的整体症状、情感症状、自评康复和健康相关生命质量。具体研究方法见第 1 章。

3.2　结果

3.2.1　失访

在 399 名基线受访者中,有 89 人由于拒绝、失联、死亡、身体不适或风险水平的改变而失访。于是本研究的随访共纳入 310(77.7%)名受访者(Additional file 1:Fig. S1)。与失访者相比,完成随访的调查对象偏向于拥有单独的住所($P=0.01$)和稳定的、自愿的或受庇护的工作($P=0.01$)。但两组之间没有其他的统计学差异。参加随访与未完成随访的基线数据如表 3.1 所示。

表 3.1　参与随访者与未参与随访者基线变量比较

特征	完成随访		未完成随访		P 值[a]
	M(SD)/%	n	M(SD)/%	n	
年龄	40.2(12.8)	309	40.3(13.4)	89	0.95
性别(%)					
男性	39.0	121	44.3	39	0.37
女性	61.0	189	55.7	49	
种族背景(%)					
白种英国人	53.1	164	56.2	50	0.64
其他白种人	11.0	34	6.7	6	
黑种/黑种英国人	19.1	59	23.6	21	
亚裔/亚裔英国人	9.7	30	7.9	7	
混种	7.1	22	5.6	5	
出生在英国(%)					
否	23.6	72	19.3	17	0.40
是	76.4	233	80.7	71	
住宅(%)					
独立住宿	91.9	284	82.0	73	**0.01**

（续表）

特征	完成随访		未完成随访		P 值[a]
	M(SD)/%	n	M(SD)/%	n	
其他	8.1	25	18.0	16	
与 16 岁以下儿童生活(%)					
与受依赖的孩童生活	16.5	51	18.0	16	0.73
其他	83.6	259	82.0	73	
受教育程度(%)					
无学历	17.5	54	24.7	22	0.18
其他学历	53.4	165	53.9	48	
大学学历	29.1	90	21.4	19	
就业(%)					
无	60.3	187	78.7	70	**0.01**
自愿的,受保护的或有保障的工作	9.0	28	5.6	5	
有稳定工作	30.7	95	15.7	14	
与伴侣或家人同住(%)					
否	55.7	172	46.1	41	0.11
是	44.3	137	53.9	48	
孤独感(范围 8~32)	21.9(4.9)	310	21.7(5.4)	89	0.68
社交网络规模(规模 0~10)	4.9(2.3)	310	4.8(2.2)	89	0.55
社会资本(范围 -6~6)	2.6(2.8)	308	2.2(3.4)	88	0.28
因精神病住院次数(%)					
从不	37.1	115	37.1	33	0.37
1 次	21.9	68	20.2	18	
2~5 次	26.8	83	21.4	19	
超过 5 次	14.2	44	21.4	19	
距离首次接触精神卫生服务的时间(%)					
少于 3 个月	18.1	56	12.5	11	0.57
3 个月~1 年	9.0	28	12.5	11	
1~2 年	6.8	21	8.0	7	

（续表）

特征	完成随访		未完成随访		P 值[a]
	M(SD)/%	n	M(SD)/%	n	
2～10 年	30.7	95	35.2	31	
超过 10 年	35.5	110	31.8	28	
诊断(%)					
精神病	25.2	77	33.7	29	0.31
双相情感障碍/躁狂发作	16.7	51	15.1	13	
抑郁/焦虑症	37.3	114	26.7	23	
人格障碍	12.4	38	16.3	14	
其他障碍	8.5	26	8.1	7	
总体症状严重程度(范围 24～168)	43.5(11.5)	309	45.1(12.9)	84	0.29
情感性症状(范围 4～28)	12.5(5.5)	310	12.7(6.4)	89	0.80
自评恢复(范围 0～88)	51.8(17.0)	308	50.4(18.6)	89	0.52
健康相关的生活质量(范围 0～100)	52.9(23.6)	309	53.1(26.0)	87	0.96

注：使用工具(孤独感,社交网络规模,社会资本,总体症状严重程度,情感性症状,自评恢复,健康相关生活质量)的得分范围在括号内标出。因存在少量缺失值,部分变量总数不为 399。

M 为均值；SD 为标准差；n 为参与者的人数；a 具有显著性的 P 值加粗显示。

3.2.2 随访结果的描述性统计

由于四类结果指标的总分略微偏态,四类变量使用中位数和四分位间距进行描述。随访结果中,总体症状严重程度(分值范围：24～168)的中位数为 37(IQR 30～48),情感性症状(分值范围：4～28)的中位数为 10(IQR 6～15),自评恢复(分值范围：0～88)的中位数为 59(IQR 47～66),健康相关的生活质量(分值范围：0～100)的中位数为 60(IQR 50～76)。

上述四类变量从基线到随访结束具有显著的改善(Additional file 1：Table S1)。总体症状严重程度和情感性症状的评分有所下降,前者前后的均值(方差)分别为 43.5(11.5)和 40.0(11.9),$P < 0.001$,后者前后的均值(方差)分别为 12.5(5.5)和 10.8(5.3),$P < 0.001$;自评恢复和健康相关的生活质量的评分有所上升,前者前后的均值(方差)分别为 51.8(17.0)和 56.8(15.9),$P < 0.001$,后者前后的均值方差分别为 52.9(23.6)和 59.6(21.7),$P < 0.001$。但其变化的效应量较小,Cohen's d 值为 0.29～0.33。

3.2.3　基线孤独感与随访结果的相关性

关于总体症状严重程度,单因素线性回归分析显示,基线孤独感越高,随访时的总体症状越严重,回归系数为 0.92(95% CI 0.66,1.17)。该相关性在调整了社交网络规模和社会资本后仍然存在,但关联强度下降,回归系数变为 0.77(95% CI 0.50,1.05)。在模型 3 中,回归模型纳入了与基线孤独和随访总体症状严重程度均相关的三个自变量(社会心理、社会人口学和精神病学变量,$P < 0.25$),结果显示,孤独感每上升 1 分,随访总体症状严重程度增加 0.74 分(95% CI 0.45,1.02)。该模型解释总体症状严重程度的方差百分比为 18.1%。然而,在继续考虑基线总体症状严重程度的模型 4 中,仅有基线症状严重程度能够预测随访后的总体症状,且孤独感与随访结果的相关性变为边缘显著性,其回归系数为 0.25(95% CI −0.03,0.53)。模型 4 解释总体症状严重程度的方差百分比为 34.4%。以上四种模型的结果如表 3.2 所示。

分别以随访后的情感症状和自评恢复评分作为唯一的因变量,两者同基线孤独感的相关性均同前述结果变量相似(表 3.3、表 3.4)。在纳入与基线孤独和随访结果均相关的三个自变量(社会心理、社会人口学和精神病学变量,$P < 0.25$)的模型 3 中,基线孤独感每上升 1 分,随访后的情感症状得分上升 0.34 分(95% CI 0.21,0.47),随访后的恢复得分下降 1.08 分(95% CI −1.45,−0.71)。但在调整前述全部变量且纳入基线情感症状得分的模型 4 中,仅基线评分以及被诊断为人格障碍能够预测随访时有更严重的情感症状(表 3.3)。同样地,在考虑基线自评恢复得分的模型 4 中,仅较低的基线恢复得分及距离首次接受心理健康服务 1~2 年或者更长时间(2~10 年)可预测较低的随访恢复得分(表 3.4)。且孤独感同两种随访结果变量的相关性均不再具有统计显著性,两者的回归系数分别为 0.11(95% CI −0.02,0.24)、−0.25(95% CI −0.63,0.13)。

在单因素线性回归模型中,更高的基线孤独感预测了更差的随访健康相关生活质量,回归系数为 −1.69(95% CI −2.16,−1.23)(表 3.5)。其相关性在调整了社交网络规模和社会资本的模型 2 中仍然显著,回归系数为 −1.38(95% CI −1.88,−0.87)。在进一步调整的模型 3 中,孤独感仍然是预测随访生活质量的显著因素。且基线孤独感每上升 1 分,随访的健康相关生活质量下降 1.27 分(95% CI −1.79,−0.75)。该模型解释生活质量的方差百分比为 20.7%。在纳入基线生活质量的模型 4 中,其相关性仍然存在,较高的基线孤独感(回归系数 −0.76,95% CI −1.31,−0.20)以及距离首次接受心理健康服务 1~2 年或者更长时间(2~10 年)可预测较低的健康相关生活质量。同时,更大的社交网络规模、患有"其他障碍"以及更高的基线生活质量评分也预测着更高的随访生活质量评分。EQ-VAS 的解释调整方差为 25.6%。

表 3.2　随访 4 个月时总体症状严重程度的潜在危险因素[a]

变量	模型 1			模型 2			模型 3			模型 4		
	回归系数	95% CI	P 值[b]	回归系数[c]	95% CI	P 值[b]	回归系数	95% CI	P 值[b]	回归系数	95% CI	P 值[b]
社会心理变量												
孤独感（ULS-8）	0.92	0.66, 1.17	**<0.001**	0.77	0.50, 1.05	**<0.001**	0.74	0.45, 1.02	**<0.001**	0.25	−0.03, 0.53	0.08
社交网络规模（2 项 LSNS-6）				−0.37	−0.95, 0.22	0.22	−0.34	−0.95, 0.27	0.27	−0.36	−0.91, 0.19	0.20
社会资本（HLSSC）				−0.49	−0.97, −0.02	**0.04**	−0.29	−0.78, 0.20	0.25	−0.08	−0.53, 0.36	0.71
社会人口学变量												
出生在英国							1.78	−1.32, 4.89	0.26	2.59	−0.20, 5.39	0.07
独立住所							−2.92	−7.70, 1.87	0.23	−0.15	−4.50, 4.19	0.95
就业												
无							参照组					
自愿的、受保护的或有保障的工作							−0.85	−5.29, 3.60	0.71	0.21	−3.78, 4.21	0.92
有稳定工作							−3.81	−6.79, −0.82	**0.01**	−2.65	−5.35, 0.05	0.06
与伴侣或家人同住							−0.61	−3.36, 2.13	0.66	−0.38	−2.86, 2.10	0.76
精神病学变量												
距离首次接触精神卫生服务的时间												

（续表）

变量	模型 1			模型 2			模型 3			模型 4		
	回归系数	95% CI	P 值[b]	回归系数[c]	95% CI	P 值[b]	回归系数	95% CI	P 值[b]	回归系数	95% CI	P 值[b]
少于 3 个月							参照组					
3 个月~1 年							-2.93	-8.03, 2.18	0.26	-2.13	-6.71, 2.45	0.36
1~2 年							0.59	-5.28, 6.46	0.84	2.31	-2.97, 7.59	0.39
2~10 年							1.62	-2.26, 5.50	0.41	1.50	-1.98, 4.98	0.40
超过 10 年							0.63	-3.50, 4.77	0.76	-0.07	-3.80, 3.65	0.97
诊断												
精神病							参照组					
双相情感障碍 / 躁狂发作							-0.43	-4.47, 3.62	0.84	0.29	-3.34, 3.93	0.87
抑郁 / 焦虑症							0.05	-3.49, 3.58	0.98	0.51	-2.66, 3.68	0.75
人格障碍							2.13	-2.26, 6.53	0.34	1.11	-2.87, 5.10	0.58
其他障碍							-2.99	-8.10, 2.12	0.25	-2.75	-7.33, 1.84	0.24
基线的总体症状（BPRS）										0.49	0.38, 0.61	**<0.001**
R^2_{adj}		0.138			0.149			0.181			0.344	

注：CI 为置信区间；ULS-8 为 8 项 UCLA 孤独感量表；LSNS-6 为 6 项 Lubben 社交网络量表；LSSC 为健康和生活方式调查社会资本问卷；BPRS 为简明精神病量表；
a 采用多元线性回归分析，以 4 个月随访时的症状严重程度总分为因变量，附录 12 表 10 和附录 13 表 11 中 P<0.25 的因子为自变量，附录 13 表 11 表 11 中 P<0.25 的因子为自变量；b 具有显著性的 P 值加粗显示；c 负
R^2_{adj} 为调整的 R^2。
的回归系数＝总体症状严重程度更轻。

67

表3.3 随访4个月时严重情感性症状的潜在危险因素ª

变量	模型1			模型2			模型3			模型4		
	回归系数	95% CI	P 值ᵇ	回归系数ᶜ	95% CI	P 值ᵇ	回归系数	95% CI	P 值ᵇ	回归系数	95% CI	P 值ᵇ
社会心理变量												
孤独感 (ULS-8)	0.41	0.30, 0.53	**<0.001**	0.37	0.24, 0.49	**<0.001**	0.34	0.21, 0.47	**<0.001**	0.11	−0.02, 0.24	0.10
社交网络规模 (2项 LSNS-6)				−0.06	−0.32, 0.21	0.68	−0.02	−0.30, 0.25	0.88	−0.06	−0.31, 0.19	0.64
社会资本 (HLSSC)				−0.19	−0.40, 0.02	0.08	−0.10	−0.32, 0.12	0.39	−0.04	−0.25, 0.16	0.67
社会人口学变量												
出生在英国							0.50	−0.89, 1.89	0.48	0.52	−0.75, 1.80	0.42
就业												
无							参照组					
自愿的、受保护的或有保障的工作							−0.95	−2.96, 1.06	0.35	−0.06	−1.92, 1.79	0.95
有稳定工作							−0.70	−2.05, 0.65	0.31	−0.82	−2.06, 0.42	0.19
与伴侣或家人同住							−0.72	−1.94, 0.50	0.25	−0.76	−1.88, 0.36	0.18
精神病学变量												
距离首次接触精神卫生服务的时间												
少于3个月										参照组		

（续表）

变量	模型 1			模型 2			模型 3			模型 4		
	回归系数	95% CI	P 值[b]	回归系数[c]	95% CI	P 值[b]	回归系数	95% CI	P 值[b]	回归系数	95% CI	P 值[b]
3 个月～1 年							−2.26	−4.56，0.05	0.06	−1.98	−4.09，0.14	0.07
1～2 年							0.44	−2.21，3.09	0.75	0.78	−1.65，3.21	0.53
2～10 年							0.03	−1.72，1.78	0.97	−0.12	−1.73，1.49	0.88
超过 10 年							−0.28	−2.14，1.58	0.77	−0.48	−2.18，1.23	0.58
诊断												
精神病							参照组					
双相情感障碍（躁狂发作）							0.83	−0.99，2.64	0.37	0.89	−0.78，2.56	0.29
抑郁/焦虑症							1.52	−0.06，3.10	0.06	0.75	−0.72，2.21	0.32
人格障碍							3.16	1.18，5.14	**0.002**	2.11	0.27，3.95	**0.03**
其他障碍							0.65	−1.65，2.96	0.58	−0.40	−2.53，1.73	0.71
基线的情感性症状（4 项 BPRS）										0.42	0.31，0.53	**<0.001**
R^2_{adj}		0.138			0.138			0.168			0.300	

注：CI 为置信区间；ULS-8 为 8 项 UCLA 孤独感量表；LSNS-6 为 6 项 Lubben 社交网络量表；HLSSC 为健康和生活方式调查社会资本问卷；BPRS 为简明精神病量表；R^2_{adj} 为调整的 R^2。

a 采用多元线性回归分析，以 4 个月随访时的情感症状评分为因变量，附录 12 表 10 和附录 13 表 11 中 $P < 0.25$ 的因子为自变量；b 具有显著性的 P 值加粗显示；c 负的回归系数＝情感性症状更轻。

表 3.4　随访 4 个月时低自评康复的潜在危险因素[a]

变量	模型 1 回归系数[b]	模型 1 95% CI	模型 1 P 值[c]	模型 2 回归系数	模型 2 95% CI	模型 2 P 值[c]	模型 3 回归系数	模型 3 95% CI	模型 3 P 值[c]	模型 4 回归系数	模型 4 95% CI	模型 4 P 值[c]
社会心理变量												
孤独感（ULS-8）	-1.38	-1.71，-1.05	**<0.001**	-1.21	-1.57，-0.85	**<0.001**	-1.08	-1.45，-0.71	**<0.001**	-0.25	-0.63，0.13	0.19
社交网络规模（2 项 LSNS-6）				0.29	-0.47，1.04	0.45	0.55	-0.24，1.34	0.17	0.32	-0.38，1.02	0.37
社会资本（HLSSC）				0.54	-0.07，1.15	0.08	0.44	-0.19，1.08	0.17	0.15	-0.42，0.17	0.62
社会人口学变量												
出生在英国							-1.38	-5.41，2.64	0.50	-0.19	-3.78，3.40	0.92
就业												
无							参照组					
自愿的、受保护的或有保障的工作							3.56	-2.25，9.37	0.23	-0.80	-6.11，4.52	0.77
有稳定工作							1.05	-2.84，4.95	0.60	1.34	-2.12，4.79	0.45
与伴侣或家人同住							-0.99	-4.49，2.51	0.58	0.13	-3.00，3.27	0.93
精神病学变量												
距离首次接触精神卫生服务的时间												
少于 3 个月							参照组					

（续表）

变量	模型 1 回归系数b	95% CI	P 值c	模型 2 回归系数	95% CI	P 值c	模型 3 回归系数	95% CI	P 值c	模型 4 回归系数	95% CI	P 值c
3 个月~1 年							0.40	−6.26, 7.06	0.91	−1.43	−7.43, 4.57	0.64
1~2 年							−9.90	−17.41, −2.38	**0.01**	−10.72	−17.40, −4.02	**0.002**
2~10 年							−8.78	−13.82, −3.74	**0.001**	−7.84	−12.35, −3.33	**0.001**
超过 10 年							−4.12	−9.47, 1.23	0.13	−4.49	−9.30, 0.32	0.07
诊断												
精神病							参照组					
双相情感障碍/躁狂发作							0.32	−4.93, 5.56	0.91	−1.55	−6.22, 3.12	0.51
抑郁/焦虑症							−1.20	−5.76, 3.36	0.60	−0.60	−4.69, 3.48	0.77
人格障碍							−3.53	−9.18, 2.12	0.22	−3.09	−8.12, 1.93	0.23
其他障碍							3.19	−3.46, 9.84	0.35	3.97	−1.97, 9.91	0.19
基线的自评恢复得分(QPR)										**0.48**	**0.37, 0.59**	**<0.001**
R^2_{adj}		0.177			0.176			0.219			0.390	

表 3.5 随访 4 个月时低的健康相关生活质量的潜在危险因素a

注：CI 为置信区间；ULS-8 为 8 项 UCLA 孤独感量表；LSNS-6 为 6 项 Lubben 社交网络量表；HLSSC 为健康和生活方式调查社会资本问卷；QPR 为恢复过程调查问卷；R^2_{adj} 为调整的 R^2。

a 采用多元线性回归分析，以 4 个月随访时的自评恢复得分为因变量，附录 12 表 10 和附录 13 表 11 中 P<0.25 的因子为自变量；b 负的回归系数=更低的自评恢复得分；
c 具有显著性的 P 值加粗显示。

变量	模型 1 回归系数b	模型 1 95% CI	模型 1 P 值c	模型 2 回归系数	模型 2 95% CI	模型 2 P 值c	模型 3 回归系数	模型 3 95% CI	模型 3 P 值c	模型 4 回归系数	模型 4 95% CI	模型 4 P 值c
社会心理变量												
孤独感(ULS-8)	-1.69	-2.16，-1.23	**<0.001**	-1.38	-1.88，-0.87	**<0.001**	-1.27	-1.79，-0.75	**<0.001**	-0.76	-1.31，-0.20	**0.01**
社交网络规模（2 项 LSNS-6）				1.04	-0.02，2.10	0.06	1.27	0.16，2.38	**0.03**	1.23	0.15，2.30	**0.03**
社会资本(HLSSC)				0.80	-0.05，1.65	0.07	0.63	-0.25，1.52	0.16	0.39	-0.47，1.25	0.37
社会人口学变量												
出生在英国							-3.28	-8.92，2.37	0.25	-3.42	-8.91，2.07	0.22
就业												
无							参照组					
自愿的、受保护的或有保障的工作							1.97	-6.21，10.15	0.64	-0.30	-8.30，7.70	0.94
有稳定工作							2.49	-2.98，7.96	0.37	2.09	-3.25，7.43	0.44
与伴侣或家人同住							-0.03	-4.93，4.88	0.99	-0.31	-5.07，4.45	0.90
精神病学变量												
距离首次接触精神卫生服务的时间												
少于 3 个月							参照组					

（续表）

变量	模型 1			模型 2			模型 3			模型 4		
	回归系数[b]	95% CI	P 值[c]	回归系数	95% CI	P 值[c]	回归系数	95% CI	P 值[c]	回归系数	95% CI	P 值[c]
3 个月～1 年							6.23	−3.03，15.49	0.19	6.33	−2.64，15.31	0.17
1～2 年							−10.15	−20.62，0.31	0.06	−10.21	−20.36，−0.06	**0.049**
2～10 年							−8.79	−15.87，−1.70	**0.02**	−9.01	−15.90，−2.13	**0.01**
超过 10 年							−6.68	−14.15，0.78	0.08	−6.43	−13.66，0.81	0.08
诊断												
精神病							参照组					
双相情感障碍/躁狂发作							−0.07	−7.35，7.22	0.99	1.80	−5.33，8.92	0.62
抑郁/焦虑症							−2.23	−8.60，4.14	0.49	−0.58	−6.82，5.67	0.86
人格障碍							0.65	−7.23，8.54	0.87	3.02	−4.70，10.74	0.44
其他障碍							9.08	−0.11，18.27	0.05	10.18	1.25，19.11	**0.03**
基线的健康相关生活质量（EQ VAS）										0.24	0.13，0.35	**<0.001**
R^2_{adj}	0.143			0.158			0.207			0.256		

注：CI 为置信区间；ULS-8 为 8 项 UCLA 孤独感量表；LSNS-6 为 6 项 Lubben 社交网络量表；HLSSC 为健康和生活方式调查社会资本问卷；EQ VAS 为 EuroQol 健康问卷视觉模拟量表；R^2_{adj} 为调整的 R^2。

a 采用多元线性回归分析，以 4 个月随访时的健康相关生活质量为因变量，附录 12 表 10 和附录 13 表 11 中 $P<0.25$ 的因子为自变量；b 负的回归系数＝更低的健康相关生活质量；c 具有显著性的 P 值加粗显示。

3.3 讨论

3.3.1 孤独感与心理健康的结局

首先,本研究发现,基线时孤独感越强,4个月随访时的总体症状和情感症状越严重,自评康复和健康相关生活质量也越差。这些关联独立于社交网络规模和社会资本,并在调整社会人口学特征和临床潜在混杂因素后仍然存在。孤独感似乎比客观社会隔离更适合预测临床结果和生活质量。当孤独感也在模型中时,客观社会隔离(社会网络规模、与同伴或家人生活以及邻里社会资本)无法预测随访时的总体症状严重程度、情感性症状和自评康复得分。至于健康相关生活质量,孤独感和社会网络规模均对其具有预测性,不过孤独感的标化回归系数要大于社交网络规模的系数($\beta = -0.29$ vs. $\beta = 0.13$)。本结果同前述的一项系统综述结论一致,即对于晚年抑郁而言,社会关系的主观定性评估比定量评估更加重要。

然而,一旦对总体症状严重程度、情感性症状和自评康复这三类结果的基线进行调整,基线孤独感分别与三类随访结果之间的相关性在$P < 0.05$的水平上不再具有统计学意义。由于基线和4个月后随访的数据变化程度相对较小,Cohen'd值约为0.3(具有"实际"显著影响的阈值被认为低于0.41),这里较难有明确的解释。不过考虑到从基线到随访结果的微小,当解释模型中纳入基线的结果测量得分时,大多数变量并不显著,这或许合情合理。本研究结果同一项针对焦虑或抑郁障碍患者的研究相似,在单因素分析中,基线时孤独感越强,预示着1年后随访时的焦虑症状更严重,但在控制基线时的结果测量值后不显著,尽管孤独感和抑郁症状严重程度之间的相关性在调整基线时的结果测量值后仍然显著,但在另一项关于老年抑郁的研究中,使用完全调整的模型,基线孤独感依然是两年后的抑郁症状严重程度的重要决定因素。本研究阐明了长期以来存在的困境,即是否对各组间结果变量的未受控的基线差异进行调整,如本研究中,更高孤独感和更低孤独感的受试者之间基线健康结果测量的差异。不同研究中基线孤独感同结果变量之间的相关性不一致,可能的解释有:①虽然有证据表明孤独感同症状或康复之间有较强的关联,但作用的方向可能是症状越严重或康复越差的人感觉更孤独,反之则非,即并非孤独感越强使得症状越严重或恢复越差;②孤独感可能在基线之前就对健康结果产生了影响,且这种影响持续存在,但在随访期间没有增加;③本研究中,基线数据的测量时间点可能位于结果变量已经出现主要变化之后(在CRT入院和CRT出院时的基线之间),在本研究的期间内,结果测量仅发生了微小的变化。

关于健康相关生活质量,即使控制了基线时的生活质量,基线孤独感仍然是随访时出现不良结果的重要预测因素。先前一项针对老年人抑郁症状的横断面研究发现,严重孤独感的个体生活质量比不孤独或轻度孤独的人更差。然而,没有额外的研究调查心理健康患者的孤独感和生活质量之间的纵向关联。由于孤独感同感知的社会支持紧密相关,一项评估精神疾病和情绪障碍患者感知社会支持和生活质量的纵向研究也同本研究相关。该项研究的结果表明更高的感知社会支持显著预测了随访 18 个月后更好的主观生活质量。综上,迄今为止的研究表明,主观的社会关系评价影响生活质量结果。

3.3.2　意义

本研究发现,孤独感与健康相关的生活质量之间存在显著的纵向关系,与症状和个人康复之间存在横向关系,但因果关系的方向尚未明确。为进一步厘清孤独感和心理健康结果之间的关系,可能需要开展更长时间、多点的队列研究。此外,研究孤独感可能对健康结果造成影响的机制,对于理解孤独产生的原因和为干预措施提供依据至关重要。总的来说,孤独感影响心理健康的机制还远不清晰。研究者需要厘清孤独感同其他社会关系是否共享路径,或者具有特定的作用途径。孤独感和心理健康均可能受到社会心理困难和个人品质(本研究中未考虑到的品质)的影响,例如内化病耻感程度、人际交往能力或自尊。内化病耻感、差的人际交往能力和自卑是许多心理健康问题的共同特征,且已有研究表明这些特征同服务使用者的孤独感密切相关。排除以上社会心理因素外,仍有一种争论,即社会关系的影响是时刻存在着的(主要影响),还是只在个人遇到压力或健康风险时才存在(缓冲影响)。如果孤独感对心理健康造成主要影响和缓冲影响的机制相同,那么当个体面临压力或其他健康风险时,孤独感对其的影响或许会更加强烈。一项针对普通人群的研究发现,感知压力在孤独感和整体健康之间起中介作用。但心理健康领域的证据尚不足。House 等提出,需要同时评估和研究“多种社会、心理、行为和生物上的过程和机制之间的相互关系”,以提升对这些问题的认知。后续更长时间和多时间点的纵向研究可能的调查方向有:①生物学因素(如大脑激活)、心理因素(如内化病耻感)和/或行为因素(如健康行为)在孤独感与后续心理健康结果之间的中介效应;②孤独感预测后续心理健康结果时的潜在压力差异。

由于本研究同已有的一项研究均认为,孤独感比客观社会隔离更能预测心理健康结果,这里建议医疗保健专业人员对社会关系的主观层面进行评估,尤其如孤独感,而非仅考虑社会关系的定量层面。考虑到大幅减少孤独感可能会对心理健康服务用户的康复产生积极的影响,在筛查孤独感的同时,也有利于医生与被服务者的临床交流,方便讨论其孤独感的成因和可能的解决办法。虽然没有足够有力的证据以指导医生如何最优地解决孤独问题,但对于优先事项为降低孤独感的患者来说,个性化的干预是有利的。个性化干预方案可通过双方协商而制订,并定期审查,确保方案的可接受性和有效性。总的来说,由于孤独感的本质是个体在社会关系中察觉到的缺陷,对孤独感的个性化处理也是有必要的。为经历过心理健康危机的个体制订和获取更多有关孤独干预的证据也尤为重要。

另外,政策方面也可以做出改进。社会关系的决定因素存在于多个层面,不过目前的孤独干预措施对宏观社会因素关注不足。贫困和不平等是世界性的问题,同时也与更严重的孤独感和心理健康问题相关。在本研究的样本当中,有超过 60% 的参与者没有工作,约 20% 的参与者没有学历。减少贫困、促进就业、提升教育和增加住房机会的公共政策或许能够预防慢性孤独的形成。应当改善社会、政治和经济状况,以免这些宏观因素对人民健康以及社会决定因素产生巨大的负面影响。

3.3.3　优势和局限性

本研究的一个重要优势在于考虑了孤独感对 CRT 患者的纵向影响。研究样本能够较好地代表患有相对严重的心理健康问题且需要心理健康危机服务机构帮助的所有人群。该研究开创性地提供了初步的证据,表明孤独感对心理健康危机后的个体恢复有影响。大样本量、重复测量、精密验证仪器的使用和标准化的程序有效提高了效应估计的精度。另外,研究结果也基于严格的统计分析,如基线的结果变量不断地被纳入模型调整,以提高研究结果的准确性。

当然,该研究的一些局限性也值得注意。在随访时间上,4 个月的随访时间不足以得到明确的纵向关联(起初选择该随访时长,是由于预计参与者从危机恢复的过程中,将发生显著性差异,但该预期未能实现)。在已有的两项同类研究中,模型经过完全调整后,基线时的孤独感仍为抑郁症状的重要预测因素,其随访时间分别为一年和两年,且基线和随访时的抑郁症状严重程度发生了显著变化。

本研究的另一条局限性为在基线时招募和访谈的参与者当中,失访率达到了 22.3%(尽管该失访率与同类研究人群的失访率相当)。另外,完成随访的个体和失访者仅在住房和就业方面存在显著差异。与失访者相比,完成随访的调查对象更偏向于拥有单独的住所和稳定的、自愿的或受庇护的工作。但在多变量分析当中,这些有差异的因素均与孤独感或结果变量无关。此外,该研究的样本可能存在兴趣偏倚,因为样本中的人群偏向参与涉及同伴支持的试验。从 LSNS-6 中排除了四项也是另一个限制。这样做可能会改变量表的心理测量特性,使其不便同其他研究结果进行比较。

最后,孤独感和精神障碍结果之间的关联强度可能会因精神病学的诊断而有所不同。由于每个诊断的样本容量有限,本文无法单独探讨它们之间的关系。然而,CRT 作为社区危机护理的一种形式,涉及了具有广泛诊断的用户,这些用户均为刚发生精神健康危机的用户。这提供了一个真正的基线，每个人都从共享的急性服务使用经验开始。对研究人员来说，这也是一个很好的群体，该群体有利于初步理解孤独感对相对严重的心理健康问题结果的影响。

3.3.4　结论

本研究的定量调查发现，基线时更强的孤独感与随访时更差的健康生活质量相关联，且与客观社会隔离和邻里社会资本相比，孤独感似乎能更好地预测整体症状严重程度、情感性症状和自评恢复得分。但是对结果指标的基线值进行控制后，孤独感和临床结果之间的关联显著下降，且尚不明确该如何解释这一现象。这些发现支持了以下观点：孤独感可能是改善心理健康患者康复的一个有效目标。本研究也提示了，应当强化公众的健康危机意识，防范由孤独感造成的健康危害，改善相关方面的实践和政策。此外，孤独感和心理健康均可能受到社会心理困难和个人品质（本研究中未考虑到的）的影响，例如内化病耻感程度、人际交往能力或自尊。

参考文献

［1］ Wang J，Lloyd-Evans B，Marston L，et al. Loneliness as a predictor of outcomes in mental disorders among people who have experienced a mental health crisis：a 4-month prospective study ［J］. BMC Psychiatry，2020，20(1)：249.

［2］ Wang J，Lloyd-Evans B，Marston L，et al. Epidemiology of loneliness in a cohort of UK mental health community crisis service users ［J］. Soc Psychiatry Psychiatr Epidemiol，2020，55(7)：811-822.

［3］ Petitte T，Mallow J，Barnes E，et al. A systematic review of loneliness and common chronic physical conditions in adults ［J］. Open Psychol J，2015，8(Suppl 2)：113-132.

［4］ Michalska Da Rocha B，Rhodes S，Vasilopoulou E，et al. Loneliness in Psychosis：a Meta-analytical review ［J］. Schizophr Bull，2018，44(1)：114-125.

［5］ Holvast F，Burger H，De Waal M M，et al. Loneliness is associated with poor prognosis in late-life depression：longitudinal analysis of the Netherlands study of depression in older persons ［J］. J Affect Disord，2015，185：1-7.

## 第 4 章

同伴支持自我管理干预对精神疾病
患者孤独感的干预效果评价

4.1 研究背景

由前面章节可知,孤独感是一种不同于客观社会隔离的主观体验状态,常见于存在精神健康问题的人群中,并且孤独感可以预测精神健康结局。然而,孤独感的有效干预措施尚未建立起来。本研究(方法见第 1 章)以危机解决小组(CRT)使用者中参与随机对照试验(RCT)的样本为研究对象,探讨孤独感的流行病学特征及其与健康相关结局的关系。该随机对照试验还可用来探索由同伴提供的自我管理干预对孤独感的影响。本书第 1 章简要讨论了这种支持可能会减少孤独感的原因,并介绍了评估孤独感干预效果的方法。本章描述了该干预试验的理论基础和组成部分,报告其结果,并进一步考虑其对孤独感的潜在影响。

4.1.1 什么是同伴支持

同伴支持是指由一个或多个本身有精神健康问题的人向其他精神健康服务使用者提供支持或服务。同伴支持不是建立在诊断系统和精神病学的模式上;相反,它是建立在共情的理解、共同的经历和对有益的相互认同的基础上的。当人们发现别人与他们"相似"时,他们往往会感到一种联系。在这种联系的基础上,那些曾经自己面对和遭受过精神健康问题的人能够为处于类似困境的他人提供宝贵的支持、鼓励、建议和向上的社会比较。

Solomon 详细阐述了同伴支持发挥作用的 5 个理论,包括社会支持、经验知识、社会学习理论、社会比较理论和辅助治疗原则。同伴提供的服务协助社会支持,提供有形和无形的资源。同伴支持工作者可以提供独特且实用的经验知识,这些知识可能比传统精神卫生服务提供的信息更适合个人的情况。社会学习理论是指那些成功从精神疾病中康复的可靠的榜样所带来的积极的行为改变和自我效能感的增强。社会比较理论是指服务使用者通过与比自己更健康的同伴进行向上比较,从而获得希望和乐观的感觉。最后,同伴工作者通过有效地帮助他人而获得的好处被称为辅助治疗原则。

4.1.2　同伴支持的类型划分

虽然缺乏明确的、被普遍接受的类型划分,但对有精神健康问题患者的正式同伴支持有三种主要类型。服务使用者之间提供了大量非正式的同伴支持,但本研究的重点是作为一种治疗性干预而组织和设计的正式同伴支持。

1. 互助小组(Mutual Support Groups)

互助被定义为"人们自愿走到一起,帮助彼此解决共同的或共同关心的问题的过程"。互助小组本质上是互惠的,并且基于这样的信念,即所有同龄人都能以某种方式做出贡献,即使有些同龄人可能比其他人拥有更多的经验或技能。

互助的作用基于几个原则。第一,通过与有类似经历的人分享感受和信息,人们可以改善对自己处境的理解,减少社会隔离。第二,"辅助治疗原则"在这一过程中发挥了作用。人们的角色从被动依赖专家建议的"病人"转变为新成员的榜样,为他人提供反馈和帮助,并接受反馈以解决自己的问题。第三,与自然产生的社会支持相比,互助是一个经过深思熟虑的过程,它包括日常生活中的标准常规和问题指导。第四,互助可以作为参与者问题的认知解药,帮助人们学习新的意识形态和社会认知,以应对生活中的困难。

2. 同伴支持服务(Peer Support Services)

同伴支持服务或消费者运营的服务主要是单向的,由明确的同伴工作者支持一个或多个项目的参与者。同伴支持工作者是精神健康方案中的一个角色,要求个人有精神疾病经历。但这种支持不同于或者说是额外于临床和康复机构提供的常规服务。

同伴支持服务可能包括互助小组的类似角色和期望,但也可能在两个主要方面区别于互助。首先,同伴支持服务可能不完全是相互的,因为同伴支持工作人员有时由项目支付报酬,可能不期望项目参与者提供支持。其次,由于存在更正式的基础设施和更结构化的活动,同伴支持服务中的互动比不太正式的相互支持小组更一致和规律。

3. 同伴精神卫生服务提供者(Peer Mental Health Service Providers)

精神卫生服务机构雇用自身经历过精神疾病的同伴精神卫生服务提供者来提供传统医疗。此种服务提供者不同于标准医疗的提供者,但不是与临床工作人员角色不同,因此同伴精神卫生服务提供者被期望提供与临床工作人员类似的服务。

在传统的临床和康复机构雇用同伴支持工作者作为工作人员,可以为同伴支持提供更广泛的基础,并为更多的精神卫生服务使用者提供服务。同伴精神卫生服务提供者可以通过许多类似的方式让使用者相互支持,包括在富有共情和支持的环境中提供希望、想法和疾病自我管理技能。然而,此类型同伴支持是三个类型中最不互助的,而且受到传统治疗界限的限制,因为它是建立在传统环境中的。此外,许多精神卫生专业人员都经历过精神健康问题,但没有被雇用为同伴精神卫生服务提供者。因此,这些专业人员和同伴工作者之间的界限是模糊的,对于这些有精神健康问题经验的工作人员是否应该与患者讨论自身经验,也存在着争论。

4.1.3　同伴支持在精神卫生服务领域的发展

同伴支持的作用已经在许多疾病治疗中体现,例如成瘾、创伤和癌症;然而,这种作用可以在精神健康系统中充分有效地实现的假设,才刚刚开始被认真考虑。这个概念的起源可以追溯到20世纪90年代初,当时的项目是雇用精神卫生服务使用者来提供常规服务,如用户操作的个案管理。早期的"精神健康用户/幸存者运动"的努力促进了精神卫生系统中同伴支持服务的普及。它在政治上的成功,以及随后的自我管理和相互支持团体的发展,都显示出经历过严重精神问题的人仍然可以在自身和同伴的生活中发挥积极作用的潜力。

在国际上,专业研究人员和组织倡导在精神卫生系统中采用同伴支持的呼声越来越高。同伴支持在以康复为导向的护理和社区精神卫生服务中越来越常见。在美国,同伴支持已经在27个州被批准纳入医疗补助范围,作为一种特殊的康复服务提供者形式和基于循证的精神健康医疗。有认证的同伴专家并不是精神卫生专业人士的替代品,而是对其他精神卫生支持服务的补充。在英国,2010年之前,同伴支持在州级精神卫生服务中是很稀缺的,但现在有超过20名同伴支持工作者被一些NHS机构雇用。

4.1.4　同伴支持对精神疾病的影响

两项荟萃分析、一项系统综述和一项对大样本试验数据的分析综述了同伴支持对严重精神疾病影响的证据,这里的严重精神疾病采用的是广义定义(二维定义:治疗时间为两年及以上;功能障碍:由全球功能评估量表衡量)。Lloyd-Evans及其同事对基于社区的、由同伴管理的干预措施的随机对照试验进行了荟萃分析,这些干预措施在经历严重精神疾病——精神分裂症谱系或双相情感障碍,或使用二级精神卫生服务的混合人群中进行。在他们的综述中,相互或单向的同伴支持对参与者的住院、总体症状或满意度结果没有很大的影响。在自评康复、希望和赋权的结果上发现了一些积极的影响,尽管它们在不同类型的同伴支持的内部或之间并不一致。互助小组的试验发现了对赋权的显著影响,但对希望或康复没有显著影响,而同伴支持服务的试验报告了对康复和希望的益处,但对赋权没有显著影响。在另一项针对严重精神疾病的同伴提供的干预措施的荟萃分析中,干预措施被分为优效性试验(同伴提供的干预加常规治疗对比单纯常规治疗)和等效性试验(同伴提供的干预对比专业人员提供的相同治疗)。在优效性试验中,与常规治疗相比,同伴提供的干预对生活质量和希望有很小的积极影响。另一方面,同伴提供的干预措施对临床症状和生命质量的影响与等效性试验中由专业人员提供的治疗相当。同样,一项系统综述发现,同伴提供的严重精神疾病的护理产生的精神健康症状、社会心理和服务使用结局与临床医生提供的医疗所取得的结局相当。Davidson 等综述了四项在严重精神疾病成人患者中进行的随机对照试验的数据,发现尽管同伴倾向于在治疗过程的早期阶段与患者形成有效和稳定的工作联盟,同伴与非同伴提供常规治疗的结局之间几乎没有差异。即使在这些综述中发现的积极结果不多,但研究者们建议应在高质量的项目中对同伴支持干预措施进行进一步的探索和评估。

关于同伴支持干预对抑郁症的影响,Pfeiffer 等人荟萃分析了一系列随机对照试验,这些试验比较了同伴支持干预与常规医疗或心理治疗对抑郁症的疗效。他们发现,同伴支持干预加常规治疗在改善抑郁症状方面优于常规治疗,而团体认知行为疗法和同伴支持干预之间没有显著差异。在一项关于同伴实施的干预(Peer-Administered Intervention,PAI)对抑郁症状影响的荟萃分析中,PAI 的表现与非 PAI(如专业人员实施或通过电子方式实施)的表现一样好,并且大大优于无治疗。这些发现表明,同伴支持干预措施可以在使抑郁人群受益方面发挥重要作用,并可以改善传统上得不到充分服务的人群的医疗质量和可获得性。

4.1.5　同伴支持对社会关系的影响

Walker 和 Bryant 荟萃综合分析了精神卫生服务中同伴支持的定性研究结果。他们发现,接受同伴支持服务的用户报告说,在同伴支持工作者的帮助下,他们的社会网络增加了,朋友也更多了。同伴工作者自己也通过与其他同伴工作者建立友谊而体验到社会网络的增加。该结果与之前一项针对严重精神健康问题患者的纵向定性研究一致,在该研究中,与接受不到 4 小时干预的不积极参与者相比,接受 4 小时或以上同伴支持服务的积极参与者在 9 个月和 18 个月时报告了更多的社会支持。积极的参与者还表示,他们获得了扩大社会网络和学习社交技能的机会。该项目还包括定量研究,这些研究验证了定性结果,并表明积极参与者在 18 个月时比不积极参与者在社会支持测量方面有更大的改善,而且持续参与项目三年的积极参与者比对照组有更大的社区融合。

Shaw 和 Gant 进行了一项含网络聊天课程的前后研究,在本科生参与者中,孤独感和抑郁得到了明显的缓解,并且在测试前、测试中和测试后,感知到的社会支持和自尊得到了极大的改善。然而,同伴支持对孤独感的影响这一发现并没有被其他随机对照试验所验证。这些研究包括在一般老年人中进行的社会心理团体干预(团体活动和相互支持),在严重精神障碍患者中进行的基于标准化工作手册的 12 周同伴实施的团体课程,以及在产后两周左右有产后抑郁高风险的新手妈妈中进行的电话同伴支持。这些试验都没有发现干预组和对照组之间在孤独感方面的差异。然而,这三项试验的干预措施与本研究中的 CORE 干预措施并不相似，后者是一种基于自我管理工作手册的个人、面对面的同伴支持干预。van Gestel-Timmermans 研究的参与者也是一个有各种精神健康问题的混合样本，但我们的样本是一个刚经历过相对严重精神健康危机的二级精神卫生服务使用者的混合群体。他们与 van Gestel-Timmermans 研究中的参与者不同，后者是从混合健康服务机构招募的，处于不同的康复水平。考虑到对有精神健康问题的人的孤独感干预的研究很少，有必要测试一个同伴提供的支持计划是否可以减少有精神健康问题的人的孤独感，而 CORE 试验提供了这样的机会。

4.1.6 同伴提供的自我管理干预

近年来，在慢性精神疾病的管理方面，采用疾病自我管理方法的项目越来越多。这些项目旨在培养服务使用者和治疗提供者之间的合作关系，通常包括学习预测和应对危机的迹象，以及培养处理症状或其他困难的技能。Mueser 等人列出了一套共同的目标，这些目标是大多数精神疾病自我管理方案所共有的，包括：①通过提高疾病自我管理技能，使个人对更好的生命质量和更有利的康复过程充满希望；②在确认治疗目标和选择治疗方案时，形成服务使用者和治疗提供者之间的协作方法；③提供有关精神健康问题的本质和治疗方法的知识；④灌输监督疾病进程和预防或减少住院和疾病复发的策略；⑤加强疾病自我管理的社会支持；⑥为管理慢性症状和与疾病有关的残疾提供有效策略；⑦教授减少压力的负面影响的方法；⑧通过帮助服务使用者改变生活方式，改善他们对精神健康问题的管理。

为了实现上述目标，已经开发了多种方法。现有的疾病自我管理策略包括心理教育、用药依从性策略、预防复发训练、持续症状的应对策略、压力管理、社会技能训练、家庭心理教育和同伴支持。由于同伴工作者成功地管理了自身精神健康问题，并在不同领域拥有有意义的生活，同伴支持可以作为教授疾病自我管理技能和灌输提高生命质量的现实希望的策略。同伴提供的自我管理干预措施符合上述三个同伴支持类型中的同伴支持服务范畴。

美国对患有严重精神疾病的成年人进行的同伴提供的自我管理干预的随机对照试验，如健康康复行动计划（Wellness Recovery Action Planning，WRAP）和康复工作手册（Recovery Workbook），表明它们在改善服务使用者的结果方面是有效的。WRAP 项目将参与者分配到为期 8 周的干预组（每个班 5～12 人，由两名同伴授课）或课程等待列表的对照组中。随着时间的推移，与对照组相比，干预组的精神症状有更大程度的减轻，希望和生命质量也有更大程度的改善。在康复工作手册项目中，干预组的参与者每周接受 12 次由一位项目组成员和一名同伴支持工作者主持的康复工作手册小组训练，对照组则接受常规治疗。与对照组相比，干预组在希望、赋权和康复方面有明显改善，但生活质量方面无明显变化。

在英国,在诸如通过组织变革实现康复(Implementing Recovery through Organisational Change, ImROC)计划的推动下,越来越多的同伴支持工作者被 NHS 服务机构聘用,为有精神健康问题的个人提供自我管理支持。由于 ImROC 联合会的支持,大约有 150 名带薪的同伴支持工作者部署在国家医疗服务体系资助的精神卫生服务中。同伴支持工作者被 ImROC 认为是在精神卫生服务中发挥一系列不同作用的资产,包括提供自我管理课程或帮助用户完成康复工作手册。他们指出同伴支持工作者可以使服务使用者、同伴工作者本身和组织受益,而且还可以通过减少对住院治疗的依赖来节省资金。

基于自我效能理论和社会比较理论两个概念,我们有理由认为同伴工作者可能很适合有效地提供自我管理干预措施。自我效能,即一个人产生期望的结果和实现目标的能力,可以通过与相似但更健康的人进行上行社会比较来提高,并可以产生改变健康行为和培养康复技能的激励和感知能力。此外,同伴支持服务可以提供一种具有高度同理心的治疗关系,有助于获得良好的服务效果。尽管专业治疗师可能具备更好的认知共情能力(即理解患者心理状态的能力,如其情绪、欲望或想法),但同伴工作者更有可能提供更强的情感共情能力(即一个人对他人情感状态的情绪反应)。

尽管数量有限的同伴支持试验没有发现对孤独感有明显的影响,但其中没有一项试验类似于 CORE 的干预措施,也没有在相似的患者群体中进行过研究。同伴提供的自我管理干预是否有利于缓解精神卫生服务使用者的孤独感,仍是一个未知的领域,值得进一步探索。我们的干预措施可能由两个主要的机制来减少孤独感:①与同伴支持工作者的良好关系本身就可能减少孤独感,并增加参与者对自己与他人联系能力的信心或希望;②自我管理工作手册包含目标的设定。许多参与者很可能有社会导向的目标,如朋友和社会活动、家庭责任、其可能需要的支持和帮助,以及其将从谁那里得到这些支持和帮助。帮助参与者实现这些目标可以增加他们的社会接触,从而减少孤独感。

鉴于同伴提供的自我管理干预对孤独感的潜在益处,并考虑到这一主题的证据基础不足,同伴提供的自我管理干预对孤独感的影响值得在高质量的随机对照试验中测试。由于严重的孤独感会阻碍服务使用者的康复过程,关注同伴提供的自我管理干预对孤独感的影响可以帮助发展以康复为导向的精神卫生服务。因此,本章将对同伴提供的自我管理干预是否会对孤独感产生影响进行探索性调查。CORE 研究中的随机对照试验(RCT)将孤独作为试验的次要结果之一,为探索同伴提供的自我管理干预对孤独感的影响提供了机会。本章主要目的是研究在 4 个月的随访中,获得同伴提供的自我管理干预的参与者和没有获得干预的对照组参与者之间的孤独感是否有差异。本研究假设在 4 个月的随访中,干预组的参与者比对照组的参与者报告的孤独感更少。具体样本收集方法、调查工具和分析方法见第 1 章。

4.2 结果

4.2.1 两组基线特征的均衡情况

在招募的 401 名参与者中,200 人被随机分配到干预组,201 人被分配到对照组。然而,两名参与者撤回了使用数据的同意(一名来自干预组,一名来自对照组),这导致 399 名参与者可用于分析,干预组 199 人,对照组 200 人。两组的社会人口统计学和临床特征见表 4.1。在基线时,两组患者的社会人口统计学和临床特征没有明显差异。在被分配到干预组的人中,48 人完全没有接受干预,9 人在 1 或 2 次治疗后停止支持,44 人在随访中失访。在被分配到对照组的人中,47 人在随访时没有接受采访。干预组和对照组的辍学率在随访中没有显著差异(在 4 个月时为 22.0% vs. 23.4%,$P = 0.74$)。

表 4.1 随机分配到干预组或对照组的参与者的基线社会人口统计学和临床特征

特征	干预($n=199$)		对照($n=200$)	
	$M \pm SD / \%$	n	$M \pm SD / \%$	n
年龄($M \pm SD$)	40.0 ± 13.3	199	40.4 ± 12.5	199
性别(%)				
男	40.7	81	39.7	79
女	59.3	118	60.3	120
种族背景(%)				
英国白人	53.8	107	53.8	107
其他白人	10.1	20	10.1	20
黑人/英国黑人	20.6	41	19.6	39
亚洲人/亚裔英国人	9.1	18	9.6	19
混合人种	6.5	13	7.0	14
出生在英国(%)				
不是	20.3	40	25.0	49
是	79.7	157	75.0	147
住房(%)				
独立住宿	87.9	174	91.5	183

（续表）

特征	干预（$n=199$）		对照（$n=200$）	
	$M \pm SD/\%$	n	$M \pm SD/\%$	n
其他	12.1	24	8.5	17
与16岁以下儿童接触（%）				
与未独立儿童同住	15.1	30	18.5	37
其他	84.9	169	81.5	163
受教育程度（%）				
无学历	21.2	42	17.0	34
其他学历	55.6	110	51.5	103
大学学历	23.2	46	31.5	63
就业（%）				
无	64.3	128	64.5	129
志愿的,受保护的或有保护的工作	9.1	18	7.5	15
固定工作	26.6	53	28.0	56
与伴侣或家人同住（%）				
否	55.6	110	51.5	103
是	44.4	88	48.5	97
孤独（$M \pm SD$;范围8～32）	21.9±5.0	199	21.9±5.0	200
社交网络规模（$M \pm SD$;范围0～10）	4.9±2.1	199	4.9±2.4	200
社会资本（$M \pm SD$;范围－6～6）	2.6±2.7	197	2.3±3.2	199
因精神病住院次数（%）				
从未	34.7	69	39.5	79
一次	24.1	48	19.0	38
2～5次	24.1	48	27.0	54
超过5次	17.1	34	14.5	29
距离首次接触精神卫生服务的时间（%）				
少于3个月	16.7	33	17.0	34
3个月～1年	13.6	27	6.0	12
1～2年	7.6	15	6.5	13
2～10年	27.3	54	36.0	72
超过10年	34.9	69	34.5	69
情感症状（$M \pm SD$;范围4～28）	12.3±5.7	199	12.9±5.8	200

(续表)

特征	干预($n=199$)		对照($n=200$)	
	$M\pm SD/\%$	n	$M\pm SD/\%$	n
积极症状($M\pm SD$;范围 4~28)	7.1±4.4	197	6.9±4.1	199
消极症状($M\pm SD$;范围 3~21)	4.6±2.2	198	4.8±2.2	199
诊断(%)				
精神病	28.4	56	25.6	50
双相情感障碍/躁狂发作	17.8	35	14.9	29
抑郁/焦虑障碍	33.0	65	36.9	72
人格障碍	11.7	23	14.9	29
其他疾病	9.1	18	7.7	15

注：M 为均值；SD 为标准差；N 为参与人数。
对于测量工具(孤独感、社交网络规模、社会资本、情感症状、积极症状、消极症状)，括号之间表示得分范围。

4.2.2　4 个月随访时孤独感的描述性结果

4 个月随访时，孤独总分的平均值为 20.4($SD=5.1$)，其中位数为 21($IQR=16\sim$ 24)，孤独总分略有负偏。表 4.2 总结了基线和 4 个月随访时孤独感的差异。从基线到随访，所有参与者的孤独感均显著降低[平均值(SD) 21.9 (4.9) vs. 20.4 (5.1)，$P<$ 0.001]，但影响较小(Cohen's d 0.30)。干预组和对照组的孤独感平均得分在两个时间点之间均有所降低，影响较小(Cohen's d 分别为 0.33 和 0.27)。

表 4.2　基线和 4 个月随访时孤独感的差异

孤独(8~32)	所有参与者	干预组	对照组
基线($M\pm SD$)	21.9±4.9	21.9±5.0	21.9±4.8
随访($M\pm SD$)	20.4±5.1	20.3±4.9	20.5±5.3
P 值	<0.001	<0.001	<0.001
效应量(Cohen's d)	0.30	0.33	0.27

注：M 为均值；SD 为标准差。
对于孤独量表，括号之间表示得分范围。因存在少量缺失值，部分变量的合计不为样本总数。

图 4.1 显示了 4 个月随访时对孤独项目的反应。在干预组和对照组之间，选择从不/很少、有时或总是作为对每个孤独项目的反应的参与者的百分比似乎没有太大差异。两组之间差异最大的三个领域是第 1 项"缺乏陪伴"[总是 n(%) 26 (16.8%) vs. 36 (23.4%)]、第 4 项"被遗漏"[总是 n(%) 20 (12.9%) vs. 28 (18.2%)]和第 6 项"需要时可以找到陪伴"[从不/很少 n(%) 34 (21.9%) vs. 41 (26.6%)]。

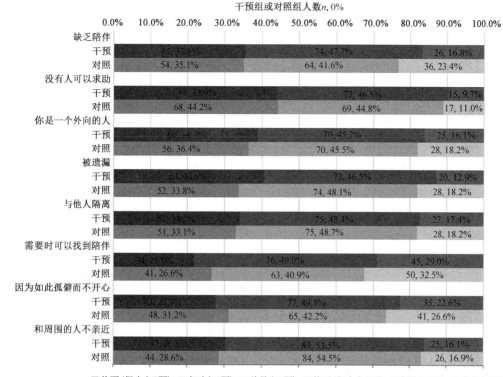

干预组或对照组人数 n, 0%

图 4.1　随机分配到干预组或对照组的参与者在随访 4 个月时对 ULS-8 项目的反应

4.2.3　4 个月随访时与孤独感相关的基线因素

进行一系列单变量线性回归分析,以检查在第 4 节的多变量分析中应调整哪些基线因素。在单因素分析中 $P<0.05$ 与孤独相关的基线因素被纳入多变量模型,以检验本章的假设。表 4.3 给出了 4 个月随访时与孤独相关的基线因素的单变量线性回归分析结果。出生在英国的参与者,接触心理健康服务的时间更长(1～2 年、2～10 年和超过 10 年),与不到 3 个月的相比,他们更容易感到孤独,表现出更严重的情感症状、阳性症状或阴性症状,或在与精神病相比时被诊断为人格障碍。另一方面,定期工作、与伴侣或家人生活、更大的社交网络规模和更大的社会资本与随访时更少的孤独感相关。其他接近显著的因素包括年龄、自愿、受保护或有保障的工作,以及超过 5 倍的精神病住院患者。

表 4.3　随访 4 个月孤独相关基线因素单因素线性回归分析结果

变量	系数[a]	95% CI	P 值[b]
社会人口学变量			
年龄(年)	−0.03	−0.08, 0.01	0.17*

（续表）

变量	系数[a]	95% CI	P 值[b]
性别(0＝男性,1＝女性)	0.53	−0.64, 1.71	0.37
种族背景			
英国白人	参照组		
其他白人	−0.58	−2.49, 1.32	0.55
黑人/英国黑人	0.28	−1.26, 1.81	0.72
亚洲人/亚裔英国人	−0.52	−2.52, 1.49	0.61
混合人种	1.29	−1.00, 3.58	0.27
出生在英国(0＝否,1＝是)	1.51	0.15, 2.86	**0.03**
住房(0＝其他,1＝独立住宿)	−0.19	−2.30, 1.91	0.86
与16岁以下儿童接触(0＝其他,1＝与未独立儿童同住)	−0.28	−1.82, 1.26	0.72
受教育程度			
无学历	参照组		
其他学历	0.35	−1.22, 1.92	0.66
大学学历	0.31	−1.41, 2.04	0.72
就业			
无	参照组		
志愿的,受保护的或有保障的工作	−1.30	−3.35, 0.75	0.21[*]
固定工作	−1.73	−2.99, −0.48	**0.01**
与伴侣或家人同住(0＝否,1＝是)	−1.73	−2.87, −0.59	**0.003**
社会心理变量			
社交网络规模(2项来自 LSNS-6)	−0.63	−0.87, −0.38	**＜0.001**
社会资本(HLSSC)	−0.39	−0.59, −0.19	**＜0.001**
精神变量			
因精神病住院次数			
从未	参照组		
一次	−0.31	−1.85, 1.24	0.70
2～5次	0.09	−1.37, 1.54	0.91
超过5次	−1.06	−2.85, 0.72	0.24[*]
距离首次接触精神卫生服务的时间			

（续表）

变量	系数[a]	95% CI	P 值[b]
少于 3 个月	参照组		
3 个月~1 年	−0.23	−2.53, 2.06	0.84
1~2 年	3.28	0.74, 5.81	**0.01**
2~10 年	2.25	0.58, 3.92	**0.01**
超过 10 年	1.67	0.04, 3.30	**0.04**
情感症状(4 项来自 BPRS)	0.32	0.22, 0.42	**<0.001**
积极症状(4 项来自 BPRS)	0.16	0.03, 0.30	**0.02**
消极症状(3 项来自 BPRS)	0.41	0.15, 0.67	**0.002**
诊断			
精神病	参照组		
双相情感障碍/躁狂发作	−0.43	−2.23, 1.38	0.64
抑郁/焦虑障碍	0.72	−0.75, 2.20	0.34
人格障碍	2.71	0.73, 4.69	**0.01**
其他疾病	−0.63	−2.89, 1.64	0.59

注：CI 为置信区间；LSNS-6 为 Lubben Social Network Scale－6；HLSSC 为 Health and Lifestyles Survey Social Capital Questionnaire；BPRS 为 Brief Psychiatric Rating Scale。

a 负回归系数＝较少的孤独感；b 显著 P 值用粗体显示($P<0.05$)；* $P<0.25$。

4.2.4　4 个月随访时干预组和对照组参与者的孤独感差异

表 4.4 显示了调查同伴提供的自我管理干预对孤独的影响的线性回归分析结果。4 个月随访时，干预组和对照组的孤独感水平没有差异。该分析对所有 4 个模型产生了相同的结果。

在模型 3 中，当社会心理、社会人口学和精神病学变量调整后，随访时更大的孤独感被较小的社会网络规模(系数＝−0.53，95% CI −0.83，−0.24，$P=0.001$)、出生在英国(系数＝1.53，95% CI 0.29，2.77，$P=0.02$)和更严重的情感症状(系数＝0.23，95% CI 0.12，0.35，$P<0.001$)所预测。该模型解释的随访孤独的方差为 26.8%。然而，在模型 4 中调整基线孤独总分后，只有基线孤独感成为一个显著的预测因子(系数＝0.60，95% CI 0.47，0.72，$P<0.001$)。模型 4 解释 4 个月随访时 45.8% 的孤独感方差。

简言之，两组的孤独感水平从基线到随访都有所降低，但效应量较小。多变量分析的结果并不表明干预组的孤独感与对照组有显著差异。本章的结果及未能证实该假设的几个潜在原因在下文进行了讨论。

表 4.4 同伴提供的自我管理干预对孤独影响的线性回归分析[a]

变量	模型 1			模型 2			模型 3			模型 4		
	系数[b]	95% CI	P 值	系数	95% CI	P 值[c]	系数	95% CI	P 值[c]	系数	95% CI	P 值[c]
分组（0＝对照，1＝干预）	−0.22	−1.32,0.89	0.70	−0.09	−1.13,0.96	0.87	0.12	−1.00,1.24	0.83	−0.19	−1.15,0.77	0.70
社会心理学变量												
社交网络规模（2 项来自 LSNS-6）				−0.53	−0.80,−0.26	**＜0.001**	−0.53	−0.83,−0.24	**0.001**	−0.24	−0.55,0.06	0.12
社会资本（HLSSC）				−0.29	−0.48,−0.09	**0.004**	−0.08	−0.28,0.13	0.46	0.04	−0.13,0.20	0.67
社会人口学变量												
年龄（年）							−0.04	−0.08,0.01	0.11	−0.03	−0.07,0.01	0.20
出生在英国（0＝否，1＝是）							1.53	0.29,2.77	**0.02**	0.90	−0.23,2.03	0.12
就业												
无							参照组			参照组		
志愿的、受保护的或有保障的工作							0.03	−1.93,1.99	0.97	−0.18	−2.05,1.70	0.85
固定工作							−0.74	−1.99,0.51	0.25	−0.47	−1.50,0.57	0.38
与伴侣或家人同住（0＝否，1＝是）							−1.02	−2.05,0.02	0.06	−0.61	−1.58,0.35	0.21
精神变量												
因精神病住院次数												
从未							参照组			参照组		
1 次							−0.47	−1.78,0.84	0.48	−0.17	−1.24,0.91	0.76
2～5 次							−0.70	−2.38,0.99	0.42	0.03	−1.55,1.61	0.97
超过 5 次							−1.85	−3.95,0.25	0.08	−0.27	−2.26,1.73	0.79

（续表）

变量	模型 1 系数b	模型 1 95% CI	模型 1 P 值	模型 2 系数	模型 2 95% CI	模型 2 P 值c	模型 3 系数	模型 3 95% CI	模型 3 P 值c	模型 4 系数	模型 4 95% CI	模型 4 P 值c
距离首次接触精神卫生服务的时间												
少于 3 个月							参照组					
3 个月～1 年							−0.40	−2.02,1.22	0.63	−0.98	−2.83,0.87	0.30
1～2 年							2.08	−1.60,5.76	0.27	1.11	−2.01,4.23	0.48
2～10 年							1.92	0.01,3.82	0.05	0.90	−0.88,2.67	0.32
超过 10 年							1.10	−0.66,2.87	0.22	0.11	−1.58,1.81	0.89
情感症状（4 项来自 BPRS）							0.23	0.12,0.35	**<0.001**	0.02	−0.08,0.12	0.69
积极症状（4 项来自 BPRS）							0.02	−0.15,0.18	0.85	−0.03	−0.18,0.11	0.65
消极症状（3 项来自 BPRS）							0.13	−0.10,0.37	0.26	0.08	−0.12,0.28	0.43
诊断												
精神病							参照组					
双相情感障碍/躁狂发作							0.48	−1.57,2.52	0.65	0.62	−1.25,2.48	0.52
抑郁/焦虑障碍							0.54	−1.45,2.53	0.59	0.23	−1.59,2.05	0.80
人格障碍							1.00	−1.27,3.27	0.39	1.09	−0.94,3.13	0.29
其他疾病							−1.20	−3.17,0.77	0.23	−1.27	−3.16,0.63	0.19
基线孤独（ULS-8）										0.60	0.47,0.72	**<0.001**
R^2	0.0004	0.099		0.458	0.268							

注：CI 为置信区间；LSNS-6 为 Lubben Social Network Scale-6；HLSSC 为 Health and Lifestyles Survey Social Capital Questionnaire；BPRS 为 Brief Psychiatric Rating Scale；ULS-8 为 UCLA Loneliness Scale-8。
a 采用多变量线性回归分析，以 4 个月随访时孤独总分为因变量。表 4.3 中 P<0.25 的因素为自变量。由同伴支持工作者案类。b 负回归系数＝较少的孤独感；c 显著 P 值用粗体显示。

4.3 讨论

4.3.1 主要发现

CORE 研究的随机对照试验(RCT)为我们提供了一个机会,可以探索同伴提供的自我管理干预是否能够减轻患有精神健康问题的大样本人群的孤独感。如前所述,CORE 干预的主要目标是减少复发并提高参与者的自我管理能力。然而,也有理由希望该干预可以减轻参与者的孤独感,因为与同伴支持工作者的良好关系可能有助于减少孤独感,并且自我管理手册中包含的面向社交的目标设定可能增加他们的社交接触。因此,作为原计划试验评估的补充,我们利用这个机会来探索试验干预对孤独感的影响。然而,该假设并没有得到证实,因为没有发现干预对孤独感的影响。事实上,仅有基线时的孤独感在完全调整的模型中预测了 4 个月后的孤独感。

有趣的是,该干预对孤独感没有效果。这个发现与一项综述结果一致,该综述指出在患有精神健康问题的人群中,同伴支持干预对孤独感的疗效证据有限。在 3 个同伴支持干预的随机对照试验中发现的孤独感的非显著效应与我们之前的发现相当。值得注意的是,在本研究中无论是干预组还是对照组,孤独感几乎没有改变。这些变化在统计上具有显著性,但从基线到随访时的改变只有干预组的 1.6 分和对照组的 1.4 分,Cohen's d 值分别为 0.33 和 0.27。考虑到与其他研究的一致结果,最可能的解释是孤独感评分可能反映出与社交联系/孤立的长期困难,这些困难很难改变。

导致无法发现同伴提供的自我管理干预对孤独感产生影响的另一个可能原因是,该干预措施并非专门设计用于减少孤独感,而是旨在减少复发并促进康复,尽管假设是基于与同伴支持工作者建立良好关系和自我管理工作手册中的社交目标设定可能减轻孤独感的推测。其他一些因素也可能在结果中起作用。首先,干预组和对照组都收到了自我管理工作手册。工作手册本身可能对孤独感产生一定影响,因为改善社会支持和社区功能是其目标的一部分。实际上,在两组中,从基线到后续随访时,孤独感都得到了缓解,尽管效果较小。其次,建立社交网络并减轻孤独感可能需要更长的时间。干预措施在基线访谈后的 3 个月内完成。在干预期间,同伴工作者可能与参与者建立良好的关系,并提供情感或信息支持,但关系在干预结束后就停止了。3 个月的时间可能不足以使孤独感发生明显变化,或者孤独感可能已经得到缓解,但在 4 个月随访之前可能会再次出现。Weiss 在书中提到,决定孤独感的是个体是否保持关系,而不是关系数量或这些关系内接触的频率。他还将这种类型的关系称为"补充关系",这种关系通常只能在有限的时间内提供,并且与个人的其他社交网络没有联系。第三,孤独感可以分为社交维度和情感维度。同伴支持干预可能对其中一个维度有效,但对另一个维度无效。情感孤立的孤独感,源于"缺乏亲密情感的陪伴",主要可以通过建立一种具有情感依恋的单一强烈关系来减轻。相反,社交孤立的孤独感,源于"缺乏社会融合性关系",主要可以通过接触具有接受和可接受性的社交网络来缓解。因此,如果同伴支持干预对孤独感的某个方面产生了一定影响,但对另一个方面没有影响,那么总体影响可能会变得无效,不过这种解释比其他解释的可能性低一些。

4.3.2　优势和局限性

很少有研究在高质量的随机对照试验中探索同伴提供的自我管理干预对孤独感的有效性。严格的统计学分析被用于干预组和对照组之间的比较,研究结果提供了置信区间及由模型解释的孤独感的变化量。分配了同伴支持工作者的参与者之间缺少独立性的问题,通过调整同伴工作者的聚集性来解决。对照组的参与者被分配了大小为 1 的聚集组,即一个人组成一个组。与没有处理聚集的回归相比,这个方法能提供更稳健的标准误。

然而,这项研究也存在一些局限性。首先,目前尚不清楚干预依从性和参与者与同伴支持工作者之间的关系是不是干预效果的重要因素。Castelein 等人以患有精神病的人群作为研究对象,进行了一项关于引导同伴支持小组的随机对照试验,报告称,8 个月后,与低出席者(<9 次会议)相比,高出席者(≥9 次会议)在社会支持、自我效能和生活质量方面显著改善。低干预依从性可能会显著影响统计功效和结果解释。如果接受干预的参与者较少,研究组之间的差异可能会减小,干预对孤独感的功效或危害可能被低估。调整干预使之适应实际实践环境的过程是不可避免的,然而,找出削弱干预忠诚度的因素并开发能在实践环境中保持有效的强大干预措施非常重要。例如,如果高出席者的孤独感与低出席者相比显著降低,可以重新设计干预会议,使其不太依赖于彼此,并包含冗余内容,以便在实践环境中跳过一些会议的患者仍可以从干预中受益。此外,本文未涉及参与者与同伴支持工作者之间的关系。如果参与者与同伴工作者的互动体验不愉快,干预可能对孤独感没有效果。在一项关于同伴支持干预的变革机制的定性研究中,"建立基于共同生活经验的信任关系"是与结果变化相关的关键因素。此外,其他过程级别的变量未能用于测试 Solomon 提出的同伴支持可能产生益处的 5 个理论,包括"社会支持、经验性知识、社会学习理论、社会比较理论和辅助治疗原则"。未来对同伴支持干预的研究可以通过评估影响干预依从性的因素,并探索降低孤独感的最有效要素来受益。

在试验中进行过程评估可以用于评估实施的忠诚度和质量,阐明因果机制,并确定与结果差异相关的背景因素。与同伴支持工作者关系的衡量作为主要试验计划中的过程评估的一部分被纳入其中。然而,这些数据对于本研究是不可用的。未来评估针对孤独感的同伴支持干预需要提供关于关键过程变量的定量信息,如忠诚度、剂量和覆盖范围,以探索干预效果是否因实施策略而异,并测试假设的中介因素,如与同伴工作者的治疗联盟和干预完成情况。还应反复收集和分析定性数据,以找出实施中的变化、有益或不良因素及意外的因果路径,并进一步探索后续访谈中出现的主题。

在匹配同伴支持工作者和服务使用者方面,参与者被问及是否需要与同性别的同伴支持工作者合作,尽管试验数据员将其表述为"告诉我们这对你来说是否重要",而不是"你更喜欢哪个"。除此之外,CORE 研究没有尝试进行任何匹配,原因有两个:①每个站点只有大约 4 名同伴支持工作者的团队,他们能够同时与多少参与者合作的能力不同。如果研究人员保证提供匹配,很可能会令参与者感到失望。这在常规医疗中通常是一个问题,在任何给定服务中通常只有一两名同伴支持工作者,因此可以说不进行匹配更适合进行"真实世界"的试验;②从同伴支持试验的系统综述中没有找到匹配改善结果的证据。此外,在 CORE 研究的焦点小组和广泛咨询中,对于匹配是否至关重要及匹配的最重要因素,如诊断、人口统计特征或兴趣等,没有达成共识。结交朋友的项目通常会尝试根据年龄、性别、兴趣等方面进行匹配,但在减少孤独感方面效果甚微。匹配是否有助于减少同伴支持干预中的孤独感需要在未来的研究中进行探索。

在数据分析方面,本研究运用了治疗意向分析法(Intention to Treat, ITT)来比较干预组和对照组参与者随访时的孤独感。ITT 分析法把所有被分配了同伴支持工作者的参与者保留在干预组中,忽略了不依从、偏离方案、中途退出,以及任何可能会打破随机分配的情况。ITT 分析法反映了干预策略的潜在影响,这和实际临床情况接近,而不是反映干预方法本身的潜在影响。它可以对组间差异进行无偏倚的比较,保留样本量,最小化 Ⅰ 类错误。然而,这个方法也有一些局限性。首先,48 个(24%)分配到干预组的参与者完全没有接受干预。这些调查对象作为接受了干预的人纳入分析,可能会降低治疗差异,导致对于干预有效性过于保守的结果(增加 Ⅱ 类错误)。另外,异质性可能会成为一个问题,因为不依从、中途退出和依从的参与者在分析中都混在一起,如果这种交叉的百分比较高,可能会使结果解释变得困难。如果用改良 ITT(mITT)进行亚组分析,研究结果也许能提供更多有用信息。mITT 允许合理排除一些干预组的参与者,例如违背方案的人或者没有接受任何干预的人。然而,由于这种方法缺少基于循证的指导方针,不同试验对 mITT 的定义是不一致、含混不清的,这可能会导致混淆和不准确的结果。

4.3.3　研究方面的意义

本研究中,干预组和对照组都收到了自我管理手册。自我管理手册本身对孤独感的影响可能导致未能发现同伴提供的自我管理干预对孤独感的疗效。因此,未来的研究可以将人们分配到一个提供常规治疗的对照组,或将他们分配到一个干预等待名单中,并在所有随访访谈之后为他们提供同伴支持。此外,如果有更多关于干预过程的变量可供分析,将会非常有价值。正如前文所述的局限性,干预的依从性和参与者与同伴支持工作者之间的关系对干预的有效性至关重要。尽管应该使用意向治疗分析,而不考虑参与干预的人数,但可以使用亚组分析,例如对至少接受 3 次干预的参与者进行分析,以减少 Ⅱ 类错误和干预组的异质性。关于参与者与他们的同伴工作者之间的关系,他们之间的发展可能并不总是令人满意的,因为有意义的关系不仅依赖于相似的心理健康背景,还依赖于个人特点和个性。此外,了解同伴支持干预对心理或社会心理因素的影响也非常重要,例如社会支持、社交技能、希望、内化的社会污名感、人际能力、自尊和自我效能,从而有效改善干预以缓解孤独感。

重要的是,CORE 试验的干预措施并没有专门设计来减轻孤独感的严重程度,它主要侧重于防止复发和促进康复,很有可能它并不是减少孤独感的有效方法。同伴支持提供者与许多参与者的工作可能没有将社交联系作为主要关注点,这导致对孤独感的效果有限。考虑到精神健康问题患者中孤独感的高发率,以及其对身体健康的有害影响和对心理健康结果尤其是生命质量的潜在影响的证据,有必要在严格的随机对照试验中专门设计一项干预措施来减轻孤独感。

Mann 等人对患有心理健康问题的人群中现有的减轻孤独感干预措施进行了回顾。他们描述了四类直接针对孤独感和相关概念的干预措施:受到支持的社交或拥有一个以社交为重点的支持者;社交技能训练和心理教育;改变认知;以及更广泛的社区团体。Masi 等人对一些主要的减轻孤独感干预策略的疗效进行了荟萃分析。下面总结了一些要点。

前两类干预措施可以由同伴支持工作者提供。未来专门针对孤独感的同伴支持应该引导孤独的人增加社交网络,寻找并参加新的团体和活动,例如打牌、加入心理社交俱乐部或自助团体。更重要的是,同伴支持工作者应该鼓励孤独的个体融入他们现有的社会关系,如家人和朋友。此外,与患有精神疾病的人进行家庭会议或与其他经历类似家庭问题的照顾者进行家庭团体活动,也有益于加强家庭联系。这些会议可以帮助服务使用者的重要亲属理解精神疾病及其发展过程,并学习解决问题和沟通的技巧,从而增强家庭支持。考虑到精神健康问题患者往往受精神疾病的负面影响,建议进一步考虑社交技能训练作为减轻孤独感的另一种有益方法。实用的信息和建议,如会话能力和解读身体语言,可以使服务使用者具备更好的社交技能,这可能在他们的康复过程中产生长期效益。简而言之,帮助服务使用者建立社会关系并培养社交技能非常重要,因为同伴支持仅可在有限的时间内提供,而且往往缺乏与其余社会关系的联系。然而,现有研究并未为这两类干预措施提供强有力的证据基础。

就改变认知而言,针对适应不良认知的干预措施旨在解决认知偏见和自动负面思维,并努力重构社会认知和应对压力。在一项关于减轻孤独感的干预措施的荟萃分析中,针对适应不良的社会认知的项目在随机比较研究中比侧重于社会网络、社会支持或社交技能的其他干预措施更成功。然而,这类干预措施的证据基础仍处于早期阶段。需要进一步调查以探索其机制和最佳的实施方式。

更广泛的社区团体的目标是促进更好的社区融合,减少社会歧视,提高服务使用者作为更广泛社会成员的自信心。更广泛的社区团体的一个很好的例子是社会处方。社会处方通常包括:①引导:将人们与当地资源联系起来的过程;②提供满足他们需求的后续社区团体和活动的过程。社会处方为服务使用者提供了与联络员(也称为社区导航员、健康顾问和健康培训师)讨论问题的机会和时间。联络员评估服务使用者的需求,设定他们的目标,增强他们的动机和自我效能,并为他们推荐适当的资源和活动。理想情况下,社会处方可以将健康服务与包括志愿组织、社会干预、住房提供者等在内的各种当地服务联系起来。

尽管这四类减轻孤独感的干预措施缺乏强有力的有效性证据,但 Mann 及其同事认为,更广泛的社区团体可能是有希望的方法。这些项目有可能提高公众对促进社会关系、减轻或预防孤独感的意识和参与度,从而为有心理健康问题的人群创造一个更具包容性的社区。

4.3.4 临床和政策方面的意义

尽管同伴支持自我管理干预对孤独感的效果需要进一步研究,但孤独感的显著减少可能对心理健康服务使用者的康复产生积极影响。因此,除了筛查孤独感外,医务人员应与服务使用者进行临床对话,探讨孤独感的原因及可能的解决方案。尽管没有强有力的证据指导医务人员如何更好地应对孤独感,但针对孤独感问题显著者的个体化干预可能仍是有帮助的。个体化干预可以通过协商达成一致,并定期进行审查,以确定其是否可接受并值得坚持。长期患有精神疾病的人更容易感到孤独,这些人在日常生活中的社会联系可能非常有限。医务人员可以鼓励并指导他们加入新的团体和活动,以及如何获得有用的社交技巧。为了提供有益的建议,从业人员应了解现有的资源。Camerados 的"生活室"是一个例子,它是在布莱克浦、卡姆登、牛津和谢菲尔德等地的一个友好、舒适和热闹的场所(例如咖啡馆)。这些生活室由自身有各种不利条件的志愿者运营,并接受过支持访客的培训。这是任何感到孤独、需要与他人交谈或不知道自己需要什么人的避风港,而不仅仅是针对心理健康问题的人。工作人员相信,我们所需要的是朋友和目标,所以在那里没有人会受到评判,每个人都可以进行交流并让自己的声音被倾听到。这对于心理健康服务使用者来说,有望成为在社区中实现健康社交功能的第一步。此外,情绪症状与孤独感密切相关。孤独感的调节循环和抑郁的负向循环可能形成相互加强的双重反馈循环,陷入恶性循环。在这种情况下,认知行为疗法可能是最值得尝试的方法。心理疗法可以教导孤独的人识别和应对适应不良的认知和自动性消极思维,从而积极影响孤独感和情绪症状。总体而言,考虑到孤独感是个体对社会关系的感知缺陷,个性化应对孤独感非常重要。与心理健康服务使用者进行深入讨论,了解他们的情况、需求和愿望,然后努力提供支持并满足他们的需求是至关重要的。

也可以在政策层面上做出努力。社会关系的决定因素存在于多个层面,然而当前的孤独感干预主要集中在微观社会或心理层面,对孤独的宏观社会决定因素关注较少。例如,我们社会中生育率和死亡率的下降导致了需要依赖他人的老年人比例的增加,以及支持性年轻人比例的减少。对老年人缺乏适当的护理和支持以及缺少减轻年轻人压力负担的方法可能与两个群体的孤独感相关。社会经济剥夺和不平等也可能导致社会孤立和孤独感,因此旨在减少不平等、提高就业、教育和住房机会的公共政策可能会对孤独感产生影响。贫困和不平等是全球性问题,与更严重的孤独感有关,因此,精神健康研究者和从业者有充分理由倡导政治改革以改善这一状况。社会、政治和经济方面应被改善,以减少它们对人们健康和其社会决定因素的强大负面影响。开发针对孤独感根源的地方和国家政策可能对这一长期现象产生更好的影响,可能防止慢性孤独感的形成。例如,针对就业问题提供的认知行为疗法可能不如提供具有足够薪资和令人满意的工作条件的工作机会有效。之前的研究已经表明邻里社会资本与孤独感相关,因此政策制定者应考虑发展更具社会联系的社区,提供理想的设施和支持。地方政府的优先任务应是提供无障碍、负担得起和安全的公共交通,以增加人们接触卫生设施、就业、便利设施等的机会。地方政府还可以与精神健康服务提供者合作,提供计算机培训、互联网接入、视频信息和在线疾病自我管理等数字技术支持。

随着退休成为常见的孤独触发因素,名为 CogniWin 的项目被设计出,其旨在通过提供虚拟的"适应性支持和学习助手"以及通过辅助软件和监控硬件提供福祉指导,提高老年人在工作中的效率和有效性。CogniWin 的目的是让老年人延长就业时间,或者在退休后支持他们从事兼职或志愿工作。需要各种专门针对心理健康问题的数字技术,并应用于促进现有的心理健康护理和增加他们生活中的社会联系。

现有孤独感干预的有限作用暗示了这些更广泛、间接的方法对于有效改变慢性孤独感状态的重要性。将孤独感作为其中一个结局的政策也应该成为优先考虑项。未考虑到宏观社会决定因素可能导致过分强调旨在改变服务使用者本身的政策。促进社会关系的努力应该伴随着为弱势公民提供财务或职业支持的政策,他们可能会共同助力孤独感的减轻。

4.3.5 结论

尽管在严重精神疾病患者中,同伴支持对抑郁症状、自我评价康复状况、生命质量、希望和赋权的效果有一些初步的证据,但它对孤独感的效果尚未被随机对照试验证实。同样,在本研究中,同伴提供的自我管理干预组和对照组在孤独感方面有区别的假设没有被证实。这和一篇孤独感干预的综述一致,这篇综述在同伴支持干预对精神疾病患者孤独感的有效性方面仅发现了有限的证据。然而,值得注意的是,本研究没有获得干预依从性及参与者和同伴支持工作者之间关系的数据,另外,干预组和对照组都收到了自我管理手册。这些局限性阻碍了在与同伴工作者建立了良好关系并遵守干预计划的参与者中,对于同伴支持干预是否对孤独感有任何效果给予明确的结论。另外,由于缺少过程水平变量,本研究难以明确同伴支持干预可能会影响哪些心理或社会心理因素,例如社会支持、社交技巧、希望、内化的社会污名感、人际交往能力、自尊、自我效能等。

目前的证据不足以对同伴支持干预对孤独感的有效性下结论。考虑到孤独感在精神疾病患者中的高比例及它对精神健康的影响,有必要专门针对孤独感设计一项高质量的同伴支持干预随机对照试验,可以融入多种方法,例如增加社会网络、增强社会支持、促进社交技巧。更重要的是,广泛的社区团体,例如社会处方项目,也许是更适合促进社区融合的下一步方向。同时,更广泛的非直接干预也许有利于孤独感的宏观社会决定因素,例如支持弱势群体的政策。

参考文献

[1] Wang J. Loneliness and mental health in a randomised controlled trial of a peer-provided self-management intervention for people leaving crisis resolution teams [D]. London: University College London, 2018.

[2] Wang J, Lloyd-Evans B, Marston L, et al. Loneliness as a predictor of outcomes in mental disorders among people who have experienced a mental health crisis: a 4-month prospective study [J]. BMC Psychiatry, 2020, 20(1): 249.

[3] Mann F, Bone J K, Lloyd-Evans B, et al. A life less lonely: the state of the art in interventions to reduce loneliness in people with mental health problems [J]. Soc Psychiatry Psychiatr Epidemiol, 2017, 52(6): 627-638.

[4] Johnson S, Mason O, Osborn D, et al. Randomised controlled trial of the clinical and cost-effectiveness of a peer-delivered self-management intervention to prevent relapse in crisis resolution team users: study protocol [J]. BMJ Open, 2017, 7(10): 1-12.

[5] Johnson S, Lamb D, Marston L, et al. Peer-supported self-management for people discharged from a mental health crisis team: a randomised controlled trial [J]. Lancet, 2018, 392(10145): 409-418.

## 第5章

老年人群心血管疾病和抑郁症状
之间的关联及性别差异研究

5.1 引言

心血管疾病(Cardiac Vascular Disease，CVD)和抑郁症之间存在着既定的、可能是双向的关系。1/5 的冠状动脉粥样硬化性心脏病(简称冠心病，Coronary Heart Disease，CHD)门诊患者报告有严重的抑郁症，大约一半的心力衰竭患者患有轻度至重度抑郁症。与此相对应的是，抑郁症也与冠心病发病风险的增加有关，并且在已确诊抑郁症的患者中，可预测其冠心病的发病率和死亡率。

心血管疾病和抑郁症之间的潜在机制尚不清楚。探讨亚临床和特定部位动脉粥样硬化之间的关联，以及大血管和微血管疾病与抑郁症之间的关系，可能会提供机制方面的见解。然而，既往亚临床动脉粥样硬化研究的结果并不一致。一些研究表明冠状动脉钙化（Coronary Artery Calcium，CAC）、颈动脉内膜厚度（Carotid Intima-Media Thickness，cIMT）和脉搏波速度（Pulse Wave Velocity，PWV）与抑郁症或抑郁症状有关，但其他研究则没有。在一项荟萃分析中报告了白质增生与晚年抑郁症之间的横断面和纵向关联。然而，关于其他形式的微血管疾病和抑郁症之间关系的数据很少。这些研究大多只关注心血管疾病的一个组成部分，而且有些关于老年人的研究中未排除已确诊心血管疾病的个体。男性和女性在心血管风险特征/事件和抑郁症状方面都有所不同。男性亚临床动脉粥样硬化发生率高于女性，主要不良心血管事件尤其是冠心病发生率高于女性，而女性左心室舒张功能较差，老年心血管事件以心力衰竭为主。众所周知，抑郁症在女性中更普遍。然而，很少有研究按性别对其进行分层分析，而且迄今为止的研究结果是不一致的：有三项研究表明较高的亚临床动脉粥样硬化与男性更严重的抑郁症状有关，但与女性无关；在另一项研究中，发现女性 CAC 与抑郁症之间存在负相关，而男性则是 U 形相关。这些研究仅使用了心血管疾病的单一指标，因此不太可能全面描述心血管疾病和抑郁症共病的性别差异。

我们进行了一项横断面分析，在有或没有确诊心血管疾病的社区老年男性和女性人群中，调查大血管和微血管疾病的一套综合指标与抑郁症状之间的关系。

5.2 材料和方法

5.2.1 研究对象

参与者是正在进行的基于三种族人群的纵向研究——SABRE(Southall And Brent Revisited)的一部分。队列成员是从基线(1988—1991 年)时根据种族、性别和年龄分层的伦敦北部和西部的全科医生名单和当地工作场所中随机招募的。这项横断面研究于参加20 年随访门诊(2008—2011 年)的 1 438 名参与者中开展。我们排除了 42 名未完成抑郁量表、有语言困难或听力问题(可能会影响评估的)的参与者。因此,本研究纳入了 1 396 名受访者(图 5.1)。所有涉及人类受试者的程序均获得了圣玛丽亚医院研究伦理委员会(07/H0712/109)的批准,符合赫尔辛基宣言。所有受试者均签署了书面知情同意书。

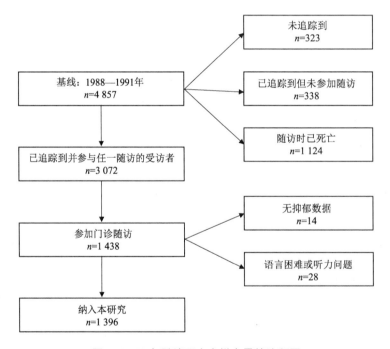

图 5.1　20 年随访研究中样本量的流程图

5.2.2 抑郁症状的评估

采用 10 项老年抑郁量表(the 10-item Geriatric Depression Scale,GDS-10)记录抑郁症状。每个人被要求回答关于他们最近感觉如何的 10 个问题。分数范围为 0～10 分,总分越高表示抑郁症状越严重。3/4 的临界值可在轻至中度抑郁症的敏感性和特异性之间达到最佳平衡。GDS-10≥4 分和/或使用抗抑郁药物、催眠剂、抗焦虑剂的参与者被认为患有抑郁症,而 GDS-10<4 分的参与者被认为未患抑郁症。

5.2.3　心脏代谢状态和亚临床 CVD 的评估

根据初级保健记录的审查、医生诊断的糖尿病的自我报告和接受降糖药物治疗来定义已确诊的糖尿病。未确诊糖尿病的参与者接受了口服葡萄糖耐量试验,以确定未被识别的糖尿病。高血压是通过初级保健医疗记录审查或自我报告高血压和使用抗高血压药物来确定的。参与者还被要求报告医生诊断的心血管疾病、脑卒中或心力衰竭。对空腹血液中的胆固醇和高密度脂蛋白进行分析。使用生物电阻抗分析(Tanita TBF-410 MA Body Composition Analyzer)测量脂肪百分比。血清白细胞介素-6(Serum Interleukin-6,IL-6)是用高灵敏度 ELISA(R & D Systems,Abingdon,UK)测量的。

CAC 是用飞利浦 64 层计算机断层扫描仪以 Agatston 单位(Agatston Units,AU)测量的,分为四个级别(0AU,1～100AU,>100～400AU,>400AU)。使用飞利浦 iE33 超声机和 11-3 兆赫的线性换能器评估远壁左侧常见 cIMT。根据曼海姆共识(the Mannheim Consensus)确定颈动脉斑块。根据最新的共识指南,颈动脉—股动脉脉搏波速度被用作动脉僵化的测量。根据心血管健康研究方案进行脑磁共振成像(Magnetic Resonance Imaging,MRI),包括矢状位 T_1 加权和轴位 T_1 加权、质子密度和 5 mm 厚度无间隙的 T_2 加权图像。前三分之一的扫描在通用电气 Signa HDxt 1.5T 扫描仪上进行,其余的在通用电气 Discovery MR750 3T 扫描仪(GE Healthcare,Waukesha,WI)上进行。使用 BaMoS 算法对 WMH 进行分割,并整合概率病变图生成病变体积测量值,大于等于 3 mm 被认为是脑梗死。通过测定尿液中的白蛋白和肌酐来计算白蛋白/肌酐比值(Albumin Creatinine Ratio,ACR)。通过使用 Mydriatic Zeiss FF450+眼底照相机(Oberkochen,德国)获得的数字视网膜照片,根据英国国民健康服务(NHS)糖尿病眼筛查分类确定视网膜病变。超声心动图是使用飞利浦 iE33 超声机(Philips,Amsterdam)进行的,配有 5.0 至 1.0 相控阵换能器(S5-1)。测量的详细信息以前已经描述过。采用二维超声心动图测量左心房内径并计算左心房高度指数(Left Atrium Diameter Index,LADI)。应用脉冲波多普勒检测二尖瓣充盈早期血流速度(E)。组织多普勒成像(Tissue Doppler Imaging,TDI)测量二尖瓣环舒张早期峰值流速(e'),设定二尖瓣环外侧及室间隔的取样量。用多普勒测量连续 3 个周期的平均值。计算二尖瓣 E 与 TDI 的 E' 比值(E/E')作为左心室充盈压的指标,根据 E' 和 E/E' 评价左心室舒张功能。

5.2.4　社会人口学和行为特征的评估

社会人口学和行为学信息来自自我报告,包括年龄、性别、种族、受教育年限、职业、吸烟状况、饮酒和身体活动。职业被分为非体力劳动和体力劳动。吸烟史被分为三组（从未吸烟、曾经吸烟、目前吸烟）。酒精摄入量被记录为每周摄入的单位数。身体活动由每周在运动、步行和骑自行车中消耗的总能量（MJ）估算，将能量消耗估算值应用于自我报告的活动。

5.2.5　统计分析

使用 Stata 14.2（StataCorp LP，College Station，TX）进行统计学分析。对于连续数据，参与者特征报告为均值±标准差（SD），或对于偏态数据，参与者特征报告为中位数（四分位数范围）。对于分类变量，我们将描述性统计量报告为每个类别内的频率和百分比。

协变量的缺失值数量从 $0 \sim 367$（26.3%）不等。缺失值最多的变量是由于设备故障导致脉搏波速度（$n=367$，26.3%）以及瞳孔扩张的禁忌证（与抑郁症或心血管疾病无关）导致的视网膜病变（$n=246$，17.6%）。假设数据是随机缺失的，由于我们假设心血管结构和功能以及抑郁症状的严重程度可能存在性别差异，因此在性别子样本上使用链式方程多重填补（MICE）对缺失数据进行填补。我们创建了 40 个填补数据集，随后报告了按性别分层的效果估计的合并结果。

由于 GDS-10 的总分过于分散，我们进行了负二项回归。为了回归系数的可比性，对所有连续亚临床 CVD 变量的回归系数进行标准化（对 NT-proBNP 和肌钙蛋白进行对数转换后进行标准化）。11 个亚临床 CVD 变量（有预先设定的潜在混杂因素，见下文）作为自变量被单独纳入多变量回归模型，抑郁症总分作为因变量。报告回归系数和 95% CI。回归系数被解释为解释变量的一个单位或一个水平变化所带来的抑郁症分数预期计数的对数之间的差异。所有的分析都是针对男性和女性分别进行的，并对亚临床 CVD 变量的性别交互作用进行检验。种族间的相互作用也进行了检验，但没有发现显著的相互作用。模型 1 未经调整；模型 2 纳入社会人口学和行为特征（年龄、种族、受教育年限、职业、吸烟、饮酒和体力活动）；模型 3 在模型 2 基础上额外调整了糖尿病、高血压、胆固醇/高密度脂蛋白比率、脂肪百分比和 IL-6。WMH 总体积测量根据颅内体积进行调整。排除医生诊断为冠心病、脑卒中或心力衰竭的参与者后，重复进行这些分析。敏感性分析采用完整病例分析，或以抑郁作为二元结局。

5.3　结果

5.3.1　参与者特征

样本的平均年龄为 69.5 岁（范围为 58～86 岁），76.2% 为男性（表 5.1）。高血压很

表 5.1　研究人群特征：观察数据（无插补）

均值（标准差），n（%）or 中位数［四分位间距］	完整样本 (n=1 396)	男性 (n=1 064)	女性 (n=332)	未诊断为 CVD 的样本 (n=961)	男性 (n=713)	女性 (n=248)
社会人口学和心血管特征						
年龄，年	69.5 (6.1)	69.7 (6.1)	69.0 (6.1)	68.8 (6.0)	68.9 (5.9)	68.3 (6.1)
种族，n（%）						
欧洲	680 (48.7)	527 (49.5)	153 (46.1)	502 (52.2)	379 (53.2)	123 (49.6)
南亚	490 (35.1)	423 (39.8)	67 (20.2)	295 (30.7)	253 (35.5)	42 (16.9)
非洲加勒比地区	226 (16.2)	114 (10.7)	112 (33.7)	164 (17.1)	81 (11.4)	83 (33.5)
受教育年限，年	11.8 (3.2)	11.9 (3.2)	11.2 (3.1)	11.8 (3.2)	12.0 (3.1)	11.4 (3.3)
体力劳动者，n（%）	831 (60.2)	673 (63.5)	158 (49.4)	549 (57.7)	439 (61.8)	110 (45.6)
吸烟，n（%）						
从未	778 (56.1)	552 (52.3)	226 (68.1)	542 (56.7)	372 (52.5)	170 (68.6)
曾经	520 (37.5)	435 (41.2)	85 (25.6)	353 (36.9)	289 (40.8)	64 (25.8)
目前	89 (6.4)	68 (6.5)	21 (6.3)	61 (6.4)	47 (6.6)	14 (5.7)
饮酒，单位/周	2 [0, 8]	4 [0, 10]	0 [0, 2]	3 [0, 8]	4 [1, 12]	0 [0, 2]
身体活动，MJ/周	9.6 (4.4)	9.9 (4.6)	8.5 (3.7)	10.0 (4.4)	10.4 (4.6)	8.9 (3.6)
冠心病，n（%）	348 (24.9)	291 (27.4)	57 (17.2)	0	0	0
脑卒中，n（%）	78 (5.6)	59 (5.6)	19 (5.7)	0	0	0
心力衰竭，n（%）	132 (9.6)	100 (9.6)	32 (9.9)	0	0	0
糖尿病，n（%）	432 (31.0)	330 (31.0)	102 (30.7)	250 (26.0)	180 (25.3)	70 (28.2)
高血压，n（%）	932 (66.8)	720 (67.7)	212 (63.9)	547 (56.9)	409 (57.4)	138 (55.7)
胆固醇/高密度脂蛋白比率	3.6 (1.0)	3.6 (1.0)	3.4 (1.0)	3.7 (1.0)	3.7 (1.0)	3.5 (0.9)
脂肪百分比，%	29.1 (8.2)	26.3 (6.4)	38.0 (6.8)	29.2 (8.2)	26.2 (6.4)	37.7 (6.7)
IL-6，pg/mL	1.2 [0.7, 1.8]	1.2 [0.8, 1.9]	1.2 [0.7, 1.8]	1.1 [0.7, 1.8]	1.1 [0.7, 1.8]	1.1 [0.7, 1.7]
抑郁症状评估						
老年抑郁症量表总分（GDS-10，0～10 分）	1 [0, 2]	1 [0, 2]	1 [0, 3]	1 [0, 2]	1 [0, 2]	1 [0, 2.5]

（续表）

均值（标准差），n（%）or 中位数［四分位间距］	完整样本（n=1 396）	男性（n=1 064）	女性（n=332）	未诊断为 CVD 的样本（n=961）	男性（n=713）	女性（n=248）
GDS-10≥4 和/或使用抗抑郁药物、催眠剂、抗焦虑剂，n（%）	238（17.1）	172（16.2）	66（19.9）	132（13.7）	89（12.5）	43（17.3）
心血管结构和功能						
冠状动脉血钙（阿加顿单位），n（%）						
0	290（23.8）	137（15.1）	153（48.9）	254（26.8）	123（17.5）	131（53.5）
1～100	378（31.0）	293（32.3）	85（27.2）	315（33.2）	241（34.2）	74（30.2）
>100～400	274（22.5）	232（25.6）	42（13.4）	207（21.8）	182（25.9）	25（10.2）
>400	277（22.7）	244（26.9）	33（10.5）	173（18.2）	158（22.4）	15（6.1）
颈动脉内膜厚度，mm	0.9（0.2）	0.9（0.2）	0.9（0.2）	0.9（0.2）	0.9（0.2）	0.9（0.2）
颈动脉斑块，n（%）	209（16.2）	163（16.5）	46（15.1）	118（13.2）	91（13.7）	27（11.7）
脉搏波速度，m/s	11.5（3.7）	11.6（3.6）	11.1（4.1）	11.2（3.6）	11.2（3.4）	11.0（4.0）
白质增生总体积	4 322.0 ［2 552.2，8 421.2］	4 500.4 ［2 603.2，8 423.8］	3 735.4 ［2 405.4，8 402.4］	4 143.8 ［2 390.6，7 524.5］	4 242.5 ［2 410.8，7 644.8］	3 595.0 ［2 380.3，6 886.2］
颅内容积，L	1.3（0.1）	1.4（0.1）	1.2（0.1）	1.3（0.1）	1.4（0.1）	1.2（0.1）
脑梗死，n（%）	258（20.3）	204（20.8）	54（18.5）	146（16.5）	110（16.4）	36（16.6）
白蛋白：肌酐比率	0.4［0.2，0.9］	0.4［0.2，1.0］	0.4［0.3，0.8］	0.4［0.2，0.8］	0.4［0.2，0.8］	0.4［0.3，0.7］
视网膜病变，n（%）	381（33.1）	301（33.7）	80（31.3）	249（30.9）	189（31.1）	60（30.2）
LADI，cm/m	2.4（0.3）	2.4（0.3）	2.4（0.3）	2.3（0.3）	2.3（0.3）	2.3（0.3）
e′	8.3（2.4）	8.5（2.5）	7.7（2.1）	8.4（2.3）	8.6（2.4）	7.8（2.0）
E/e′	9.4（3.4）	9.3（3.3）	9.9（3.5）	9.0（2.9）	8.8（3.0）	9.4（2.6）
NT-proBNP，ng/mL	90［48，184］	87［47，183］	106［53，186］	75［44，136］	71［41，124］	87［51，152］
肌钙蛋白，ng/L	7.1［4.6，11.3］	7.9［5.3，12.7］	4.8［2.1，7.5］	6.4［4.0，9.7］	7.1［4.9，10.5］	4.5［2.1，6.6］

注：IL 为白细胞介素（interleukin）；LADI 为左心房高度指数（left atrial diameter indexed to height）；e′为舒张早期峰值流速（peak velocity during early diastole）；Mitral E 为二尖瓣充盈早期血流速度（mitral flow velocity during the early filling phase）；NT-proBNP 为 N 末端脑利钠肽前体（N terminal prohormone brain natriuretic peptide）。因存在少量缺失值，部分变量合计小于样本总数。

常见(66.8%),31%的参与者患糖尿病,31%的参与者被诊断为冠心病、脑卒中或心力衰竭。男性 GDS-10 总分的中位数(四分位数间距)为 1[0,2],女性为 1[0,3]。当 GDS-10≥4 和/或使用抗抑郁药物/催眠剂/抗焦虑剂的参与者被视为患有抑郁症时,女性的抑郁症患病率高于男性(19.9% vs. 16.2%)。与女性相比,男性的亚临床 CVD 的不良反应普遍较多,但女性的左心室舒张功能较差(E' 7.7±2.1 vs. 8.5±2.5;E/e' 9.9±3.5 vs. 9.3±3.3)和 NT-proBNP 较高(106 [53, 186] vs. 87 [47, 183])。

未诊断为 CVD 的亚组抑郁症患病率低于完整样本(13.7% vs. 17.1%),并且在亚临床 CVD 方面一般来说更健康(表 5.1)。

5.3.2 临床和亚临床 CVD 与抑郁总分的关系

在男性中,大多数心血管疾病指标与抑郁评分呈负相关(表 5.2)。当调整了社会人口学和行为特征(尤其是身体活动),这些关联减弱(模型 2)。一般来说,对其他心血管风险因素的额外调整没有产生进一步的重大影响(模型 3)。在多变量校正后仍然稳健的最强关联是颈动脉斑块[模型 3 中回归系数为 0.22(95% CI 0.03, 0.40)]。对女性而言,这种关联总体相似,并且对社会人口学和行为特征(尤其是职业和身体活动)进行调整后,这种关联也会减弱,与 LADI、e' 和 CAC 的关联最强。当作为交互作用进行检验时(P<0.1),ACR、舒张功能测量和抑郁症之间的关联因性别而异。例如,在模型 3 中,LADI 的回归系数在男性为 0.07 (95% CI −0.01, 0.15),女性为 0.23 (95% CI 0.11, 0.35)。

5.3.3 无 CVD 诊断的参与者中亚临床 CVD 与抑郁总分之间的关系

在仅限于没有确诊的心血管疾病的患者样本中,亚临床大血管和微血管疾病与抑郁症评分之间的关联仍然存在,尽管有时弱于整个样本中观察到的关联,且置信限较宽(表 5.3)。与大血管疾病相比,抑郁症评分与微血管病的关联在更大程度上得到保留。

5.3.4 敏感性分析

排除协变量上有缺失值的参与者后,样本量大大减少至 396 例。基于完整病例分析的敏感性分析结果与主要分析基本一致(表 5.4)。使用 GDS-10 评分≥4 分和/或使用抗抑郁药/催眠药/抗焦虑药作为抑郁症状加重的阈值进行的敏感性分析获得了相似的结果(表 5.5)。

表5.2 亚临床大血管和微血管疾病与抑郁症评分之间的关联

回归系数（95% CI）

	男性（n=1064）			女性（n=332）		
	模型1：未经调整	模型2：调整年龄、种族、受教育年限、职业、吸烟、饮酒和体力活动	模型3：模型2基础上额外调整糖尿病、高血压、胆固醇/高密度脂蛋白百分比率、脂肪百分比和IL-6	模型1：未经调整	模型2：调整年龄、种族、受教育年限、职业、吸烟、饮酒和体力活动	模型3：模型2基础上额外调整糖尿病、高血压、胆固醇/高密度脂蛋白百分比率、脂肪百分比和IL-6
CAC（0 AU，1~100 AU，>100~400 AU，>400 AU）	0.07 (−0.000 2, 0.15)	0.05 (−0.03, 0.12)	0.04 (−0.04, 0.11)	0.12 (0.02, 0.23)	0.12 (0.01, 0.23)	0.14 (0.03, 0.25)
cIMT（标准化）	0.02 (−0.06, 0.09)	−0.02 (−0.09, 0.05)	−0.01 (−0.08, 0.06)	0.10 (−0.02, 0.22)	0.06 (−0.06, 0.18)	0.07 (−0.06, 0.19)
颈动脉斑块	0.21 (0.01, 0.40)	0.22 (0.03, 0.40)	0.22 (0.03, 0.40)	0.07 (−0.26, 0.40)	−0.08 (−0.41, 0.26)	−0.04 (−0.38, 0.31)
cfPWV（标准化）	0.04 (−0.04, 0.12)	−0.01 (−0.09, 0.07)	−0.01 (−0.09, 0.07)	−0.05 (−0.17, 0.08)	−0.07 (−0.21, 0.06)	−0.08 (−0.21, 0.06)
WMH 总体积（标准化）[a]	0.15 (0.08, 0.23)	0.08 (0.01, 0.16)	0.07 (−0.001, 0.15)	0.12 (0.01, 0.23)	0.09 (−0.03, 0.21)	0.11 (−0.01, 0.23)
脑梗死	0.26 (0.08, 0.44)	0.17 (−0.003, 0.34)	0.14 (−0.03, 0.32)	0.06 (−0.24, 0.36)	−0.04 (−0.35, 0.26)	−0.03 (−0.33, 0.28)
ACR（对数转换后进行标准化）	0.14 (0.07, 0.21)	0.05 (0.03, 0.17)	0.05 (−0.02, 0.12)	0.01 (−0.10, 0.12)	−0.07 (−0.16, 0.07)	−0.07 (−0.18, 0.05)

（续表）

回归系数（95% CI）

	男性（n=1 064）			女性（n=332）		
	模型1：未经调整	模型2：调整年龄、种族、受教育年限、职业、吸烟、饮酒和体力活动	模型3：模型2基础上额外调整了糖尿病、高血压、胆固醇、高密度脂蛋白比率、脂肪百分比和IL-6	模型1：未经调整	模型2：调整年龄、种族、受教育年限、职业、吸烟、饮酒和体力活动	模型3：模型2基础上额外调整了糖尿病、高血压、胆固醇、高密度脂蛋白比率、脂肪百分比和IL-6
视网膜病变	0.09 (−0.07, 0.26)	0.03 (−0.13, 0.18)	0.01 (−0.15, 0.17)	0.21 (−0.06, 0.49)	0.13 (−0.15, 0.40)	0.14 (−0.13, 0.42)
LADI（标准化）	0.08 (0.005, 0.15)	0.05 (−0.02, 0.12)	0.07 (−0.01, 0.15)	0.24 (0.12, 0.35)	0.21 (0.10, 0.32)	0.23 (0.11, 0.35)
e'（标准化）	−0.09 (−0.17, −0.02)	−0.03 (−0.11, 0.04)	−0.04 (−0.12, 0.03)	0.06 (−0.05, 0.17)	0.15 (0.04, 0.26)	0.16 (0.05, 0.27)
E/e'（标准化）	0.12 (0.04, 0.20)	0.04 (−0.03, 0.12)	0.04 (−0.04, 0.11)	−0.02 (−0.14, 0.10)	−0.08 (−0.20, 0.04)	−0.07 (−0.19, 0.05)
NT-proBNP（对数转换后进行标准化）	0.10 (0.03, 0.17)	0.06 (−0.02, 0.13)	0.04 (−0.04, 0.12)	0.05 (−0.07, 0.17)	0.05 (−0.07, 0.17)	0.08 (−0.05, 0.21)
肌钙蛋白（对数转换后进行标准化）	0.20 (0.13, 0.27)	0.12 (0.04, 0.20)	0.12 (0.04, 0.20)	0.10 (−0.02, 0.22)	0.04 (−0.10, 0.17)	0.05 (−0.09, 0.18)

注：IL 为白细胞介素（interleukin）；CAC 为冠状动脉钙化（coronary artery calcium）；AU 为 Agatston 单位（Agatston Units）；cIMT 为颈动脉内膜厚度（caroid intima-media thickness）；cfPWV 为颈动脉-股动脉脉搏波速度（caroid to femoral pulse wave velocity）；WMH 为白质高信号（white matter hyperintensities）；ACR 为白蛋白/肌酐比值（albumin: creatinine ratio）；LADI 为左心房高度指数（left atrial diameter indexed to height）；e' 为舒张早期峰值流速（peak velocity during early diastole）；Mitral E 为二尖瓣充盈早期血流速度（mitral flow velocity during the early filling phase）；NT-proBNP 为 N 末端脑利钠肽前体（N terminal prohormone brain natriuretic peptide）。

a 在所有模型中都对颅内容积进行了调整。

表 5.3 亚临床大血管和微血管疾病与抑郁症评分之间的关系：未诊断为 CVD 的亚组

回归系数 (95% CI)

	男性 (n=713)			女性 (n=248)		
	模型 1：未经调整	模型 2：调整年龄、种族、受教育年限、职业、吸烟、饮酒和体力活动	模型 3：模型 2 基础上额外调整了糖尿病、高血压、胆固醇/高密度脂蛋白比率、脂肪百分比和 IL-6	模型 1：未经调整	模型 2：调整年龄、种族、受教育年限、职业、吸烟、饮酒和体力活动	模型 3：模型 2 基础上额外调整了糖尿病、高血压、胆固醇/高密度脂蛋白比率、脂肪百分比和 IL-6
CAC（0 AU, 1~100 AU, >100~400 AU, >400 AU）	0.04 (-0.05, 0.13)	0.02 (-0.07, 0.12)	0.03 (-0.07, 0.13)	0.05 (-0.10, 0.20)	0.03 (-0.12, 0.19)	0.05 (-0.11, 0.21)
cIMT（标准化）	-0.07 (-0.18, 0.04)	-0.09 (-0.19, 0.02)	-0.07 (-0.17, 0.04)	0.11 (-0.05, 0.27)	0.04 (-0.12, 0.21)	0.03 (-0.14, 0.20)
颈动脉斑块	0.22 (-0.05, 0.48)	0.28 (0.02, 0.53)	0.29 (0.03, 0.55)	0.07 (-0.36, 0.50)	-0.15 (-0.60, 0.29)	-0.08 (-0.53, 0.38)
cfPWV（标准化）	0.04 (-0.08, 0.15)	-0.02 (-0.13, 0.08)	-0.02 (-0.13, 0.09)	-0.08 (-0.25, 0.09)	-0.11 (-0.29, 0.06)	-0.11 (-0.29, 0.07)
WMH 总体积（标准化）[a]	0.10 (-0.01, 0.22)	0.08 (-0.04, 0.19)	0.07 (-0.05, 0.18)	0.05 (-0.13, 0.22)	0.03 (-0.15, 0.22)	0.05 (-0.14, 0.24)
脑梗死	0.12 (-0.13, 0.37)	0.13 (-0.11, 0.37)	0.12 (-0.12, 0.37)	-0.01 (-0.38, 0.37)	-0.08 (-0.45, 0.28)	-0.09 (-0.46, 0.28)
ACR（对数转换后进行标准化）	0.12 (0.02, 0.22)	0.05 (-0.05, 0.15)	0.06 (-0.05, 0.16)	-0.02 (-0.17, 0.13)	-0.10 (-0.25, 0.05)	-0.07 (-0.23, 0.08)

（续表）

	男性（$n=713$）			女性（$n=248$）		
回归系数（95% CI）	模型 1：未经调整	模型 2：调整年龄、种族、受教育年限、职业、吸烟、饮酒和体力活动	模型 3：模型 2 基础上额外调整了糖尿病、高血压、胆固醇/高密度脂蛋白比率、脂肪百分比和 IL-6	模型 1：未经调整	模型 2：调整年龄、种族、受教育年限、职业、吸烟、饮酒和体力活动	模型 3：模型 2 基础上额外调整了糖尿病、高血压、胆固醇/高密度脂蛋白比率、脂肪百分比和 IL-6
视网膜病变	-0.04 (-0.27, 0.19)	-0.09 (-0.30, 0.12)	-0.11 (-0.32, 0.11)	0.17 (-0.16, 0.51)	0.08 (-0.24, 0.41)	0.11 (-0.21, 0.44)
LADI（标准化）	0.02 (-0.09, 0.13)	0.01 (-0.09, 0.12)	0.05 (-0.07, 0.16)	0.20 (0.05, 0.35)	0.15 (0.005, 0.30)	0.21 (0.06, 0.37)
e'（标准化）	-0.03 (-0.13, 0.07)	0.002 (-0.10, 0.10)	-0.01 (-0.11, 0.09)	0.05 (-0.09, 0.18)	0.16 (0.02, 0.30)	0.16 (0.02, 0.30)
E/e'（标准化）	0.03 (-0.08, 0.15)	-0.04 (-0.15, 0.07)	-0.04 (-0.15, 0.08)	-0.05 (-0.24, 0.14)	-0.16 (-0.35, 0.03)	-0.15 (-0.34, 0.04)
NT-proBNP（对数转换后进行标准化）	0.01 (-0.11, 0.12)	-0.01 (-0.13, 0.11)	-0.02 (-0.14, 0.10)	-0.03 (-0.19, 0.14)	-0.02 (-0.19, 0.15)	0.01 (-0.17, 0.18)
肌钙蛋白（对数转换后进行标准化）	0.14 (0.04, 0.24)	0.09 (-0.02, 0.19)	0.10 (-0.004, 0.21)	0.11 (-0.05, 0.26)	0.04 (-0.13, 0.20)	0.05 (-0.12, 0.21)

注：IL 为白细胞介素（interleukin）；CAC 为冠状动脉钙化（coronary artery calcium）；AU 为 Agatston 单位（Agatston Units）；cIMT 为颈动脉内膜厚度（carotid intima-media thickness）；cfPWV 为颈动脉-股动脉脉搏波速度（carotid to femoral pulse wave velocity）；WMH 为白质高信号（white matter hyperintensities）；ACR 为白蛋白/肌酐比值（albumin：creatinine ratio）；LADI 为左心房高度指数（left atrial diameter indexed to height）；e' 为舒张早期峰值流速（peak velocity during early diastole）；Mitral E 为二尖瓣充盈早期血流速度（mitral flow velocity during the early filling phase）；NT-proBNP 为 N 末端脑利钠肽前体（N terminal prohormone brain natriuretic peptide）。

a 在所有模型中都对师内容积进行了调整。

表 5.4　亚临床大血管和微血管疾病与抑郁症评分之间的关联：完整样本分析

回归系数 (95% CI)

	男性 (n=314)			女性 (n=82)		
	模型 1: 未经调整	模型 2: 调整年龄、种族、受教育年限、职业、吸烟、饮酒和体力活动	模型 3: 模型 2 基础上额外调整了糖尿病、高血压、胆固醇/高密度脂蛋白比率、脂肪百分比和 IL-6	模型 1: 未经调整	模型 2: 调整年龄、种族、受教育年限、职业、吸烟、饮酒和体力活动	模型 3: 模型 2 基础上额外调整了糖尿病、高血压、胆固醇/高密度脂蛋白比率、脂肪百分比和 IL-6
CAC (0 AU, 1~100 AU, >100~400 AU, >400 AU)	−0.03 (−0.17, 0.11)	−0.07 (−0.21, 0.07)	−0.11 (−0.26, 0.04)	0.02 (−0.20, 0.24)	0.01 (−0.21, 0.23)	0.11 (−0.14, 0.36)
cIMT (标准化)	−0.09 (−0.23, 0.05)	−0.18 (−0.32, −0.03)	−0.16 (−0.31, −0.01)	0.12 (−0.08, 0.33)	−0.05 (−0.25, 0.16)	0.02 (−0.20, 0.23)
颈动脉斑块	0.23 (−0.14, 0.59)	0.14 (−0.22, 0.50)	0.11 (−0.26, 0.49)	0.03 (−0.61, 0.66)	−0.21 (−0.81, 0.39)	−0.21 (−0.83, 0.40)
cfPWV (标准化)	0.06 (−0.08, 0.20)	0.005 (−0.14, 0.15)	−0.01 (−0.16, 0.14)	−0.04 (−0.26, 0.19)	−0.05 (−0.27, 0.18)	−0.01 (−0.25, 0.22)
WMH 总体积 (标准化)[a]	0.17 (0.04, 0.29)	0.12 (−0.01, 0.25)	0.10 (−0.03, 0.24)	0.14 (−0.02, 0.31)	0.12 (−0.06, 0.30)	0.14 (−0.04, 0.32)
脑梗死	0.32 (−0.03, 0.66)	0.21 (−0.14, 0.56)	0.12 (−0.24, 0.48)	0.09 (−0.46, 0.63)	−0.02 (−0.51, 0.48)	0.13 (−0.40, 0.66)
ACR (对数转换后进行标准化)	0.09 (−0.04, 0.22)	0.04 (−0.09, 0.18)	0.03 (−0.11, 0.17)	0.06 (−0.14, 0.27)	−0.02 (−0.22, 0.18)	−0.03 (−0.25, 0.19)

（续表）

	回归系数（95% CI）					
	男性（n＝314）			女性（n＝82）		
	模型 1：未经调整	模型 2：调整年龄、种族、受教育年限、职业、吸烟、饮酒和体力活动	模型 3：模型 2 基础上额外调整了糖尿病、高血压、胆固醇/高密度脂蛋白比率、脂肪百分比和 IL-6	模型 1：未经调整	模型 2：调整年龄、种族、受教育年限、职业、吸烟、饮酒和体力活动	模型 3：模型 2 基础上额外调整了糖尿病、高血压、胆固醇/高密度脂蛋白比率、脂肪百分比和 IL-6
视网膜病变	−0.02 （−0.33，0.28）	−0.01 （−0.31，0.29）	−0.05 （−0.36，0.26）	0.77 （0.39，1.15）	0.57 （0.17，0.96）	0.59 （0.16，1.01）
LADI（标准化）	0.17 （0.01，0.33）	0.16 （0.001，0.32）	0.19 （0.02，0.36）	0.16 （−0.08，0.40）	0.06 （−0.15，0.27）	0.04 （−0.19，0.28）
e′（标准化）	−0.08 （−0.22，0.07）	−0.02 （−0.18，0.13）	−0.04 （−0.19，0.12）	−0.06 （−0.25，0.14）	0.10 （−0.09，0.30）	0.07 （−0.15，0.28）
E/e′（标准化）	0.12 （−0.05，0.29）	0.05 （−0.12，0.23）	0.02 （−0.15，0.20）	0.04 （−0.23，0.31）	−0.17 （−0.44，0.10）	−0.12 （−0.41，0.17）
NT-proBNP （对数转换后进行标准化）	0.10 （−0.04，0.25）	0.07 （−0.09，0.23）	0.03 （−0.13，0.19）	−0.15 （−0.44，0.13）	−0.06 （−0.31，0.18）	−0.05 （−0.30，0.21）
肌钙蛋白 （对数转换后进行标准化）	0.22 （0.07，0.36）	0.17 （0.01，0.33）	0.17 （0.01，0.34）	0.03 （−0.21，0.26）	−0.11 （−0.36，0.14）	−0.10 （−0.38，0.18）

注：IL 为白细胞介素（interleukin）；CAC 为冠状动脉钙化（coronary artery calcium）；AU 为 Agatston 单位（Agatston Units）；cIMT 为颈动脉内膜厚度（carotid intima-media thickness）；cfPWV 为颈动脉-股动脉脉搏波速度（carotid to femoral pulse wave velocity）；WMH 为白质高信号（white matter hyperintensities）；ACR 为白蛋白/肌酐比值（albumin：creatinine ratio）；LADI 为左心房高度指数（left atrial diameter indexed to height）；e′为舒张早期峰值流速（peak velocity during early diastole）；Mitral E 为二尖瓣充盈早期血流速度（mitral flow velocity during the early filling phase）；NT-proBNP 为 N 末端脑利钠肽前体（N terminal prohormone brain natriuretic peptide）。

a 在所有模型中都对颅内容积进行了调整。

111

表 5.5 亚临床大血管和微血管疾病与是否抑郁症之间的关联：多重插补后的合并结果

相对危险度 Relative risk (95% CI)[a]

	男性 (n=1 064)			女性 (n=332)		
	模型 1：未经调整	模型 2：调整年龄、种族、教育年限、职业、吸烟、饮酒和体力活动	模型 3：模型 2 基础上额外调整糖尿病、高血压、胆固醇/高密度脂蛋白百分比率、脂肪百分比和 IL-6	模型 1：未经调整	模型 2：调整年龄、种族、教育年限、职业、吸烟、饮酒和体力活动	模型 3：模型 2 基础上额外调整糖尿病、高血压、胆固醇/高密度脂蛋白百分比率、脂肪百分比和 IL-6
CAC (0 AU, 1~100 AU, >100~400 AU, >400 AU)	1.08 (0.94, 1.24)	1.02 (0.88, 1.19)	1.04 (0.90, 1.22)	1.20 (0.98, 1.47)	1.20 (0.97, 1.48)	1.23 (0.97, 1.54)
cIMT（标准化）	1.00 (0.87, 1.15)	0.97 (0.85, 1.11)	1.00 (0.87, 1.15)	1.16 (0.92, 1.47)	1.09 (0.88, 1.36)	1.11 (0.87, 1.41)
颈动脉斑块	1.27 (0.90, 1.80)	1.31 (0.94, 1.83)	1.34 (0.96, 1.88)	0.78 (0.38, 1.62)	0.64 (0.32, 1.28)	0.68 (0.33, 1.37)
cfPWV（标准化）	1.05 (0.90, 1.22)	0.95 (0.81, 1.12)	0.96 (0.82, 1.14)	0.95 (0.76, 1.17)	0.91 (0.71, 1.17)	0.91 (0.71, 1.17)
WMH 总体积（标准化）[b]	1.15 (1.02, 1.30)	1.04 (0.90, 1.20)	1.03 (0.89, 1.18)	1.11 (0.89, 1.39)	1.06 (0.86, 1.31)	1.12 (0.90, 1.40)
脑梗死	1.15 (0.82, 1.61)	0.96 (0.68, 1.34)	0.94 (0.67, 1.31)	0.84 (0.44, 1.61)	0.75 (0.38, 1.47)	0.79 (0.40, 1.56)
ACR（对数转换后进行标准化）	1.26 (1.12, 1.41)	1.12 (1.00, 1.26)	1.14 (1.02, 1.28)	1.04 (0.84, 1.29)	0.96 (0.77, 1.20)	0.97 (0.78, 1.21)

（续表）

相对危险度 Relative risk（95% CI）[a]

	男性（n=1 064）			女性（n=332）		
	模型 1：未经调整	模型 2：调整年龄、种族、受教育年限、职业、吸烟、饮酒和体力活动	模型 3：模型 2 基础上额外调整了糖尿病,高血压,胆固醇/高密度脂蛋白比率,脂肪百分比和 IL-6	模型 1：未经调整	模型 2：调整年龄、种族、受教育年限、职业、吸烟、饮酒和体力活动	模型 3：模型 2 基础上额外调整了糖尿病,高血压,胆固醇/高密度脂蛋白比率,脂肪百分比和 IL-6
视网膜病变	1.23 (0.90，1.69)	1.12 (0.82，1.53)	1.14 (0.82，1.59)	1.28 (0.77，2.14)	1.24 (0.74，2.08)	1.31 (0.77，2.22)
LADI（标准化）	1.08 (0.94，1.25)	1.00 (0.88，1.15)	1.07 (0.94，1.23)	1.40 (1.16，1.69)	1.43 (1.16，1.76)	1.47 (1.17，1.85)
e′（标准化）	0.87 (0.75，1.02)	0.92 (0.78，1.09)	0.89 (0.75，1.05)	1.17 (0.95，1.44)	1.28 (1.02，1.59)	1.30 (1.03，1.63)
E/e′（标准化）	1.18 (1.05，1.33)	1.08 (0.95，1.23)	1.11 (0.98，1.26)	0.85 (0.66，1.10)	0.79 (0.63，1.01)	0.81 (0.63，1.04)
NT-proBNP（对数转换后进行标准化）	1.21 (1.06，1.39)	1.11 (0.97，1.27)	1.10 (0.96，1.27)	1.16 (0.92，1.46)	1.17 (0.91，1.51)	1.27 (0.96，1.66)
肌钙蛋白（对数转换后进行标准化）	1.29 (1.11，1.50)	1.14 (0.97，1.34)	1.17 (1.00，1.37)	1.09 (0.85，1.40)	1.07 (0.83，1.39)	1.10 (0.84，1.43)

注：IL 为白细胞介素（interleukin）；CAC 为冠状动脉钙化（coronary artery calcium）；AU 为 Agatston 单位（Agatston Units）；cIMT 为颈动脉内膜厚度（carotid intima-media thickness）；cfPWV 为颈动脉-股动脉脉搏波速度（carotid to femoral pulse wave velocity）；WMH 为白质高信号（white matter hyperintensities）；ACR 为白蛋白/肌酐比值（albumin：creatinine ratio）；LADI 为左心房高度指数（left atrial diameter indexed to height）；e′ 为舒张早期峰值流速（peak velocity during early diastole）；Mitral E 为二尖瓣充盈早期血流速度（mitral flow velocity during the early filling phase）；NT-proBNP 为 N 末端脑钠肽前体（N terminal prohormone brain natriuretic peptide）。
a 使用标准误校正的改良泊松回归估计相对危险度；b 在所有模型中都对颅内容积进行了调整。

5.4　讨论

在一个以社区为基础的、多种族的、无论是否诊断为心血管疾病的样本中,我们发现在男性和女性中,大多数大血管和微血管疾病的指标都与抑郁症状水平的增加有关。社会人口学和行为特征因素,特别是身体活动,可以解释其中一些关联。这一结果与以前的研究相一致,即身体活动不足与抑郁症和心血管疾病有双向关联。我们认为这表明身体活动可能处于心血管疾病和抑郁症之间的因果通路上,因此可能部分介导了这种关联。测量的心血管危险因素并没有进一步削弱我们观察到的关联。残留的关联可能表明,大血管和微血管功能障碍是抑郁症发生的独立通路,反之亦然。我们的结果支持数据链接研究(Data Linkage Study)发现的抑郁症与 12 种临床诊断的心脏、脑血管和外周疾病之间存在关联,并暗示了潜在的共同病理生理学。由于抑郁症合并心血管疾病的患者,其抑郁症的治疗效果不佳,包括抑郁症状的持续存在、抑郁症的不稳定缓解、对抗抑郁药的高抵抗率,以及心血管疾病的治疗效果不佳,了解其潜在的机制是至关重要的。此外,我们对之前的结果进行了扩展,表明尽管有时比完整的样本更弱,亚临床 CVD 的大多数指标与抑郁症状之间的关联也存在于未诊断出 CVD 的样本中。这些发现表明,在心血管症状出现之前,CVD 就与抑郁症有关。同样值得注意的是,在亚组样本中,与微血管疾病的关联比大血管疾病保留得更多,可能是因为微血管疾病先于大血管疾病,并导致动脉粥样硬化。

尽管亚临床大血管和微血管疾病与抑郁症状之间的关联证据令人信服,但横断面研究不能充分解释具体的基本机制。最近一项纵向研究的荟萃分析发现白质增生与抑郁症的发生有关联,为支持 Alexopoulos 提出的血管性抑郁症假说提供了初步证据。血管性抑郁症假说认为,老年人的抑郁症综合征可能是由脑血管疾病引起的,也可能是由脑血管疾病诱发的,或者是由脑血管疾病延续的。然而,在一项为期 9 年的纵向研究中,没有发现视网膜微血管直径与重度抑郁症发病之间的联系,而且缺乏其他血管亚临床疾病的纵向数据。值得注意的是,抑郁症可能是由心血管事件本身引起的,是参与者对压力性生活事件的不良反应。尽管在未确诊 CVD 的人中这些关联依然是存在的,但人们清楚地知道大血管和微血管疾病与 CVD 有关。因此,我们不能排除这样的可能性,即如果人们被告知有既定的血管疾病,他们可能会在健康、患者主观功能量、独立性等方面受到感知损失的影响。另外,参与者在患血管疾病之前可能已经受到了抑郁症的影响。事实上,抑郁症可能通过自主神经和下丘脑—垂体—肾上腺轴的失调来启动或加速动脉粥样硬化的进展。除了生物机制外,抑郁症状的行为影响已被报道为亚临床动脉粥样硬化的另一个潜在机制,如身体活动减少、睡眠障碍和吸烟。

虽然亚临床冠状动脉疾病、脑血管疾病、大血管疾病、心肌损伤和抑郁症状之间的关联在男性和女性中大致相似,但我们的发现表明,男性中 ACR 的关联更强,女性中 LADI 的关联更强。在未确诊的心血管疾病参与者亚组中,我们也注意到其与完整样本中的性别差异一致。迄今为止,还没有研究探讨 ACR 和抑郁症之间的性别差异。在我们的研究中,女性的 LADI 和抑郁症状之间有更强的关联,这可能与非心脏因素有关。一个潜在的解释可能是贫血。女性比男性更容易患贫血,据报道,低血红蛋白与舒张功能障碍和充盈压增高的标志物有关。尽管在本次门诊就诊中没有测量血红蛋白,但 5 年后的随访门诊的测量表明,SABRE 研究的女性的血红蛋白水平平均比男性低 1.2 mg/dL(13.3 vs. 14.5 mg/dL)(未发表的数据)。贫血导致的疲劳和精力不足可能会被误认为抑郁症状,从而表面上增强与女性的关联。女性疲劳的另一个潜在机制可能是维生素 D 缺乏,虽然在我们的研究中没有测量,但在老年妇女中经常观察到这种情况。

本研究建立在既往文献的基础上,利用广泛深入的表型分析了一系列与抑郁症有关的心血管疾病指标。我们的研究结果支持心血管疾病和抑郁症状之间的多因素关联,这不是任何单一的心血管风险因素所能解释的。我们从未确诊的心血管疾病参与者亚组中得出的结果与完整的样本相似,因此结果不太可能受心血管疾病或诊断经验的影响。我们的研究还通过探索男性和女性的不同潜在关联来扩展以前的工作。

我们研究的几个局限性值得探讨。首先,横断面数据使我们无法研究潜在的因果关系的方向。一个时间点的协变量没有考虑到累积的或过去的暴露,我们不能排除残余的混杂。第二,进行了多重比较,增加了偶然发现的可能性。尽管我们模型中的变量是基于先验的考虑而引入的,但鉴于多重比较,需要谨慎解释。第三,我们的样本可能没有充分代表健康状况较差或社会经济地位较差的人群。第四,我们使用 GDS-10 来测量抑郁症状,使我们无法对亚临床 CVD 和抑郁症不同症状维度之间的关系进行讨论。另外,GDS-10 不能区分轻度和重度抑郁症。最后,尽管我们对一些与抑郁症状相关的常见疾病进行了调整,但我们无法排除所有患有其他疾病或正在服用药物的个体,这些疾病或药物可能使他们易患抑郁症。

总之,我们的研究结果表明,在社区的老年男性和女性样本中,临床和亚临床心血管疾病与抑郁症状有关。这些关联并不能完全用已明确的心血管风险因素来解释,而且似乎在临床上明显的 CVD 发生之前就已经存在。需要进行前瞻性的纵向研究,以更好地了解心血管疾病和抑郁症之间关系的性质,特别是在女性中。我们的研究结果表明,预防 CVD 不仅具有内在重要性,而且如果被证明是抑郁症的因果关系,可能在预防老年抑郁症方面提供额外益处。相应地,对抑郁症的干预在早期预防心血管疾病方面也有很大的前景。此外,这项工作重申了生活方式因素的重要性,特别是身体活动,其是与心血管疾病和抑郁症相关的重要上游因素。包括充分身体活动的健康生活方式可能有利于人们预防心血管疾病和抑郁症,并促进健康。对于心血管疾病合并抑郁症的患者,应强调适当的身体活动,并保证对这两种疾病的积极治疗,以促进康复。

参考文献

［1］ Wang J，Tillin T，Hughes A D, et al. Subclinical macro and microvascular disease is differently associated with depressive symptoms in men and women: Findings from the SABRE population-based study ［J］. Atherosclerosis, 2020, 312: 35-42.

［2］ Van Sloten T T, Mitchell G F, Sigurdsson S, et al. Associations between arterial stiffness, depressive symptoms and cerebral small vessel disease: cross-sectional findings from the AGES-Reykjavik Study ［J］. J Psychiatry Neurosci, 2016, 41(3): 162-168.

［3］ Van Agtmaal M J M, Houben A, Pouwer F, et al. Association of microvascular dysfunction with late-life depression: a systematic review and meta-analysis ［J］. JAMA Psychiatry, 2017, 74(7): 729-739.

［4］ Nakao Y M, Miyamoto Y, Higashi M, et al. Sex differences in impact of coronary artery calcification to predict coronary artery disease ［J］. Heart, 2018, 104(13): 1118-1124.

［5］ Sorimachi H, Kurosawa K, Yoshida K, et al. Sex differences in left ventricular afterload and diastolic function are independent from the aortic size ［J］. PLoS One, 2019, 14(4): e0214907.

## 第6章

老年人孤独感严重程度及其影响因素分析

6.1 研究背景

全球的人口老龄化问题已愈发严重。我国 2020 年第七次全国人口普查的数据显示,目前我国 65 岁以上人口占比 13.5%,相较于 2000 年的 6.96% 增长了近一倍,上海市 65 岁以上老年人口占比更是高达 16.28%。我国的人口老龄化形势不容乐观。老年人口的不断增加会提高各种躯体疾病和精神疾病的患病率。孤独感就是一个尤为重要的老年人精神卫生问题。闫志民等的研究发现,1995—2011 年,我国老年人孤独感水平呈不断上升趋势。孤独感不仅会增加老年人抑郁、认知障碍等精神疾病的患病率,降低老年人的生活满意度与幸福感,同时也会增加老年人罹患高血压等躯体疾病的概率,并与死亡率和老年人自杀想法的增加有关。

孤独感是主观层面上,由于个人的社交需求与实际社交水平之间存在差距而导致的一种痛苦的感受。Weiss 将孤独感分为社交孤独和情感孤独:社交孤独的产生是由于缺乏有参与感的社交网络;情感孤独则是由于失去或缺乏亲密的情感依恋。

目前相关领域的研究大多着眼于某一个或几个特定因素与老年人总体孤独感的关系,较少有研究分别从社交孤独、情感孤独两个维度关注各类因素对其的综合作用。既往研究结果显示,尽管社交孤独和情感孤独是相关的,但两者是不同的状态,且会影响不同特征的人群。社交孤独和情感孤独的区别与孤独感干预策略的制订有关。根据 Weiss 提出的理论框架,社交孤独也许只能通过进入社会网络,获得社会融入感得到缓解,而情感孤独也许只能通过新的或修复的亲密关系,获得依恋感得到缓解。Masi 等的荟萃分析发现,增加社会交往机会或增强社会支持的干预对减少总体孤独感效果有限。针对不同类型孤独感发生的相关因素的干预可能会更有效,但目前关于老年群体社交孤独和情感孤独相关因素的研究证据仍然不够充分。

本研究在调查上海市社区老年人孤独感现状的基础上,分别从社交孤独和情感孤独两个维度,对影响老年人孤独感的生物、行为、心理、社会及人口学因素进行综合探究,以期促进对老年人孤独感及其影响因素的深入理解,并为制订更高效、更具针对性的干预措施提供理论依据。

6.2 对象和方法

6.2.1 对象

本次研究的数据是在 2021 年 3 月到 2021 年 6 月之间于上海市浦东新区、黄浦区、静安区三个区收集的。研究对象的纳入标准为：①上海市 65 岁及以上的常住居民；②本人自愿签署知情同意书；③无语言沟通障碍或严重的认知障碍，能够配合完成调查问卷。共有 675 位老人参与了调查，排除了情感孤独和社交孤独得分缺失的样本 40 份，最终得到研究样本 635 份。

6.2.2 方法

1. 抽样方法

浦东新区代表的是远郊区，采取单纯随机抽样的方法抽取两个居委，分别是仓房村、中凌东港苑。每个居委按照上海市年龄、性别比例进行整群抽样。由社区卫生服务中心的医生对抽中的居民进行调查，对于无法访问到的调查对象、不愿配合者、因疾病无法参与调查者，采用替补对象。替补原则为居民名单上顺序往后第一位同性别、同年龄段（相差＜5 岁）的居民。若第一个替补对象仍无法完成调查，则依照此原则续选调查对象，直至完成调查。浦东新区实际收集问卷 362 份。黄浦区与静安区代表中心城区，各选取一个街道：小东门街道、共和新路街道。由于黄浦区与静安区无法取得完整的居民名单，故而采取方便抽样的方法，由社区老年志愿者和公共卫生学院的学生作为调查员，对接受社区老年服务的居民进行调查。黄浦区收集问卷 103 份，静安区收集问卷 210 份。

2. 调查方法

本次调查采用集中或入户方式，首先由调查员向受访者解释本次研究的目的、意义、研究过程和信息保密原则，受访者同意并签署知情同意书后，方可发放问卷。问卷可由受过培训的调查员协助受访者完成，或受访者独立完成后由调查员检查有无错漏项。由于视力不佳、文化程度低等填表有困难的受访者，可由调查员向受访者读出问卷，记录回答。

3. 调查内容和量表

De Jong Gierveld 孤独感量表：量表包括两个维度，分别是社交孤独维度和情感孤独维度。每个条目包括三个选项，依次为"是""一般""否"。条目 1、4、7、8、11 属于社交孤独维度，若被试者回答"否"或"一般"则计 1 分，否则计 0 分。条目 2、3、5、6、9、10 属于情感孤独维度,若被试者回答"是"或"一般"则计 1 分,否则计 0 分。该量表总分范围为 0～11 分,总分越高说明孤独感越强烈。总分为 0～2 分表示不孤独,3～8 分为中度孤独,9～10 分为重度孤独,11 分为极其孤独。杨兵等对中文版 De Jong Gierveld 孤独感量表的研究表明,该量表的 Cronbach's α 系数为 0.820,社交孤独维度、情感孤独维度的 Cronbach's α 系数分别为 0.792、0.737,具有良好的信效度,且内容简明易懂,适用于老年人孤独感的测量。

生物因素:①蒙特利尔认知评估基础量表(MoCA-B)用于评估受访者的认知水平。该量表包括执行功能、语言流畅性、定向力、计算、抽象、延迟回忆、视知觉、命名、注意 9 个认知功能的分领域,共有 30 个条目,总分 30 分。认知水平异常界限的划定与受访者的受教育程度有关:小学及以下教育水平,<19 分为异常;中学教育水平,<22 分为异常;大学及以上教育水平,<24 分为异常。②匹兹堡睡眠质量指数(Pittsburgh Sleep Quality Index, PSQI):用于评估受访者最近一个月的睡眠质量。此前的研究表明,该量表具有良好的信效度。③身体健康状况:包括过去 6 个月的总体健康状况、所患慢性躯体疾病数量、听力是否影响日常生活、是否感到记忆力衰退。

行为因素:包括是否吸烟、步行频率、运动频率。

心理因素:①抑郁—焦虑—压力量表(DASS-21):从抑郁、焦虑、压力三个方面评估受访者的负面情绪严重程度。各分量表得分越高,所对应的抑郁、焦虑、压力程度越严重。抑郁得分≤9 分为正常,10～13 分为轻度,14～20 分为中度,21～27 分为重度,≥28 分为非常严重;焦虑得分≤7 分为正常,8～9 分为轻度,10～14 分为中度,15～19 分为重度,≥20 分为非常严重;压力得分≤14 分为正常,15～18 分为轻度,19～25 分为中度,26～33 分为重度,≥34 分为非常严重。②一般自我效能量表(General Self-Efficacy Scale, GSES):该量表用于测量受访者面对环境中的挑战能否采取适应性行为的知觉或信念。共 10 个条目,总分 10～50 分,得分越高表明有更高的自我效能感。③新冠肺炎相关压力:是否担心自己感染新冠肺炎、是否担心朋友或家人感染新冠肺炎、是否对新冠肺炎的长期存在感到担心。

社会因素:①社会支持评定量表(SSRS):用于评定受访者的社会支持水平。问卷共计 10 个条目,包括三个维度:客观支持、主观支持和对支持的利用度。总得分和各分量表得分越高,说明受访者社会支持程度越好。②Lubben 社会网络量表(LSNS-6):用于评估受访者的社会隔离风险。量表包括两个维度,分别是家庭网络和朋友网络,共计 6 个条目,总分 0～30 分,得分越低表示社会隔离程度越严重。如果被试者社会网络总得分低于 12 分,说明老年人处于社会隔离中。③社会资本(The Health and Lifestyles Survey Social Capital Questionnaire):用于测量受访者居住社区相关社会资本,包括居住满意度、个人安全、邻居互相照顾、供儿童使用的设施、公共交通和老年人的娱乐设施。

共 6 个条目,总分为 -6 到 6 分,总得分越高,受访者的社区资本越好。-6~0 分提示社会资本较低,1~2 分为中等,3~4 分较高,5~6 分非常高。④其他社会因素:独居与否、与子女见面的频率。

人口学变量:用问卷记录性别、年龄、受教育水平、家庭收入和婚姻状况。

6.2.3　数据分析

使用 Epidata 3.1 录入数据,通过 Stata 16.0 建立数据库,并进行整理分析。研究所涉及的各变量中,性别、年龄无缺失,缺失值数量最多为 162(社会支持总分),最大缺失比例为 25.5%。使用链式方程多重插补法(Multiple Imputation by Chained Equations)对缺失值进行插补,插补模型纳入了表 6.1 所示所有与孤独感相关的变量。对连续变量、有序多分类变量、无序多分类变量、二分类变量分别采用预测均值匹配法、ologit 回归、mlogit 回归、logit 回归进行多重插补。共创建了 40 个插补的完整数据集,对所有数据集进行综合统计分析,报告综合后的插补结果。通过经验法则 M>100×FMI 判定模型的插补效果。

正态分布的计量资料以均数和标准差表示,非正态分布的计量资料以中位数和四分位数表示。分类资料以频数和百分比表示。二分类变量采用 Wilcoxon 秩和检验,多分类及连续变量采用 Kruskal-Wallis 秩检验进行描述性分析。计算所有受访者 De Jong Gierveld 孤独感量表分量表的平均值 + 标准差,以此分别作为社交孤独与情感孤独的二分类截断值。情感孤独得分的平均值是 3.9,标准差是 1.7,从而确定其截断值为 5.6。社交孤独得分的平均值是 2.9,标准差是 1.7,从而确定其截断值为 4.6。

各变量与社交孤独的相关性分析,先采用二元 logistic 回归单独分析各个变量与社交孤独的相关性,之后将与社交孤独显著相关的变量按照因素种类(一般人口学变量、生物因素、行为因素、心理因素、社会因素)分别进行多元 logistic 回归分析,最后将各个因素种类中与社交孤独显著相关的变量纳入到最终模型中进行多元 logistic 回归。各变量与情感孤独的相关性分析方法亦如此。本研究中所有分析的检验水准 $\alpha=0.05$,P 值为双侧概率。

6.3　结果

6.3.1　老年人的孤独感现状及其影响因素

参与本次研究的 635 位老人中,女性有 392 位,占比 61.7%,男性 243 位,占比 38.3%。受访老人的年龄中位数是 70.4 岁。所有受访者中,不孤独的老人仅有 53 位,占比 8.4％；中度孤独的老人 373 位，占比 58.7％；重度孤独的老人 137 位，占比 21.6％；有 72 位老人处于极度孤独，占比 11.3％，见表 6.1。

　　一般人口学特征中，性别（$P<0.001$）、受教育水平（$P<0.001$）及婚姻状况（$P=0.004$）与老年人的孤独感程度显著相关。女性、受教育水平高、在婚的老年人倾向于有更低的孤独感水平。生物因素中，听力状况（$P=0.035$）、过去 6 个月的总体健康状况（$P=0.012$）及睡眠质量（$P<0.001$）与老年人孤独感显著相关。听力状况较差、总体健康状况较差、睡眠质量较差的老人孤独感程度更高。行为因素中，步行频率更低的老人，更可能有较高的孤独感程度（$P=0.006$）。心理因素中，抑郁（$P<0.001$）、焦虑（$P<0.001$）、压力（$P=0.006$）及自我效能（$P<0.001$）均与孤独感程度有显著关联。有抑郁、焦虑、压力症状及自我效能得分低的老人更可能感受到孤独。社会因素中，社会支持总分（$P<0.001$）、社会隔离风险（$P=0.005$）及社会资本情况（$P<0.001$）与孤独感程度显著相关。社会支持总分较低、有社会隔离风险、社会资本较低的老人孤独感程度更高。

表 6.1　635 位社区老年人的孤独感程度及其影响因素

	总体 $n=635(100\%)$ $n(\%)$或中位数(IQR)	孤独感程度				P 值
		不孤独 $n=53(8.4\%)$ $n(\%)$或中位数(IQR)	中度孤独 $n=373(58.7\%)$ $n(\%)$或中位数(IQR)	重度孤独 $n=137(21.6\%)$ $n(\%)$或中位数(IQR)	极其孤独 $n=72(11.3\%)$ $n(\%)$或中位数(IQR)	
一般人口学特征						
性别						**<0.001**
男性	243 (38.3)	18 (7.4)	124 (51.0)	65 (26.8)	36 (14.8)	
女性	392 (61.7)	35 (8.9)	249 (63.5)	72 (18.4)	36 (9.2)	
年龄	70.4 (66.9, 75.4)	69.7 (66.4, 72.5)	70.3 (67.0, 75.5)	71.2 (67.4, 76.3)	69.4 (65.9, 74.9)	0.143
受教育水平						**<0.001**
小学及以下	106 (16.8)	5 (4.7)	49 (46.2)	36 (34.0)	16 (15.1)	
初高中或中专	457 (72.5)	41 (9.0)	283 (61.9)	82 (17.9)	51 (11.2)	
大学及以上	67 (10.6)	7 (10.4)	40 (59.7))	17 (25.4)	3 (4.5)	
家庭收入						0.357
较好	46 (7.3)	5 (10.9)	28 (60.9)	8 (17.4)	5 (10.9)	
一般	509 (80.8)	43 (8.5)	300 (58.9)	112 (22.0)	54 (10.6)	
较差	75 (11.9)	4 (5.3)	43 (57.3)	16 (21.3)	12 (16.0)	
婚姻状况						**0.004**

（续表）

	总体 n=635(100%) n(%)或中位数(IQR)	孤独感程度				P值
		不孤独 n=53(8.4%) n(%)或中位数(IQR)	中度孤独 n=373(58.7%) n(%)或中位数(IQR)	重度孤独 n=137(21.6%) n(%)或中位数(IQR)	极其孤独 n=72(11.3%) n(%)或中位数(IQR)	
在婚	503 (79.8)	49 (9.7)	302 (60.0)	102 (20.3)	50 (10.0)	
未婚	13 (2.1)	1 (7.7)	4 (30.8)	6 (46.1)	2 (15.4)	
离异或丧偶	114 (18.1)	3 (2.6)	65 (57.0)	27 (23.7)	19 (16.7)	
生物学特征						
所患慢性躯体疾病数量	1 (0, 2)	1 (0, 1)	1 (0, 2)	1 (0, 2)	1 (0, 2)	0.316
听力影响生活						**0.035**
否	516 (81.9)	48 (9.3)	310 (60.1)	96 (18.6)	62 (12.0)	
是	114 (18.1)	5 (4.4)	61 (53.5)	39 (34.2)	9 (7.9)	
过去6个月的总体健康状况						**0.012**
较好	581 (91.9)	52 (8.9)	346 (59.6)	117 (20.1)	66 (11.4)	
较差	51 (8.1)	1 (2.0)	25 (49.0)	19 (37.2)	6 (11.8)	
感到记忆力衰退						0.121
否	262 (41.6)	29 (11.1)	155 (59.2)	45 (17.2)	33 (12.6)	
是	367 (58.4)	24 (6.5)	215 (58.6)	90 (24.5)	38 (10.4)	
睡眠质量						**<0.001**
好	302 (56.9)	39 (12.9)	187 (61.9)	53 (17.6)	23 (7.6)	
差	229 (43.1)	7 (3.1)	128 (55.9)	57 (24.9)	37 (16.2)	
MoCA-B评估结果						0.339
正常	403 (64.1)	39 (9.7)	236 (58.6)	81 (20.1)	47 (11.7)	
异常	226 (35.9)	14 (6.2)	134 (59.3)	55 (24.3)	23 (10.2)	
行为特征						
吸烟						0.287
否	548 (86.8)	46 (8.4)	323 (58.9)	123 (22.5)	56 (10.2)	
是	83 (13.2)	5 (6.0)	49 (59.0)	13 (15.7)	16 (19.3)	
步行频率						**0.006**
每周至少3天	411 (65.8)	40 (9.7)	249 (60.6)	81 (19.7)	41 (10.0)	
每周不超过2天	214 (34.2)	12 (5.6)	118 (55.1)	53 (24.8)	31 (14.5)	

（续表）

	总体 $n=635(100\%)$ $n(\%)$或中位 数(IQR)	孤独感程度				P 值
		不孤独 $n=53(8.4\%)$ $n(\%)$或中位 数(IQR)	中度孤独 $n=373(58.7\%)$ $n(\%)$或中位 数(IQR)	重度孤独 $n=137(21.6\%)$ $n(\%)$或中位 数(IQR)	极其孤独 $n=72(11.3\%)$ $n(\%)$或中位 数(IQR)	
运动频率						0.067
至少每周一次	295 (48.4)	27 (9.2)	181 (61.4)	55 (18.6)	32 (10.8)	
从不	314 (51.6)	23 (7.3)	175 (55.7)	78 (24.8)	38 (12.1)	
心理学特征						
担心自己感染新冠						0.286
否	507 (80.6)	39 (7.7)	297 (58.6)	113 (22.3)	58 (11.4)	
是	122 (19.4)	14 (11.5)	71 (58.2)	24 (19.7)	13 (10.7)	
担心朋友或家人感染 新冠						0.139
否	485 (76.9)	39 (8.0)	279 (57.5)	109 (22.5)	58 (12.0)	
是	146 (23.1)	14 (9.6)	91 (62.3)	28 (19.2)	13 (8.9)	
担心新冠的长期存在						0.636
否	460 (73.0)	38 (8.3)	267 (58.0)	104 (22.6)	51 (11.1)	
是	170 (27.0)	15 (8.8)	102 (60.0)	33 (19.4)	20 (11.8)	
抑郁						**<0.001**
否	511 (82.4)	53 (10.4)	319 (62.4)	98 (19.2)	41 (8.0)	
是	109 (17.6)	0 (0.0)	45 (41.3)	35 (32.1)	29 (26.6)	
焦虑						**<0.001**
否	492 (79.4)	51 (10.4)	313 (63.6)	81 (16.5)	47 (9.6)	
是	128 (20.6)	1 (0.8)	53 (41.4)	49 (38.3)	25 (19.5)	
压力						**0.006**
否	589 (94.8)	53 (9.0)	347 (58.9)	122 (20.7)	67 (11.4)	
是	32 (5.2)	0 (0.0)	14 (43.8)	14 (43.8)	4 (12.5)	
自我效能得分	22 (20, 30)	30 (21, 36)	24 (20, 31)	20 (18, 24)	20 (20,24)	**<0.001**
社会因素特征						
居住情况						0.124
与他人同居	559 (89.6)	53 (9.5)	328 (58.7)	118 (21.1)	60 (10.7)	
独居	65 (10.4)	0 (0.0)	42 (64.6)	14 (21.5)	9 (13.9)	
与子女见面的频率						0.105

（续表）

	总体 n＝635(100%) n（%）或中位数（IQR）	孤独感程度				P 值
		不孤独 n＝53(8.4%) n（%）或中位数（IQR）	中度孤独 n＝373(58.7%) n（%）或中位数（IQR）	重度孤独 n＝137(21.6%) n（%）或中位数（IQR）	极其孤独 n＝72(11.3%) n（%）或中位数（IQR）	
至少每周一次	511 (82.7)	39 (7.6)	299 (58.5)	112 (22.0)	61 (11.9)	
每月一次或更少	107 (17.3)	14 (13.1)	63 (58.9)	19 (17.8)	11 (10.3)	
社会支持总分	39 (34, 44)	43 (40, 48)	40 (34.5, 45)	36.5 (32, 41)	35 (32, 40)	<0.001
社会隔离风险						0.005
无	430 (71.0)	47 (10.9)	252 (58.6)	88 (20.5)	43 (10.0)	
有	176 (29.0)	4 (2.3)	106 (60.2)	41 (23.3)	25 (14.2)	
社会资本						<0.001
较高	355 (57.4)	38 (10.7)	229 (64.5)	65 (18.3)	23 (6.5)	
较低	263 (42.6)	14 (5.3)	137 (52.1)	68 (25.9)	44 (16.7)	

注：P 值<0.05 以粗体显示。二分类变量采用 Wilcoxon 秩和检验，多分类及连续变量采用 Kruskal-Wallis 秩检验进行描述性分析。本表格为未经过插补的观察数据，因存在少量缺失值，部分变量合计小于总数 635。

6.3.2　对 11 项 De Jong Gierveld 孤独感量表的描述性分析

对 11 项 De Jong Gierveld 孤独感量表各个条目的描述性分析如表 6.2 所示，包括各个条目选择"是""一般""否"的人数及其所占比例。在所有条目中，报告孤独比例最高的条目是"我怀念和别人在一起的快乐时光"，有 50.4% 的老年人在这一条目回答了"是"。此外，也有 18.9% 的老年人在条目 6 表示自己的朋友和熟人的圈子太小了，有 16.7% 的老年人在条目 1 表示并不是总有人能够与自己谈论日常生活中的一些问题。

表 6.2　对 11 项 De Jong Gierveld 孤独感量表的描述性分析

条目	是 n（%）	一般 n（%）	否 n（%）
1. 总有人可以和我谈论我日常生活中的一些问题	273 (43.0)	256 (40.3)	106 (16.7)
2. 我希望能有一个真正亲密的朋友	101 (15.9)	344 (54.2)	190 (29.9)
3. 我感到空虚	38 (6.0)	259 (40.8)	338 (53.2)
4. 当遇到问题时，我有很多可以依靠的人	278 (43.8)	291 (45.8)	66 (10.4)
5. 我怀念和别人在一起的快乐时光	320 (50.4)	265 (41.7)	50 (7.9)
6. 我发现我的朋友和熟人的圈子太小了	120 (18.9)	375 (59.1)	140 (22.0)
7. 我有很多可以绝对信任的人	190 (29.9)	385 (60.6)	60 (9.5)
8. 有足够多的人让我感到亲近	242 (38.1)	353 (55.6)	40 (6.3)

（续表）

条目	是 $n(\%)$	一般 $n(\%)$	否 $n(\%)$
9. 我真希望有人陪伴在我周围	86 (13.5)	345 (54.3)	204 (32.1)
10. 我常感到被排挤	19 (3.0)	184 (29.0)	432 (68.0)
11. 每当有需要时,我都可以找我的朋友	326 (51.3)	246 (38.7)	63 (10.0)

注:条目 1、4、6、7、8、10、11 属于社交孤独维度,条目 2、3、5、9 属于情感孤独维度。

6.3.3　各因素变量对社交孤独影响的回归分析

根据社交孤独得分的结果,在所有受访者中,有 163 位受访老年人存在社交孤独,占比 25.7%。如表 6.3 所示,在控制了其他重要变量的情况下(模型 3),性别($OR=0.51$,95% CI 0.34,0.76)、自我效能得分($OR=0.97$,95% CI 0.94,1.00)、社会支持总分($OR=0.96$,95% CI 0.92,0.99)仍然与老年人的社会孤独显著相关。女性、自我效能得分高、社会支持总分高的老年人更不容易有社会孤独。在只考虑单一因素种类的变量与社会孤独的相关性时(模型 2),未婚、睡眠质量差、步行频率低、社会资本较低的老年人也更容易产生社会孤独,但是这种关联在同时纳入了其他因素的重要相关变量后便不再显著了。

表 6.3　社区老年人社交孤独影响因素的 logistic 回归分析结果

	社交孤独					
	模型 1		模型 2		模型 3	
	OR (95% CI)	P	OR (95% CI)	P	OR (95% CI)	P
一般人口学特征						
性别						
男性	参照组		参照组		参照组	
女性	0.55 (0.38, 0.79)	**0.001**	0.52 (0.36, 0.76)	**0.001**	0.51 (0.34, 0.76)	**0.001**
年龄	0.99 (0.96, 1.02)	0.442				
受教育水平						
小学及以下	参照组					
初高中或中专	1.04 (0.64, 1.69)	0.885				
大学及以上	1.12 (0.56, 2.24)	0.752				
家庭收入						

（续表）

	社交孤独					
	模型 1		模型 2		模型 3	
	OR（95% CI）	*P*	*OR*（95% CI）	*P*	*OR*（95% CI）	*P*
较好	参照组					
一般	1.25 (0.60, 2.58)	0.554				
较差	1.41 (0.60, 3.35)	0.432				
婚姻状况						
在婚	参照组		参照组		参照组	
未婚	3.50 (1.16, 10.58)	**0.026**	3.66 (1.19, 11.24)	**0.023**	3.16 (0.95, 10.56)	0.061
离异或丧偶	1.15 (0.73, 1.83)	0.544	1.34 (0.84, 2.15)	0.224	0.94 (0.56, 1.58)	0.819
生物因素						
所患慢性躯体疾病数量	1.00 (0.83, 1.20)	0.986				
听力影响生活						
否	参照组					
是	1.10 (0.700, 1.74)	0.675				
最近半年健康状况						
较好	参照组					
较差	1.64 (0.90, 3.01)	0.107				
感到记忆力衰退						
否	参照组					
是	1.03 (0.71, 1.47)	0.890				
睡眠质量						
好	参照组		参照组		参照组	
差	1.74 (1.19, 2.55)	**0.004**	1.74 (1.19, 2.55)	**0.004**	1.52 (0.99, 2.32)	0.055
MoCA-B 评估结果						
正常	参照组					

（续表）

	社交孤独					
	模型 1		模型 2		模型 3	
	OR（95% CI）	P	OR（95% CI）	P	OR（95% CI）	P
异常	1.38 (0.96, 2.00)	0.083				
行为因素						
吸烟						
否	参照组					
是	1.46 (0.88, 2.40)	0.139				
步行频率						
每周至少 3 天	参照组		参照组		参照组	
每周不超过 2 天	1.56 (1.08, 2.26)	**0.018**	1.56 (1.08, 2.26)	**0.018**	1.28 (0.86, 1.90)	0.231
运动频率						
至少每周一次	参照组					
从不	1.37 (0.95, 1.97)	0.092				
心理因素						
担心自己感染新冠肺炎						
否	参照组					
是	0.62 (0.38, 1.01)	0.057				
担心朋友或家人感染新冠肺炎						
否	参照组		参照组			
是	0.52 (0.33, 0.84)	**0.008**	0.65 (0.36, 1.18)	0.160		
担心新冠肺炎的长期存在						
否	参照组		参照组			
是	0.57 (0.37, 0.88)	**0.011**	0.60 (0.34, 1.06)	0.078		
抑郁						
否	参照组		参照组			

（续表）

	社交孤独					
	模型 1		模型 2		模型 3	
	OR（95% CI）	P	OR（95% CI）	P	OR（95% CI）	P
是	2.17 (1.41, 3.35)	**<0.001**	1.73 (0.96, 3.11)	0.068		
焦虑						
否	参照组		参照组			
是	1.87 (1.24, 2.83)	**0.003**	1.25 (0.71, 2.20)	0.443		
压力						
否	参照组					
是	1.31 (0.61, 2.83)	0.491				
自我效能得分	0.95 (0.92, 0.97)	**<0.001**	0.95 (0.93, 0.98)	**0.001**	0.97 (0.94, 1.00)	**0.028**
社会因素						
居住情况						
与他人同居	参照组					
独居	0.96 (0.53, 1.74)	0.883				
与子女见面的频率						
至少每周一次	参照组					
每月一次或更少	0.89 (0.55, 1.44)	0.625				
社会支持总分	0.94 (0.91, 0.96)	**<0.001**	0.94 (0.91, 0.97)	**<0.001**	0.96 (0.92, 0.99)	**0.007**
社会隔离风险						
无	参照组		参照组			
有	1.48 (1.01, 2.19)	**0.047**	0.99 (0.63, 1.53)	0.947		
社会资本						
较高	参照组		参照组		参照组	
较低	2.05 (1.42, 2.95)	**<0.001**	1.77 (1.21, 2.58)	**0.003**	1.48 (1.00, 2.21)	0.052

注：OR 为 Odds Ratio，比值比；95% CI 为 95% confidence interval，95% 置信区间。显著相关（$P<0.05$）用粗体表示。

模型 1：未控制其他变量的二元 Logistic 回归模型；模型 2：将模型 1 中与社交孤独显著相关的变量按照因素分类分别纳入控制模型；模型 3：控制了模型 2 中所有与社交孤独显著相关的变量。

6.3.4　各因素变量对情感孤独影响的回归分析

根据情感孤独得分的结果,在所有受访者中,有 133 位受访老年人存在情感孤独,占比 20.9%。各因素变量对情感孤独影响的回归分析结果见表 6.4。在控制了所有重要变量的前提下(模型 3),受教育水平[初高中或中专:$OR=0.56$, 95% CI (0.34, 0.95); 大学及以上:$OR=0.31$, 95% CI (0.11, 0.84)]、抑郁症状[$OR=3.31$, 95% CI (2.01, 5.46)]、自我效能得分[$OR=0.96$, 95% CI (0.93, 0.99)]及社会资本[$OR=2.03$, 95% CI (1.30, 3.18)]仍然与老年人的情感孤独情况有显著相关性。受教育水平更高、自我效能更高的老年人更不容易有情感孤独,但有抑郁症状、社会资本较低的老年人则更容易产生情感孤独。只考虑单一因素分类下的变量与情感孤独的相关性时(模型 2),离异或丧偶、睡眠质量差、步行频率低、社会支持总分低也与老年人的情感孤独有显著相关,但是这种关联在同时控制了各因素变量后便失去了统计学意义。

表 6.4　社区老年人情感孤独影响因素的 Logistic 回归分析结果

	情感孤独					
	模型 1		模型 2		模型 3	
	OR (95% CI)	P	OR (95% CI)	P	OR (95% CI)	P
一般人口学特征						
性别						
男性	参照组					
女性	0.82 (0.55, 1.20)	0.306				
年龄	0.99 (0.96, 1.02)	0.514				
受教育水平						
小学及以下	参照组		参照组		参照组	
初高中或中专	0.40 (0.25, 0.63)	<0.001	0.45 (0.28, 0.72)	0.001	0.56 (0.34, 0.95)	0.030
大学及以上	0.17 (0.07, 0.43)	<0.001	0.18 (0.07, 0.46)	<0.001	0.31 (0.11, 0.84)	0.021
家庭收入						
较好	参照组					
一般	0.84 (0.40, 1.76)	0.648				

（续表）

	情感孤独					
	模型 1		模型 2		模型 3	
	OR (95% CI)	P	OR (95% CI)	P	OR (95% CI)	P
较差	1.91 (0.82, 4.44)	0.135				
婚姻状况						
在婚	参照组		参照组		参照组	
未婚	1.36 (0.37, 5.01)	0.648	1.21 (0.32, 4.62)	0.783	0.66 (0.15, 2.92)	0.581
离异或丧偶	2.18 (1.38, 3.42)	**0.001**	1.95 (1.21, 3.12)	**0.006**	1.48 (0.86, 2.57)	0.158
生物因素						
所患慢性躯体疾病数量	1.20 (0.99, 1.46)	0.068				
听力影响生活						
否	参照组					
是	1.09 (0.66, 1.78)	0.744				
最近半年健康状况						
较好	参照组					
较差	1.17 (0.60, 2.31)	0.645				
感到记忆力衰退						
否	参照组					
是	1.10 (0.74, 1.63)	0.628				
睡眠质量						
好	参照组		参照组		参照组	
差	2.26 (1.49, 3.44)	**<0.001**	2.26 (1.49, 3.44)	**<0.001**	1.53 (0.95, 2.46)	0.078
MoCA - B 评估结果						
正常	参照组					
异常	0.89 (0.59, 1.33)	0.557				
行为因素						

（续表）

	情感孤独					
	模型 1		模型 2		模型 3	
	OR（95% CI）	P	OR（95% CI）	P	OR（95% CI）	P
吸烟						
否	参照组					
是	1.42 (0.84, 2.42)	0.191				
步行频率						
每周至少 3 天	参照组		参照组		参照组	
每周不超过 2 天	1.51 (1.02, 2.24)	**0.041**	1.51 (1.02, 2.24)	**0.041**	0.83 (0.52, 1.31)	0.417
运动频率						
至少每周一次	参照组					
从不	1.09 (0.74, 1.61)	0.664				
心理因素						
担心自己感染新冠肺炎						
否	参照组					
是	1.16 (0.72, 1.86)	0.551				
担心朋友或家人感染新冠肺炎						
否	参照组					
是	1.07 (0.69, 1.68)	0.756				
担心新冠肺炎长期存在						
否	参照组					
是	1.08 (0.70, 1.66)	0.729				
抑郁						
否	参照组		参照组		参照组	
是	5.08 (3.26, 7.91)	**<0.001**	3.64 (1.94, 6.86)	**<0.001**	3.31 (2.01, 5.46)	**<0.001**

（续表）

	情感孤独					
	模型 1		模型 2		模型 3	
	OR（95% CI）	P	OR（95% CI）	P	OR（95% CI）	P
焦虑						
否	参照组		参照组			
是	3.53（2.31, 5.40）	<0.001	1.40（0.78, 2.53）	0.261		
压力						
否	参照组		参照组			
是	2.98（1.44, 6.15）	0.003	0.75（0.32, 1.75）	0.499		
自我效能得分	0.93（0.90, 0.96）	<0.001	0.95（0.92, 0.98）	0.001	0.96（0.93, 0.99）	0.020
社会因素						
居住情况						
与他人同居	参照组		参照组			
独居	1.84（1.04, 3.24）	0.035	1.48（0.79, 2.78）	0.217		
与子女见面的频率						
至少每周一次	参照组					
每月一次或更少	0.79（0.46, 1.34）	0.380				
社会支持总分	0.95（0.92, 0.98）	<0.001	0.96（0.93, 0.99）	0.014	0.99（0.96, 1.03）	0.732
社会隔离风险						
无	参照组					
有	1.25（0.82, 1.90）	0.300				
社会资本						
较高	参照组		参照组		参照组	
较低	2.63（1.76, 3.93）	<0.001	2.38（1.58, 3.60）	<0.001	2.03（1.30, 3.18）	0.002

注：OR 为 Odds Ratio，比值比；95% CI 为 95% confidence interval，95% 置信区间。显著相关（P<0.05）用粗体表示。

模型 1，2，3：同表 6.3。

6.4　讨论

在本次研究中,上海市社区老年人的孤独感患病率较高,仅有 8.4% 的老年人不孤独。相比于其他相关研究,本研究报告的老年人孤独感比例似乎更高。例如,2011—2012 年在上海市崇明区开展的一项研究结果显示,分别有 58.9% 及 25.7% 的老年人报告了中度及中高度的孤独感;而 2014 年在辽宁省丹东市开展的另一项研究则报道了 74.7% 的老年人有中度及中高度的孤独感。这种差异一方面可能是由于我们采用了不同的调查量表,另一方面也提醒我们上海市社区老年人的孤独现状不容乐观。

在一般人口学特征上,我们的结果显示,女性、受教育水平高、在婚的老年人孤独感程度更低。有关受教育水平与婚姻状况对孤独感的影响,我们与此前大部分相关研究的结果较为一致。受教育水平更高的老年人,一般而言经济、文化水平都更高,他们可能有更多可以参与的事情,也能够更好地调节自己的情绪,所以更不容易感到孤独。我们在进一步的研究中发现,在控制了其他重要因素的前提下(模型 3),受教育水平更高的老年人情感孤独得分明显更低,但不同受教育水平的老年人社交孤独得分则没有显著差异,这也部分印证了推测,更高的受教育水平可能能够通过帮助老年人更好的排解孤独情绪来降低孤独感程度。在婚老年人由于有伴侣的陪伴,能够分享情感和满足亲密需求,通常而言相比于未婚、离异或丧偶的老年人更不容易感到孤独。在仅考虑一般人口学特征对情感孤独或社交孤独的影响时(模型 2),未婚老年人有社会孤独的概率大约是在婚老年人的 3 倍,而离异或丧偶的老年人有情感孤独的概率大约是在婚老年人的 2 倍。这可能是由于未婚老年人由于缺少伴侣、子女,其社会联系相对较少,故而容易有更高的社会孤独得分。而离异或丧偶的老年人虽然缺少伴侣,但是可能有子女等的陪伴,故而社交孤独不明显,但由于曾经的生活状态被打破,感到被遗弃和焦虑,可能有更高的情感孤独得分,这与 O'Suilleabhain 等的研究结果一致。

在性别对孤独感的影响上,我们的结果显示女性的孤独感程度更低。这与一些研究的结果一致,可能是由于男性更不易表达自己的情感,相对更难以建立亲密关系等导致的。不过也有一些研究的结果表明女性更容易感到孤独,但 Golden 等的研究认为,这可能是由于平均寿命更长的女性可能比男性更容易受到亲人离世等客观因素的影响,而主观因素上女性似乎并不比男性更易感到孤独。我们在进一步对各因素对社交孤独和情感孤独的影响的回归分析中发现,女性患社交孤独的比例明显低于男性,这种差异即使在考虑了其他重要因素后依旧具有统计学意义,但是二者在情感孤独上并无显著差异,这与 De Jong Gierveld 等人的研究结果一致。这可能是由于相比于男性,女性更善于建立和维持社交关系。

在生物因素上，听力状况较差以致影响日常生活的老年人、健康状况较差及睡眠质量差的老年人孤独感程度更高。在回归分析中，睡眠质量与老年人的社交孤独与情感孤独均显著相关，尽管在同时控制了其他因素后（模型3）这一相关性的置信区间略为变宽。此前已有许多研究表明了睡眠质量对孤独感的影响，与此同时，不少研究证明孤独感可以影响睡眠质量，这提示我们应当注意二者间的双向作用。

在行为因素中，仅考虑行为因素相关变量时，步行频率与社交孤独和情感孤独均显著相关。但是在同时纳入了其他因素后（模型3）这种关联失去了统计学意义，这可能提示我们步行频率与抑郁、自我效能等其他因素间可能存在中介效应，而鼓励老年人增加每周外出散步的频率或许有助于预防孤独感。

在心理因素中，社交孤独和情感孤独均与受访者的一般自我效能得分有显著负相关，这与此前我国相关研究的结果一致。自我效能是指个体对自己成功达成某个目标或解决某种困难的能力的信念。自我效能感低的老年人，对自己应对困难处境的信心不足，更容易产生焦虑、抑郁等负面情绪，而且可能会期望通过减少社交等防御性行为来被动地适应环境，更易产生孤独感。同时我们发现，在控制了其他重要相关变量（模型3）的前提下，抑郁对老年人的情感孤独依旧有显著的负面影响，但是抑郁与社交孤独则没有显著相关性，这与Peerenboom等的研究结果一致。该研究指出，抑郁症状与情感孤独之间的相关性与高神经质、内向性格及低掌控感的个人性格特征有关，当老年人存在抑郁症状时，这些性格特征可能会对个体产生更多的负面影响，加重情感孤独。关于抑郁与孤独感之间的关系目前尚无定论，一些研究认为二者之间的影响是双向的，由于缺乏可依恋的亲密关系而导致的情感孤独既可能是抑郁症状的原因，同时也可能是抑郁症状的结果。而McHugh等的研究则认为抑郁症状可以预测社交孤独和情感孤独，但反过来社交孤独和情感孤独皆不能预测抑郁症状。

在社会因素中，仅控制社会因素里的重要变量（模型2）时，社会支持总分和社会资本与社交孤独和情感孤独均有显著相关性。社会支持总分低、社会资本较低的老年人更容易有社交孤独和情感孤独。虽然在控制了其他维度的影响因素之后，他们之间的相关性有所降低，但社会支持仍然显著影响社交孤独，社会资本也与情感孤独相关。与我们的结果相似，包含中国地区在内的多项研究发现，老年人更低的社会资本与更高的孤独感相关。而一项在上海市崇明区进行的研究也表明，孤独感与社会支持之间呈负相关。这都表明通过各种方式增加老年人的社会支持、提高社会资本，对于改善和预防其孤独具有重要意义。

相比于以往研究，本研究从社交孤独和情感孤独两个维度，综合探讨了一般人口学特征、生物因素、行为因素、心理因素及社会因素等诸类因素变量对孤独感的影响，对进一步深入探究各因素与孤独感的关系具有借鉴意义。本研究也具有局限性：其一，本次研究为横断面研究，无法推知变量间的因果关系；其二，调查对象是上海市社区老年人，这种特质性以及较小的样本量使得无法将结论推广到所有老年人；其三，静安区和黄浦区采取的是方便抽样，一些身体状况较差、社会隔离程度高的老年人可能由于与社区缺少联系而没有被访问到，这可能会导致在回归分析中对相关变量作用的低估；其四，本研究数据是基于受访者的自我报告，可能存在报告偏差，而且由于一些老年人身体状况不佳，部分问卷是在调查员协助下完成的，这可能会增加社会期望偏差。

综上所述，大多数上海市社区老年人有着中度及以上的孤独感，性别、自我效能和社会支持是社交孤独最显著的影响因素，受教育水平、抑郁、自我效能和社会资本则显著影响情感孤独。在各类影响因素中，心理因素和社会因素对孤独感的作用似乎更为密切，对社交孤独和情感孤独都有显著影响的自我效能尤其值得关注。这也提示我们在对老年人孤独感进行干预时，在重点改善老年人的社交网络、提高社会支持水平的同时，也可以通过为老年人设定一些易于达成的小目标、进行言语夸奖等方式提高老年人自我效能感，从而改善孤独感水平。

参考文献

［1］Wang J Y, Lloyd-Evan B, Marston L, et al. Loneliness as a predictor of outcomes in mental disorders among people who have experienced a mental health crisis: a 4-month prospective study ［J］. Bmc Psychiatry, 2020, 20(1): 1-12.

［2］Domenech-Abella J, Mundo J, Haro J M, et al. Anxiety, depression, loneliness and social network in the elderly: Longitudinal associations from The Irish Longitudinal Study on Ageing (TILDA) ［J］. J Affect Disorders, 2019, 246: 82-88.

［3］闫志民，李丹，赵宇晗，等. 日益孤独的中国老年人：一项横断历史研究 ［J］. 心理科学进展，2014, 22(07): 1084-1091.

［4］Dahlberg L, Mckee K J. Correlates of social and emotional loneliness in older people: evidence from an English community study ［J］. Aging Ment Health, 2014, 18(4): 504-514.

## 第7章

老年人抑郁、焦虑症状和孤独感、社会隔离的纵向关系研究

7.1 研究背景

7.1.1 背景意义

1. 严峻的人口老龄化形势

人口老龄化已经成为一个全球性问题,根据世界卫生组织的定义,若一个国家65岁及以上的人口占比超过7%,则说明该国已有严峻的人口老龄化形势。2020年,全球65岁以上的人口数为7.27亿,占世界总人口数的9.3%。根据联合国的估计,到2050年,全球范围内65岁以上的老龄人口数将超过15亿,占比达16%。我国2020年第七次全国人口普查的数据也显示,目前我国65岁以上人口已达19 064万人,占到了总人口数的13.5%,这一数据相较于2000年的6.96%增长了将近一倍。目前来看,无论是我国还是世界范围内,都面临着严峻的人口老龄化形势。

2. 老年人群的精神卫生问题

人口老龄化给公共卫生带来了诸多挑战,不仅是躯体疾病的负担增加,精神疾病的负担也大大增大。老年人行动能力下降、更易患有躯体疾病等特殊的生理特点,以及退休、亲朋过世、社会地位下降等因素,都可能加重老年人的社会隔离及孤独感,导致老年人精神疾病的产生或恶化。根据世界卫生组织的报道,超过20%的60岁及以上的老年人存在精神卫生问题。抑郁和焦虑是老年人群中最容易出现的情绪问题,不仅会严重影响老年人的身心健康和生活质量,也会增加老年人伤残和自杀的风险,同时给社会带来巨大的经济负担。

3. 社会隔离和孤独感下的老年人

在20世纪末,社会联结和人际关系数量、质量的重要性,成为健康社会决定因素实证研究的重要焦点。在与社会联结相关的广泛概念中,社会隔离和孤独感分别代表缺少社会联结的客观和主观体验,作为影响人类健康的两大关键因素尤其受到关注。社会隔

离和孤独感与老年人的躯体和精神健康以及长寿密切相关,因为变老伴随的一系列问题,如关系丧失、疾病发作和功能下降,都是社会隔离和孤独感的危险因素,且它们对老年人的健康和长寿确实有显著影响。例如,荟萃分析发现老年社会隔离和孤独感与多种疾病发病风险增高相关,包括痴呆发病风险增加 50%,冠状动脉疾病或脑卒中发病风险增加 30%,以及全因死亡率风险增加 26%。随着中国步入老龄化社会,预防或延缓老年精神疾病就显得尤为重要了,但相比于躯体疾病、缺乏运动、应激事件等危险因素,社会隔离和孤独感方面的研究仍然较少。

7.1.2　国内外研究现状

1. 老年抑郁、焦虑的研究现状

抑郁症状是以持续、显著的思维迟缓、心情低落、意志活动减退、认知功能损害和躯体症状为主要临床特征的一类心境障碍。焦虑症状是指在没有明显的客观因素或充足证据的前提下,个体对自身处境做出过分严重的估计而出现的不安情绪。一项基于 2010 年世界卫生组织数据库的研究显示,抑郁与焦虑都位于全球十大致残原因之列(以伤残寿命损失年衡量),而抑郁更是以 10.3% 的全球疾病负担占比居于首位。国内外现有的研究表明,老年人焦虑的发生率可达 20%,而老年人抑郁的患病率在 5%～42%。但是流行病学的研究结果表明,人们往往意识不到自身的抑郁和焦虑症状,因而导致对此的治疗不足。故而,通过干预控制危险因素而预防抑郁、焦虑的产生就显得更为重要。

在此前的研究中,对抑郁症的危险因素的研究较多,包括女性、残疾、社会隔离、认知障碍、慢性躯体疾病等,但是对焦虑的危险因素的研究较少。根据目前的研究结果,焦虑症的危险因素与抑郁症较为相似,一种推测是由于二者很可能源自类似的生物学机制,此外焦虑症的危险因素还包括照顾者身份及没有子女等。

2. 老年人社会隔离与孤独感的研究现状

社会隔离是指客观上缺少社会接触或与他人的社会交往不足,例如,可以用婚姻状况、是否独居、与亲戚朋友的见面频率等变量进行测量。社会隔离作为一个重要的公共卫生问题已经受到了全球的密切关注。在欧洲 65 岁以上的老年人中,超过半数的匈牙利老年人,以及超过三分之一的波兰、塞浦路斯和立陶宛老年人与朋友、亲戚或同事见面的频率每月少于一次,不过瑞士、荷兰、丹麦、瑞典和挪威只有不到 5% 的老年人存在社会交往频率极低的情况。美国一项"全国健康和老龄化趋势研究"的数据显示,24%(约770 万)的 65 岁以上的社区老年人处于社会隔离的状态,其中 4%(130 万)属于严重的社会隔离。一项纳入了中国 28 个省的研究采用婚姻状况、与子女的联系和社交活动三个变量来测量 50 岁以上老年人的社会隔离状况,结果显示 15.3% 的老年人未婚,8.2% 与子女的联系每周少于一次,52.5% 过去一个月没有参加任何社交活动。另一项纳入了中国 23 个省的研究发现,61.6% 的 65 岁以上老年人没有伴侣,14.9% 没有子女,14.8% 很少有子女来访,12.5% 很少参与社交活动。我国一项在山东省青岛市开展的研究显示,社区老年人社会隔离状态的发生率为 29.7%。由于身边亲戚朋友的陆续离世、行动能力下降、认知能力减退等,老年人面临着较大的社会隔离风险。生活自理能力差、社会支持水平低、家庭关怀度低、高龄等都是社会隔离的危险因素。

孤独感是从主观层面,由于个人的社交需求与实际社交水平之间存在差距而导致的一种痛苦的感受。也就是说,哪怕是一个受到社会隔离的老年人,只要他自身认为社交需求得到了满足,他也不会感到孤独。一项囊括了 29 个高收入国家研究的荟萃分析结果显示,超过四分之一的 60 岁以上老年人感到孤独(28.5%,95% CI 23.9%,33.2%),在汇报了孤独感严重程度的研究中,中度孤独的比例为 25.9%(95% CI 21.6%,30.3%),重度孤独为 7.9%(95% CI 4.8%,11.6%)。纳入这项荟萃分析的研究绝大多数来自欧洲,美国的若干研究则显示了更高的孤独感比例。美国退休者协会的调查显示,45 岁以上的受访者中,超过三分之一(35%)的人感到孤独,而 Perissinotto 等在美国开展的研究发现,60 岁及以上的美国人中,高达 43% 的人感到孤独,其中 13% 的人"经常"出现至少一种孤独症状。类似的,Hawkley 等对"全国社会生活、健康和老龄化项目"的数据进行分析发现,48% 的美国老人(62~91 岁)感到过孤独,其中 19% 的老年人会"频繁"出现孤独感。既往国内研究显示,约 75% 的安徽、辽宁老年人承受着中到重度的孤独感,在对安徽空巢老年人和上海独居老年人的调查中,这个比例更是分别高达 81% 和 85%,且随着中国社会经济的发展变化,老年人群的孤独感正逐年上升。与孤独感相关的危险因素和社会隔离的危险因素相似,都有生活自理能力差、社会支持水平低、家庭关怀不足等,此外患有慢性病、很少体育锻炼及独居也是老年人孤独感重要的风险因子。总而言之,全球范围内老年群体都处于较高的孤独水平,而孤独感的高发将严重威胁老年人的健康,必须给予足够的重视。

虽然目前大多数的研究都假定孤独感是由社会隔离引起的,但是部分研究表明,在老年人中社会隔离与孤独感之间并没有很强的联系。而根据孤独进化理论,个体会无意识地将孤独感归因于对社会的负面看法,这种看法会让个体更加抗拒社会联系,反而可能会导致社会隔离的增加。

3. 老年人抑郁、焦虑症状与孤独感、社会隔离关系的研究现状

多项研究表明焦虑是抑郁的预测因子,但是一项荟萃分析显示,焦虑和抑郁症状在短时间内双向相关。目前已有的研究普遍认可社会隔离与抑郁症之间存在关系。一项爱尔兰的老龄化纵向研究表明,孤独感是社会隔离和抑郁症状之间的关键中介因素。而在阿姆斯特丹的一项老龄化纵向研究中,孤独感和社会隔离都能独立影响抑郁症状的进程。在另外一项爱尔兰的研究中也发现,主观层面的孤独感和客观层面的社会隔离都能

够独立影响患抑郁或焦虑症的概率。不过目前对焦虑症状与社会隔离及孤独感的研究较少,其关联尚无法完全确定。

综上,近年来有关社会隔离、孤独感与不良精神健康状况的研究越来越多。此前的研究虽然表明了社会隔离及孤独感对老年人抑郁、焦虑有负面影响,但是仍旧存在许多问题,有待进一步研究分析:其一,许多的研究对象集中于某一特定人群,如某种疾病的患者,研究对象组成较为局限;其二,目前国内研究大多是横断面研究,多为探究孤独感、社会隔离与抑郁或焦虑症状之一的相关性,其研究结果只能表明研究变量之间的相关性,而无法进行因果推断。但是由于存在抑郁、焦虑与社会隔离、孤独感的反向因果关系,因而纵向的队列研究分析十分必要。

7.2　研究目的

本研究的主要目的如下:其一,了解上海市社区老年人抑郁、焦虑症状以及孤独感和社会隔离的现状;其二,探究社区老年人抑郁、焦虑症状与孤独感、社会隔离之间的纵向关系,包括①抑郁、焦虑症状和孤独感之间的纵向关系,②抑郁、焦虑症状和社会隔离之间的纵向关系,③社会隔离和孤独感之间的纵向关系;其三,探究孤独感、社会隔离的持续性对社区老年人抑郁、焦虑症状与孤独感、社会隔离的预测作用。

7.3　研究对象与方法

7.3.1　研究对象

1. 纳入标准

研究对象的纳入标准为:①上海市 65 岁及以上的常住居民;②本人愿意签署知情同意书;③无语言沟通障碍或严重的认知障碍,能够配合完成调查问卷。

2. 样本量计算

本研究采用固定队列研究,由于目前比较确定的是社会隔离与抑郁之间的关系,故而参照已有文献中记载,根据社会隔离暴露组和对照组人群抑郁发病率,设置 $P_1 = 0.183$,$P_2 = 0.07$,$\alpha = 0.05$,$\beta = 0.10$,$N_1 = N_2$,使用 PASS 软件计算得到 $N_1 = N_2 = 180$,总样本量为 360,考虑失访率 30%,得到推荐样本量 515,最终实际基线收集数据 675 份。

3. 抽样方法

调查于上海市浦东新区、黄浦区、静安区共三个区开展。浦东新区代表远郊区，黄浦区和静安区代表中心城区。

浦东新区采取单纯随机抽样的方法抽取 2 个居委(仓房村、中凌东港苑)，每个居委按照上海市年龄、性别比例进行整群抽样。由社区卫生服务中心的医生对抽中的居民进行调查，对于无法访问到的调查对象、不愿配合者、因疾病无法参与调查者，采用替补对象。替补原则为居民名单上顺序往后第一位同性别、同年龄段(相差＜5 岁)的居民。若第一个替补对象仍无法完成调查，则依照此原则续选调查对象，直至完成调查。浦东新区基线实际收集问卷 362 份。

黄浦区与静安区各选取一个街道(小东门街道、共和新路街道)，由于无法取得完整的居民名单，故而采取方便抽样的方法，由社区老年志愿者和公共卫生学院的学生作为调查员，对接受社区老年服务的居民进行调查。黄浦区基线实际收集问卷 103 份，静安区基线实际收集问卷 210 份。

本次研究基线数据是在 2021 年 3 月到 2021 年 6 月之间收集的，共有 675 位老年人参与了问卷调查。6 个月后的随访数据是在 2021 年 11 月到 2022 年 1 月之间收集的，共有 647 位老年人完成了随访调查，28 位老年人因搬迁、住院等原因失访，随访率为 95.9%。其中排除了孤独感总分缺失的样本 13 份，最终得到研究样本 634 份(图 7.1)。

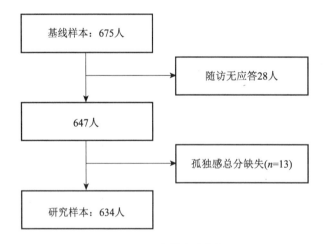

图 7.1 研究样本流程图

7.3.2 研究类型

研究采用纵向队列设计，包括基线和 6 个月后随访两个时间点的调查。

7.3.3　研究程序

本次调查采用集中或入户方式,首先由调查员向受访者解释本次研究的目的、意义、研究过程和信息保密原则,受访者同意并签署知情同意书后,方可发放问卷。问卷可由受过培训的调查员协助受访者完成,或受访者独立完成后由调查员检查有无错漏项。对于视力不佳、文化程度低等填表有困难的受访者,可由调查员向受访者读出问卷,记录回答。基线调查后 6 个月再次联系受访者,完成与基线相同的随访问卷,程序与基线相同。每阶段调查完成后,所得资料经逻辑校错和手工校对,数据逻辑检查,缺失数据由各样本地区负责人通过电子邮件、电话和传真提供。

7.3.4　调查内容与量表

1. 抑郁、焦虑症状

21 项抑郁—焦虑—压力量表(21-item Depression Anxiety Stress Scale,DASS-21):该量表是用于测量负性情绪严重程度的自评量表,分别从抑郁、焦虑、压力三方面对心理状况进行评估。该量表由抑郁、焦虑、压力三个分量表组成,每个分量表含 7 个题项,共计 21 个题项。回答"从不"计 0 分,"有时"计 1 分,"经常"计 2 分,"总是"计 3 分,三个分量表的分数范围均是 0~21 分。各分量表分数越高,所对应的抑郁、焦虑、压力越严重。抑郁得分 0~4 分为正常,5~6 分为轻度抑郁,7~10 分为中度抑郁,11~13 分为重度抑郁,14~21 分为严重抑郁;焦虑得分 0~3 分为正常,4~5 分为轻度焦虑,6~7 分为中度焦虑,8~9 分为重度焦虑,10~21 分为严重焦虑。龚栩等对中文版 DASS-21 的研究表明,中文版 DASS-21 有良好的建构信度、内部一致性信度,以及较高的结构效度和效标关联效度,可作为有效的人群抑郁、焦虑状况的快速筛查工具。

2. 孤独感

De Jong Gierveld 孤独感量表:量表包括社交孤独维度和情感孤独维度两个维度。每个条目包括三个选项,依次为"是""一般""否"。条目 1、4、7、8、11 属于社交孤独维度,若被试者回答"否"或"一般"则计 1 分,否则计 0 分。条目 2、3、5、6、9、10 属于情感孤独维度,若被试者回答"是"或"一般"则计 1 分,否则计 0 分。该量表总分范围为 0~11 分,总分越高说明孤独感越强烈。总分为 0~2 分表示不孤独,3~8 分为中度孤独,9~10 分为重度孤独,11 分为极其孤独。杨兵等对中文版 De Jong Gierveld 孤独感量表的研究表明,该量表的 Cronbach's α 系数为 0.820,具有良好的信度;其内容效度、区分效度、结构效度均良好;且内容简明易懂,问题条目数较少,适于老年人孤独感的测量。

3. 社会隔离

Lubben 社会网络量表(LSNS-6):量表包括两个维度,分别是家庭网络和朋友网络,共计 6 个条目,总分 0～30 分,得分越低表示社会隔离程度越严重。如果被试者社会网络总得分低于 12 分,说明老年人处于社会隔离中。Lubben 等对来自三个欧洲国家的社区老年人群的研究表明,LSNS-6 具有良好的内部一致性信度(Cronbach's α＝0.83)及结构效度。Qingsong Chang 等基于北京市老年人口的研究也表明,在我国文化环境下该量表依然具有良好的内部一致性(Cronbach's α＝0.83)和结构效度,可以成为评估我国大陆老年人社会网络的良好工具。

4. 协变量

生物因素:受访者所患慢性躯体疾病的个数。询问受访者的既往慢性病史,包括循环系统疾病、呼吸系统疾病、内分泌代谢疾病、运动系统疾病及其他慢性躯体疾病。

社会因素:包括受访者的居住状况、与子女见面的频率。居住状况分为两类:与他人一同居住;独居。与子女见面的频率分为:至少每周一次;每月一次或更少。

社会人口学变量:包括受访者的年龄、性别、受教育水平、家庭经济状况和婚姻状况。受教育水平分类如下:小学及以下;中学教育水平;大学及以上教育水平。家庭经济状况分为三类:较好、一般、较差。婚姻状况分为:在婚、未婚、离异或丧偶。

7.3.5　统计分析方法

1. 数据收集与整理

使用 Epidata 录入数据,通过 Stata 16.0 建立数据库,并进行整理分析。

2. 缺失值的处理

研究所涉及的各变量中,年龄、性别无缺失,缺失值的数量最少为 0,最多为 31(基线社会隔离风险),最大缺失比例为 4.9％。使用链式方程多重插补法对缺失值进行插补,插补模型纳入了与孤独感、社会隔离风险、抑郁、焦虑相关的重要变量。对连续变量(慢性躯体疾病个数、抑郁得分、焦虑得分)采用预测均值匹配法进行插补,对有序多分类变量(受教育水平、家庭经济状况)采用 ologit 回归进行插补,对无序多分类变量(婚姻状况)采用 mlogit 回归进行插补,对二分类变量(社会隔离风险、居住状况、与子女见面的频率)采用 logit 回归进行多重插补。共创建了 40 个插补的完整数据集,对所有数据集进行综合统计分析,最终得到综合后的插补结果。通过经验法则 M ＞ 100×FMI 判定模型的插补效果。

3. 分析方法

对未纳入研究的样本(包括失访样本和孤独感缺失的样本,$n=41$)和纳入研究的样本($n=634$)进行描述性分析。正态分布的计量资料以均数和标准差表示,非正态分布的计量资料以中位数和四分位数表示。分类资料以频数和百分比表示。以是否纳入研究为分组变量,二分类变量及无序多分类变量采用卡方检验,非正态分布的连续变量与有序分类变量采用 Wilcoxon 秩和检验,比较未纳入研究的样本与纳入研究的样本的基线特征差异。分析检验水准 $\alpha = 0.1$,P 值为双侧概率。

首先,将抑郁得分、焦虑得分、社会隔离、中度及以上孤独感四个变量随访调查时的数值分别作为结局变量,仅控制结局变量基线时的数值,使用二元回归模型探究其他三个基线变量的预测作用。之后在此前的基础上,同时控制了其他重要的协变量(性别、年龄、受教育水平、家庭经济状况、婚姻状况、居住情况、慢性躯体疾病个数),并使用多元回归模型探究其他三个基线变量的预测作用。其中中度及以上孤独、社会隔离风险是二分类变量,使用 logistic 回归模型;抑郁得分、焦虑得分两个计量变量,由于是偏态分布,不宜使用线性回归,若对其进行二分类,抑郁人数较少,不宜使用 logistic 回归,且其方差大于均值,过度离散,不适于泊松回归,故而本研究选用了负二项回归模型。分析检验水准 $\alpha = 0.05$,P 值为双侧概率。孤独感和社会隔离的相关性不高($r = 0.19$),且模型中没有方差扩大因子(Variance Inflation Factor,VIF)大于 2.5,因而可以忽略多重共线性的问题。

根据基线及随访时孤独感与社会隔离的情况,将孤独感分为三类: 持续性孤独(基线及随访均被判定为中度及以上孤独)、间歇性孤独(基线或随访有且仅有一次被判定为中度及以上孤独)、从不孤独(基线及随访均被判定为不孤独);社会隔离分为三类: 持续性社会隔离(基线及随访均被判定为处于社会隔离中)、间歇性社会隔离(基线或随访有且仅有一次被判定为处于社会隔离中)、从未受到社会隔离(基线及随访均未被判定处于社会隔离中)。将抑郁得分、焦虑得分、社会隔离、中度及以上孤独四个变量随访调查时的数值分别作为结局变量,模型中控制结局变量基线时的数值及其他重要的协变量,使用多元回归模型探究孤独感、社会隔离的持续性对四个结局变量的预测作用。分析检验水准 $\alpha = 0.05$,P 值为双侧概率。

使用完整案例分析法(Complete Case Analysis)进行敏感性分析。

7.4　结果

7.4.1　未纳入研究者与纳入研究者的基线信息对比

在 675 位基线受访者中,有 28 人因住院、搬迁、无法联系等原因而失访,共有 647 位(95.9%)受访者完成了 6 个月后的随访。在排除 13 个孤独感总分有缺失的样本后,最终得到 634 份纳入研究的样本。表 7.1 展示了纳入研究者与未纳入研究者之间基线信息的比较。与未纳入研究者相比,纳入研究者所患慢性躯体疾病数偏低($P = 0.015$)。两组间的其他变量均没有显著差异。

表 7.1　纳入研究者与未纳入研究者的基线信息对比

	纳入研究者($n=634$)		未纳入研究者($n=41$)		P 值
	$M(Q_1, Q_3)/\%$	n	$M(Q_1, Q_3)/\%$	n	
年龄	70.3 (66.9, 75.3)	634	71.3 (67.3, 75.1)	41	0.539
性别(%)					0.587
男性	37.2	236	41.5	17	
女性	62.8	398	58.5	24	
受教育水平(%)					0.754
小学及以下	17.0	107	17.1	7	
中学	72.3	455	75.6	31	
大学及以上	10.7	67	7.3	3	
家庭经济状况(%)					0.378
较好	7.0	44	12.5	5	
一般	81.2	511	77.5	31	
较差	11.8	74	10.0	4	
婚姻状况(%)					0.504
在婚	80.6	507	73.2	30	
未婚	2.1	13	2.4	1	
离异或丧偶	17.3	109	24.4	10	
所患慢性躯体疾病数量	1(0, 2)	608	1(1, 2)	40	**0.015**
居住状况(%)					0.258
独居	9.5	59	15.0	6	
与他人同住	90.5	562	85.0	34	
与子女见面的频率(%)					0.142
每周至少一次	83.0	513	73.7	28	
少于每周一次	17.0	105	26.3	10	
孤独感程度(%)					0.632
不孤独	8.5	54	7.1	2	
中度孤独	59.3	376	67.9	19	
重度孤独	21.3	135	14.3	4	
严重孤独	10.9	69	10.7	3	
社会孤立风险(%)					0.090

（续表）

	纳入研究者($n=634$)		未纳入研究者($n=41$)		P 值
	$M(Q_1, Q_3)/\%$	n	$M(Q_1, Q_3)/\%$	n	
无	71.1	429	58.5	24	
有	28.9	174	41.5	17	
抑郁得分(0~21)	1（0，3）	619	1（0，4）	39	0.637
焦虑得分(0~21)	1（0，3）	616	1（0，2）	41	0.631

注：P 值<0.05 以粗体显示。二分类变量及无序多分类变量采用卡方检验，非正态分布的连续变量与有序分类变量采用 Wilcoxon 秩和检验。

未纳入研究者包括随访无应答($n=28$)及孤独感总分缺失($n=13$)的个体。因存在少量缺失值，部分变量合计小于样本总数。

7.4.2　社区老年人孤独感、社会隔离风险、抑郁、焦虑现况

纳入研究的样本中，基线时的中位年龄为 70.3 岁。在所有研究对象中，男性 236 位，占比 37.2%；女性 398 位，占比 62.8%。在受教育水平上，72.3% 的老年人是中学教育水平。81.2% 的受访者认为自己家庭经济状况一般。80.6% 的老年人在婚，有 17.3% 的老年人未婚，另有 17.3% 的老年人离异或丧偶。9.5% 的受访者独自居住；83.0% 的受访者与子女至少每周一次见面；受访者所患慢性躯体疾病数的中位数为 1。

研究样本中，不孤独的老年人占比仅为 8.5%，59.3% 的老年人为中度孤独，21.3% 的老年人为重度孤独，还有 10.9% 的老年人处于严重孤独。有 28.9% 的老年人基线时处于社会隔离中。研究样本的抑郁得分及焦虑得分的中位数都为 1，抑郁得分 0~4 分为正常，焦虑得分 0~3 分为正常。基线时有 108 位（17.4%）老年人有轻度及以上的抑郁，有 128 位（20.8%）老年人有轻度及以上的焦虑。

7.4.3　社区老年人抑郁、焦虑症状与孤独感、社会隔离的纵向关系

1. 孤独感、社会隔离、抑郁、焦虑之间纵向关系的二元回归分析

如表 7.2 所示，研究中将抑郁得分、焦虑得分、社会隔离、中度及以上孤独感四个变量随访调查时的数值分别作为结局变量，仅控制结局变量基线时的数值，使用二元回归模型探究其他三个基线变量的预测作用。

抑郁得分与中度及以上孤独、抑郁得分与社会隔离风险均呈现双向相关，即基线更高的抑郁得分与随访更高可能性有中度及以上孤独感和社会隔离相关，而基线有中度及以上孤独或社会隔离也与随访更高的抑郁得分相关。此外，基线更高的焦虑得分与随访时更有可能有中度及以上的孤独及更高的抑郁得分显著相关；基线有社会隔离风险与随访更高的焦虑得分显著相关。

表 7.2 孤独感、社会隔离、抑郁、焦虑之间纵向关系的二元回归模型

基线变量	随访情况							
	模型 1 中度及以上孤独		模型 2 社会隔离风险		模型 3 抑郁得分		模型 4 焦虑得分	
	OR (95% CI)	P 值	OR (95% CI)	P 值	IRR (95% CI)	P 值	IRR (95% CI)	P 值
基线中度及以上孤独 (参照组：不孤独)	—	—	2.37 (0.98, 5.73)	0.055	**2.13 (1.21, 3.77)**	**0.009**	1.14 (0.75, 1.75)	0.534
基线社会隔离风险 (参照组：无)	1.37 (0.88, 2.16)	0.166	—	—	**1.35 (1.02, 1.80)**	**0.039**	**1.32 (1.03, 1.69)**	**0.026**
基线抑郁得分	**1.12 (1.03, 1.22)**	**0.007**	**1.09 (1.02, 1.15)**	**0.006**	—	—	0.98 (0.93, 1.03)	0.436
基线焦虑得分	**1.09 (1.00, 1.19)**	**0.041**	1.02 (0.96, 1.10)	0.499	**1.07 (1.00, 1.14)**	**0.041**	—	—

注：中度及以上孤独、社会隔离风险使用的是二元 logistic 回归模型，抑郁得分、焦虑得分使用的是负二项回归模型。OR 为 Odds Ratio，比值比；95% CI 为 95% confidence interval，95%置信区间；IRR 为 incident rate ratios，发病率比值。显著相关（$P<0.05$）用粗体表示。

本表所用模型仅根据因变量在基线时的数值进行了调整（模型 1：基线中度及以上孤独；模型 2：基线社会隔离风险；模型 3：基线抑郁得分；模型 4：基线焦虑得分）。

2. 孤独、社会隔离、抑郁、焦虑之间纵向关系的多元回归分析

如表 7.3 所示，在进一步的分析中，将抑郁得分、焦虑得分、社会隔离、中度及以上孤独感四个变量随访调查时的数值分别作为结局变量，在同时控制四个结局变量基线数值的同时，控制了其他相关的重要协变量（性别、年龄、受教育水平、家庭经济状况、婚姻状况、居住情况、慢性躯体疾病个数），使用多元回归模型探究其他三个基线变量的预测作用。

表 7.3 孤独感、社会隔离、抑郁、焦虑之间纵向关系的多元回归模型

基线变量	随访情况							
	中度及以上孤独		社会隔离风险		抑郁		焦虑	
	OR (95% CI)	P 值	OR (95% CI)	P 值	IRR (95% CI)	P 值	IRR (95% CO)	P 值
基线中度及以上孤独 (参照组：不孤独)	—	—	2.15 (0.86, 5.36)	0.101	**1.99 (1.12, 3.53)**	**0.019**	1.13 (0.74, 1.73)	0.566
基线社会隔离风险 (参照组：无)	1.32 (0.82, 2.10)	0.254	—	—	1.22 (0.91, 1.64)	0.189	1.17 (0.92, 1.51)	0.208
基线抑郁得分	1.09 (0.96, 1.23)	0.192	**1.14 (1.03, 1.27)**	**0.012**	—	—	0.99 (0.94, 1.04)	0.603
基线焦虑得分	1.00 (0.88, 1.15)	0.966	**0.87 (0.77, 0.98)**	**0.021**	1.05 (0.98, 1.12)	0.157	—	—

注：中度及以上孤独、社会隔离风险使用的是 logistic 回归模型，抑郁得分、焦虑得分使用的是负二项回归模型。OR 为 Odds Ratio，比值比；95% CI 为 95% confidence interval，95%置信区间；IRR 为 incidence rate ratio，发病率比值。显著相关（$P<0.05$）加粗表示。

回归模型根据表 1 所展示的所有协变量进行了调整。

根据调整后的多元回归分析结果,与此前二元回归结果一致的是,基线更高的抑郁得分与随访更有可能与社会隔离显著相关($OR=1.14$,95% CI 1.03,1.27);基线有中度及以上的孤独与随访时更高的抑郁得分显著相关($IRR=1.99$,95% CI 1.12,3.53)。此外,在多元回归模型中,基线的焦虑得分与随访时的社会隔离显著相关($OR=0.87$,95% CI 0.77,0.98),基线焦虑得分更高的老年人随访时社会隔离风险更低。

7.4.4 孤独感、社会隔离的持续性对孤独感、社会隔离风险、抑郁、焦虑影响的多元回归分析

孤独感、社会隔离的持续性对随访时中度及以上孤独、社会隔离风险、抑郁、焦虑的调整后回归分析结果如表 7.4 所示。将抑郁得分、焦虑得分、社会隔离、中度及以上孤独感四个变量随访调查时的数值分别作为结局变量,根据表 7.1 所示所有协变量进行了调整(探究孤独感持续性的预测作用时,模型中排除基线变量"中度及以上孤独",探究社会隔离持续性的预测作用时,模型中排除基线变量"社会隔离风险"),使用多元回归模型探究孤独感、社会隔离的持续性的预测作用。

表 7.4　孤独感、社会隔离的持续性与随访时中度及以上孤独、社会隔离风险、抑郁、焦虑之间关系的多元回归模型

	随访情况							
	中度及以上孤独		社会隔离风险		抑郁得分		焦虑得分	
	OR (95% CI)	P 值	OR (95% CI)	P 值	IRR (95% CI)	P 值	IRR (95% CI)	P 值
孤独感变化								
从不孤独	—		参照组		参照组		参照组	
间断性孤独	—		2.54 (0.31, 20.54)	0.383	1.11 (0.44, 2.82)	0.819	1.02 (0.50, 2.05)	0.964
持续性孤独	—		6.53 (0.84, 50.58)	0.073	**2.77 (1.14, 6.75)**	**0.025**	1.65 (0.84, 3.23)	0.147
社会隔离风险变化								
始终无风险	参照组		—		参照组		参照组	
间断性有风险	1.17 (0.74, 1.83)	0.504	—		1.24 (0.92, 1.68)	0.159	1.02 (0.78, 1.33)	0.873
持续性有风险	**5.65 (1.99, 16.08)**	**0.001**	—		**1.56 (1.07, 2.28)**	**0.021**	1.37 (0.99, 1.88)	0.056

注:中度及以上孤独、社会隔离风险使用的是 logistic 回归模型,抑郁得分、焦虑得分使用的是负二项回归模型。OR 为 Odds Ratio,比值比;95% CI 为 95% confidence interval,95%置信区间;IRR 为 incidence rate ratio,发病率比值。显著相关($P<0.05$)加粗表示。

回归模型根据表 1 中所有协变量进行了调整。

回归分析结果显示,从基线到随访的持续性孤独与随访时的抑郁得分显著相关,有持续性孤独的老年人在随访时可能有更高的抑郁得分($IRR = 2.77$,95% CI 1.14,6.75);持续性有社会隔离风险与随访时的中度及以上孤独感及抑郁得分显著相关,持续性有社会隔离风险的老年人在随访时更有可能有中度及以上的孤独感($OR = 5.65$,95% CI 1.99,16.08),并且可能有更高的抑郁得分($IRR = 1.56$,95% CI 1.07,2.28)。

7.5 讨论

7.5.1 主要发现

本研究探索了上海市社区老年人抑郁、焦虑症状与孤独感、社会隔离间的纵向关系。研究发现基线时更高的抑郁得分对随访时的社会隔离有预测作用;基线时具有中度及以上的孤独感对随访时更高的抑郁得分有预测作用。在对孤独感与社会隔离持续性影响的分析中,持续性有中度及以上孤独与随访时更高的抑郁得分显著相关;持续性有社会隔离风险与随访时更有可能有中度及以上孤独以及更高的抑郁得分显著相关。

虽然目前大多数的研究都假定孤独感是由社会隔离或其他社会网络相关的因素引起的,一些横断面研究也表明了二者之间呈现正相关,但是本研究的结果显示,无论是否控制其他相关变量,社会隔离对中度及以上的孤独感都没有预测作用,反之亦然,这与2020年Santini等的一项纵向研究结果相悖。但是此前也已有许多研究表明,在老年人群中,孤独感与社会隔离只有弱到中等的相关性。Schnittker的研究发现,虽然没有关系紧密的朋友的可能性在随着年龄的增长而增加,但是由于老年人对已有社会支持的评价更加积极,所以孤独感却随着年龄的增长而呈现下降趋势。一种解释是随着年龄的增长,个人提前为社会网络的减少做好了准备。Shaw等的研究也发现,在与朋友的联系率下降但与家人的联系水平不变的情况下,仍旧能在老年群体中观察到较为稳定的情感支持水平,这说明随着人们年龄的增长,个人可能通过放弃一部分朋友提供的情感支持,而从较小的家庭网络中获得更多的情感支持等方式来适应老年生活。

但是我们在进一步的研究中发现,持续性有社会隔离风险与随访时有中度及以上的孤独感显著相关,这很难用以上的理论来解释。老年人的社会隔离风险不仅与个体因素相关,也可能受到社会、经济、环境等因素的影响。Domènech-Abella等基于爱尔兰队列的纵向研究结果表明,老年人的社会隔离状态似乎很难被改变。因而我们推测,基线有社会隔离风险对随访中度及以上的孤独感没有显著的预测作用可能是由于,仅基线时有社会隔离风险的老年人可能是短期内受到客观因素的影响，只在较短的一段时间内有社会隔离风险，故而可能对 6 个月后的孤独感没有显著影响。进一步的分析可能需要通过后续随访结果来辅助。

本研究结果显示，在控制了相关变量后，孤独感仍旧对抑郁有明显的预测作用，这与此前许多研究的结果一致。Erzen 等的一项荟萃分析的研究结果也表明，孤独感对抑郁有中等水平的显著影响。在本研究进一步对孤独感的持续性与随访抑郁得分关系的分析中可以看到，持续性孤独的老年人相比于从不孤独的老年人随访时容易有更高的抑郁得分，但是间断性孤独与抑郁得分之间没有显著关联。在孤独感与焦虑的回归分析中没有发现有统计学意义的关联。

在对社会隔离与抑郁、焦虑的分析中，在仅控制抑郁或焦虑的基线得分的二元回归模型中，基线时有社会隔离与随访更高的抑郁或焦虑得分有显著相关性，但这种关联在同时控制了其他变量后便不再显著了。但在进一步对社会隔离的持续性与抑郁、焦虑得分的分析中发现，持续性有社会隔离风险与随访时更高的抑郁得分显著相关，间断性有社会隔离风险与抑郁得分则没有显著关联。但在本研究中没有发现社会隔离对焦虑的预测作用。从本研究的结果看，相比于社会隔离，孤独感对抑郁的预测作用似乎更强，这与此前 Jingyi Wang 等及 Cornwell 等的研究结果一致。我们的研究还发现，在不控制基线孤独感时，社会隔离对抑郁和焦虑均有预测作用，但是在控制了孤独感后，社会隔离与抑郁、焦虑的相关性明显减弱了，这提示我们孤独感有可能在其中起到中介作用。此前 Cornwell 等的研究也提出，孤独感在社会隔离对老年人心理健康的影响中可能有中介作用，受到社会隔离的老年人只有感到孤独时才会有更差的心理健康状况。Santini 等的研究为这一假设提供了部分支持。后续我们需要通过接下来的随访数据进行中介分析来进一步验证该假设。

在对抑郁、焦虑对社会隔离和孤独感的反向作用的研究中，我们发现基线更高的抑郁得分对随访的社会隔离有预测作用，McHugh 等的研究结果也得出了类似的结论。这可能是由于抑郁导致老年人对社会交往的期望下降，不愿维持社会联系，参与社会活动的主动性也会降低。虽然此前许多研究报道了抑郁或焦虑对孤独感的预测作用，但是相关的结果在我们的研究中并没有发现。

值得探讨的是，本研究的结果显示，基线焦虑得分更高的老年人随访时有社会隔离的可能性反而更小。这与 2020 年 Santini 等一项类似的研究结果不完全一致。此项研究是基于美国老年人口的纵向队列研究，其结果表明，虽然抑郁症状与社会隔离和孤独感的纵向关联更为紧密，但是焦虑症状也与社会隔离和孤独感有显著正向关联。该研究提出这种差异可能是由于与患有焦虑症的老年人相比，患有抑郁症的老年人更容易对社交产生退缩、抵触心理，其社会网络更有可能受到不良影响，而社会对于表现出抑郁症人的接纳度也相对来说更低一些。承袭这一理论,我们推测焦虑得分更高的老年人社会隔离风险更低可能是由于在我国的文化背景下,老年人与子女或亲戚等的联系相对更加紧密,一部分中国老年人的焦虑可能来自子女、亲属等其社会网络中的人,所以相对偏高的焦虑得分也可能暗示了其更多更紧密的社会联系。此外,也可能是由于焦虑程度较高的老年人,为了缓解焦虑情绪会更愿意主动与子女朋友等联系,降低了其社会隔离的风险。对于两项研究结果的差异,我们认为可能是由于以下几点原因造成的:其一,这可能是由随访间隔时间不同所导致的,本研究的随访时间仅有 6 个月,而 Santini 等的研究随访间隔为 5 年,短期与长期焦虑对社会隔离的影响可能是不同的;其二,研究所用调查量表的不同也可能对结果造成差异;其三,研究样本的文化背景不同,其焦虑成因可能有所差异。

7.5.2　本研究的优势和局限性

本研究具有以下优势:其一,通过队列研究探究了老年人群中抑郁、焦虑症状与社会隔离、孤独感的纵向关系,为梳理四者间的因果联系提供了证据;其二,对孤独感、社会隔离的持续性对彼此及抑郁、焦虑症状的影响进行了分析,为解释其相互关联提供了进一步的思路。

但是本研究依然具有局限性。其一,在研究样本的选择上,我们研究的所有老年人皆是上海市社区老年人,这种特质性以及较小的样本量,限制了将结论推广到所有老年人的可能;其二,由于失访和缺失孤独感信息,研究排除了 41 份(6.1%)样本,相比于未纳入研究的样本,研究样本所患慢性躯体疾病数量较少;且静安区和黄浦区采取的是方便抽样,一些社会隔离程度高的老年人可能会由于与社区志愿者缺少联系而没有参与调查,这可能会导致在回归分析中对社会隔离作用的低估;其三,本研究的随访时间较短,变量间的相互作用影响可能没有完全表现出来,随着后续随访时间的延长,结果可能会有所不同;其四,数据基于受访者的自我报告,可能存在报告偏差,且为配合一些老年人的不良身体状况,部分问卷是调查员协助老年人完成的,这可能会增加社会期望偏差;其五,可能存在其他的混杂因素,一些变量的结果如婚姻状况等可能随时间发生变化,也会引入误差;其六,研究所用量表皆为筛查量表,若采用临床诊断标准来判断,结果可能会有所差异。

7.5.3　老年社会隔离与孤独感的应对策略

1. 个体和关系层面的干预

为了让受到社会隔离和孤独感困扰的老年人得到帮助,首先我们需要能够找到这些人,并帮他们和已有的相关服务连接起来。卫生部门在定位社会隔离和孤独感高危人群的过程中起着关键性的作用。"连接服务"则会与高危人群取得联系,了解他们的困难,帮助他们获得合适的服务和干预,包括克服对老年人的歧视和污名化造成的各种实际困难和情感上的困扰。连接服务包含外展服务、有导向的对话、诱导性访谈等。例如英国威勒尔进行的"敲门行动",来自不同组织的志愿者结对进入高危老年人的家中进行交谈,了解他们的生活情况,为他们提供必要的信息,向他们介绍当地提供的服务和支持,或者将他们转介给相应的机构。然而,目前尚没有足够的证据证明这些服务对于社会隔离和孤独感的有效性。

关于具体的干预措施,首先是个体和关系层面的干预,它主要基于三种作用机制:①维持和促进已有的关系;②帮助老年人建立新的关系;③改变人们对人际关系的想法和感受。老年社会隔离和孤独感的干预既可以是一对一的,也可以通过团队的形式进行,既可以采取数字化的方式,也可以通过面对面的形式进行。干预内容多样,例如社交技巧培训、心理健康教育(通过提供相关的信息和支持来帮助老年人更好地理解和应对这一问题)、同伴支持和社交活动小组,以及交友服务(通常由志愿者通过会面或电话提供支持性的关系)。"社会处方"也是一种常见的干预方式,医务工作者帮助病人获得社区内的支持,而非临床医疗服务。这种干预方式可以通过促进患者广泛参与义务性组织和社区团体从而间接减轻社会隔离和孤独感,或者直接把他们转介到处理社会隔离和孤独感的社区组织来达到同样的效果。降低老年人社会隔离和孤独感的心理治疗方法主要包括认知行为治疗和以正念为基础的方法。另外还有抗抑郁药物等精神药理学方法,以及增加民众对社会隔离和孤独感问题的知晓度。

2. 社区层面的策略

部分社区层面的策略有减轻老年人社会隔离和孤独感的潜力,有一些是针对基础设施的,例如交通、数字化技术的普及和社区建成环境。这些基础设施对于人们维持现有的关系,形成新的关系,以及推行相关干预措施都是很有必要的。尽管交通方面的政策对社会隔离和孤独感影响的实证研究很少,但一项英国的研究显示60岁以上老年人免费乘坐公交车政策的引入,有效减少了孤独感和抑郁症状。与老年人社会隔离和孤独感相关的数字技术应用越来越普及,从社交媒体、视频会议等使用广泛的工具,到更高级的人工语言和专为老年人设计的虚拟现实功能,技术的革新和应用为老年人获得更多社会联结和陪伴支持提供了强大的助力。政府、政策制定者和所有利益相关者包括私营机构,都应该努力使信息及通信技术对老年人更易普及、更易获得、更易承担,但同时,也要确保那些喜欢传统线下交流方式的老年人不会由于数字技术的普及而被排斥在外。社区建成环境对社会联结也是有影响的,包括住房(如共用部分)、公共空间(如良好的照明、座椅、公厕),餐馆、商场以及图书馆和博物馆等文化机构的设计(如可获得性和包容性)都会影响社会隔离和孤独感。

还有一些其他社区层面的策略也有可能减少老年人的社会隔离和孤独感。一个是志愿活动,参与志愿活动能增进老年人的健康和社会联结,也可以为孤独感干预提供工作人员。另一个是"老年友好社区",基于世界卫生组织提出的框架,致力于促进健康、积极的老龄化。此类社区的推广有助于提高公众意识,并促进当地关键利益相关者之间的合作,共同解决社会隔离和孤独感的问题,帮助老年人拥有老有所医、老有所乐、老有所为的退休生活。

3. 社会层面的策略

有助于减少社会隔离和孤独感的社会层面的策略,包括各种改善歧视和边缘化(如对老年人的歧视)、社会经济不平等、数码差距、社会凝聚性以及代际团结的法律和政策。同时,它们也致力于改变某些阻碍社会联结的社会规范,例如优先金融资本而非社会资本的积累。然而,对于这些措施有效性的证据还非常有限。

类似于世界卫生组织提出的"将健康融入所有政策",有学者提出了"将社会联结融入所有政策"作为应对社会隔离和孤独感的方法,也就是将社会隔离和孤独感问题纳入所有相关的部门和政策领域,包括交通、劳动和养老金、教育、住房、就业和从业环境。例如,我们可以实施一些政策赋予劳动力市场更多灵活性,对于怎样及何时退休给予老年人更多选择。这可以帮助老年人更好地从工作转变到退休生活,也可以通过退休职工作为年轻职工的导师来促进代际间的支持。

7.6　结论

本研究的结果显示,上海市社区老年人存在较为普遍的孤独感,有高达 91.5% 的受访者有中度及以上孤独;28.9% 的老年人有社会隔离风险;受访者中有 17.4% 的老年人有轻度及以上的抑郁症状,有 20.8% 的老年人有轻度及以上的焦虑症状。

研究发现基线时更高的抑郁得分对随访时的社会隔离有预测作用;基线时具有中度及以上的孤独感对随访时更高的抑郁得分有预测作用。持续性有中度及以上孤独与随访时更高的抑郁得分显著相关;持续性社会隔离风险与随访时更大可能有中度及以上孤独以及更高的抑郁得分显著相关。

持续性孤独感及持续性社会隔离与抑郁的显著关联,提示了我们对老年人社会隔离、孤独感进行干预的重要性。通过社区志愿者友好访问、成立互助小组等方法,将被隔离的老年人与其他社会网络成员联系起来,避免老年人持续性受到社会隔离或感到孤独,对于促进老年人的心理健康、预防精神卫生问题有很大的帮助。孤独感对抑郁更强的预测作用,也提示我们不能忽略对老年人主观孤独感的改善。在对客观社会隔离因素进行改善的基础上,可以通过社会媒体、宣传讲座等形式提高老年人对逐渐减少的社会网络的适应能力,以减少老年人主观孤独感的产生。对于已诊断有抑郁、焦虑症状的老年人应注意改善其社会网络情况,避免社会隔离及孤独感带来的恶性循环。

参考文献

［1］ Zhang Y，Kuang J，Xin Z，et al. Loneliness，social isolation，depression and anxiety among the elderly in Shanghai：Findings from a longitudinal study ［J］. Arch Gerontol Geriatr，2023，110：104980.

［2］ Chawla K，Kunonga T P，Stow D，et al. Prevalence of loneliness amongst older people in high-income countries：A systematic review and meta-analysis ［J］. Plos One，2021，16(7)：1-12.

［3］ Power J M，Hannigan C，Hyland P，et al. Depressive symptoms predict increased social and emotional loneliness in older adults ［J］. Aging ＆ Mental Health，2020，24(1)：110-118.

［4］ Domenech-Abella J，Mundo J，Haro J M，et al. Anxiety，depression，loneliness and social network in the elderly：Longitudinal associations from The Irish Longitudinal Study on Ageing (TILDA) ［J］. Journal OF Affective Disorders，2019，246：82-88.

［5］ Dahlberg L，Andersson L，Lennartsson C. Long-term predictors of loneliness in old age：results of a 20-year national study ［J］. Aging ＆ Mental Health，2018，22(2)：190-196.

## 第 8 章

老年人轻度认知功能障碍筛查现状
及其影响因素分析

8.1 引言

轻度认知功能障碍(Mild Cognitive Impairment，MCI)是正常衰老与早期阿尔茨海默病之间的过渡状态，个体有轻度认知或记忆障碍，但没有痴呆。虽然轻度认知功能障碍不会显著影响日常生活和社交活动，但其是正常衰老和痴呆之间的中间阶段。许多患者在几年时间内从轻度认知功能障碍进展到痴呆或阿尔茨海默病。一项平均随访时间为 4.7 年的轻度认知功能障碍预后研究发现，三分之一的 MCI 患者保持原样，三分之一的 MCI 患者逆转为认知正常，三分之一的 MCI 患者进展到痴呆或阿尔茨海默病，从而提示轻度认知功能障碍是进行痴呆或阿尔茨海默病早期干预的黄金窗口期。

人口老龄化的背景下，我国轻度认知功能障碍和痴呆或阿尔茨海默病的流行率大幅上升。有研究估计，我国每年用在痴呆的总费用从 1990 年的 9 亿美元增加到 2010 年的 472 亿美元，2020 年将到 690 亿美元，预计 2030 年将达到 1 142 亿美元。轻度认知功能障碍和痴呆或阿尔茨海默病的流行带来了沉重的健康和经济负担，因此，探究老年人认知功能的影响因素，对促进老年健康及减轻疾病负担具有重要意义。本研究的目的是调查上海市社区老年人轻度认知功能障碍现状，并分别从一般人口学变量、生物因素、行为因素、心理因素、社会因素五个维度对影响老年人轻度认知功能障碍的因素进行综合探究。

8.2 对象和方法

8.2.1 研究对象

本次研究的数据是在 2021 年 3 月至 2021 年 6 月之间于上海市黄浦区、静安区、浦东新区三个区收集的。研究对象的纳入标准为：①65 岁及以上的上海市常住居民；②本人自愿签署知情同意书；③无严重的认知障碍或语言沟通障碍，能够配合完成调查问卷。共有 675 位老年人参与本项调查，排除了蒙特利尔认知评估基础量表（MoCA-B）评估结果缺失的样本 46 份，最终得到研究样本 629 份。

浦东新区代表的是远郊区，采取单纯随机抽样的方法抽取 2 个居委，每个居委按照上海市年龄、性别比例进行整群抽样。浦东新区实际收集问卷 362 份。黄浦区与静安区代表中心城区，各选取一个街道。由于黄浦区与静安区无法取得完整的居民名单，故而采取方便抽样的方法。黄浦区收集问卷 103 份，静安区收集问卷 210 份。本调查应答率为 72.3%，未参与调查的原因主要为拒绝参加、人户分离、无法与本人取得联系以及住院。

本研究已通过复旦大学公共卫生学院医学研究伦理委员会的审核与批准（IRB♯2021-02-0876），已获得研究对象的书面知情同意。

8.2.2　研究内容

1. 轻度认知功能障碍评估

蒙特利尔认知评估基础量表（MoCA-B）中文版：用于筛查评估轻度认知功能障碍。该量表是由郭起浩等人根据 Nasreddine 及其同事 2014 年编制的蒙特利尔认知评估基础量表翻译而来，包括执行功能、语言流畅性、定向力、计算、抽象、延迟回忆、视知觉、命名、注意 9 个认知功能的分领域，共有 30 个条目，总分 30 分，完成时间大约为 15 分钟。认知水平异常界限的划定与受访者的受教育程度有关：小学及以下教育水平，<19 分为异常；中学教育水平，<22 分为异常；大学及以上教育水平，<24 分为异常。在本次调查中，蒙特利尔认知评估基础量表（MoCA-B）的 Cronbach's α 系数为 0.703 7。

2. 一般人口学变量

用问卷记录性别、年龄、受教育水平、家庭收入和婚姻状况。

3. 生物因素

①身体健康状况：包括过去 6 个月的总体健康状况、所患慢性躯体疾病数量、听力是否影响日常生活、是否感到记忆力衰退。②匹兹堡睡眠质量指数（PSQI）：用于评估受访者最近一个月的睡眠质量。此前的研究表明，该量表具有良好的信效度。

4. 行为因素

包括是否吸烟、步行频率、运动频率。

5. 心理因素

①新冠肺炎相关压力：是否担心自己感染新冠肺炎、是否担心朋友或家人感染新冠肺炎、是否对新冠肺炎的长期存在感到担心。②抑郁—焦虑—压力量表（DASS-21）：从

抑郁、焦虑、压力三个方面评估受访者的负面情绪严重程度。各分量表得分越高,所对应的抑郁、焦虑、压力程度越严重。抑郁得分≤9 分为正常,>10 分为检出抑郁症状;焦虑得分≤7 分为正常,>8 分为检出焦虑症状;压力得分≤14 分为正常,>15 分为检出压力症状。③De Jong Gierveld 孤独感量表:适用于老年人孤独感的测量,共有 11 个条目,每个条目包括三个选项,依次为"是""一般""否"。若被试者回答"是"或"一般"则计 1 分,否则计 0 分。该量表总分范围为 0～11 分,总分越高说明孤独感越强烈。④一般自我效能量表(GSES):该量表用于测量受访者面对环境中的挑战能否采取适应性的行为的知觉或信念。共 10 个条目,总分 10～50 分,得分越高表明有更高的自我效能感。

6. 社会因素

①社会支持评定量表:用于评定受访者的社会支持水平。问卷共计 10 个条目,总分越高,说明受访者社会支持程度越好。②Lubben 社会网络量表:用于评估受访者的社会隔离风险。该量表共 6 个条目,总分 0～30 分,得分越低表示社会隔离程度越严重。如果被试者社会网络总得分低于 12 分,说明老年人处于社会隔离。③The Health and Lifestyles Survey Social Capital Questionnaire:用于测量受访者居住社区相关社会资本,共 6 个条目,总分为 −6～6 分,总分越高,受访者的社区资本越好。−6～0 分提示社会资本较低,1～6 分提示社会资本较高。④其他社会因素:独居与否、与子女见面的频率。

8.2.3 统计方法

使用 Epidata 3.1 录入数据,通过 Stata 16.0 建立数据库,并进行数据整理分析。研究所涉及的各个变量中,性别与年龄无缺失,缺失值数量最多为 160(社会支持总分),最大缺失比例为 25.4%。使用链式方程多重插补法对缺失值进行插补。对连续变量、二分类变量、无序多分类变量、有序多分类变量分别采用预测均值匹配法、logit 回归、mlogit 回归、ologit 回归进行多重插补。通过经验法则 M>100×FMI 判定模型的插补效果。

正态分布的计量资料以均数和标准差表示,非正态分布的计量资料以中位数和四分位数表示。分类资料以频数和百分比表示。

各变量与轻度认知功能障碍筛查结果的相关性分析,先采用二元 logistic 回归单独分析各个变量与轻度认知功能障碍筛查结果的相关性,之后将与轻度认知功能障碍筛查结果显著相关的变量按照因素种类(一般人口学变量、生物因素、行为因素、心理因素、社会因素)分别进行多元 logistic 回归分析,最后将各个因素种类中与轻度认知功能障碍筛查结果显著相关的变量纳入最终模型中进行多元 logistic 回归。本研究中所有分析的检验水准 $\alpha=0.05$,P 值为双侧概率。

8.3　结果

8.3.1　社区老年参与者基本情况及轻度认知功能障碍筛查结果

参与本次研究的 629 位老年人中,女性有 387 位,占比 61.5％,男性 242 位,占比 38.5％。受访老年人的年龄中位数是 70.3 岁。所有受访者中,筛查出轻度认知功能障碍的老年人有 226 位,占比 35.9％,轻度认知功能障碍筛查结果正常的老年人有 403 位,占比 64.1％,见表 8.1。

表 8.1　2021 年上海市 629 位社区老年人基本情况及轻度认知功能障碍筛查结果

	纳入研究者 $n=629(100\%)$ $n(\%)$或中位数	MCI 筛查结果	
		正常 $n=403(64.1\%)$ $n(\%)$或中位数(IQR)	异常 $n=226(35.9\%)$ $n(\%)$或中位数(IQR)
一般人口学特征			
性别			
男性	242 (38.5)	147 (60.7)	95 (39.3)
女性	387 (61.5)	256 (66.1)	131 (33.9)
年龄/岁	70.3 (66.8, 75.4)	69.9 (66.6, 74.8)	71.2 (67.3, 76.7)
区域			
远郊区	345(54.8)	199(56.7)	146(42.3)
中心城区	284(45.2)	204(71.8)	80(28.2)
受教育水平			
小学及以下	106(16.9)	70(66.0)	36 (34.0)
初高中或中专	454(72.4)	288 (63.4)	166 (36.6)
大学及以上	67(10.7)	44 (65.7)	23 (34.3)
家庭收入			
较好	46(7.4)	37 (80.4)	9 (19.6)
一般	505(80.8)	326(64.6)	179 (35.4)
较差	74(11.8)	36 (48.6)	38 (51.4)

（续表）

	纳入研究者 $n=629(100\%)$ $n(\%)$或中位数	MCI 筛查结果	
		正常	异常
		$n=403(64.1\%)$	$n=226(35.9\%)$
		$n(\%)$或中位数（IQR）	$n(\%)$或中位数（IQR）
婚姻状况			
在婚	500(80.0)	330(66.0)	170(34.0)
未婚	12(1.9)	7(58.3)	5(41.7)
离异或丧偶	113(18.1)	63(55.7)	50(44.2)
生物因素			
所患慢性躯体疾病数量	1(0, 2)	1(0, 2)	1(0, 2)
听力影响生活			
否	512(82.1)	346(67.6)	166(32.4)
是	112(17.9)	54(48.2)	58(51.8)
最近半年健康状况			
较好	557(92.2)	378(65.5)	199(34.5)
较差	49(7.8)	23(56.9)	26(53.1)
感到记忆力衰退			
否	259(41.6)	174(67.2)	85(32.8)
是	364(58.4)	226(62.1)	138(37.9)
睡眠质量			
好	302(57.3)	205(67.9)	97(32.1)
差	225(42.7)	135(60.0)	90(40.0)
行为因素			
吸烟			
否	542(86.7)	354(65.3)	188(34.7)
是	83(13.3)	45(54.2)	38(45.8)
步行频率			
每周至少 3 天	408(65.9)	279(68.4)	129(31.6)
每周不超过 2 天	211(34.1)	116(55.0)	95(45.0)
运动频率			

（续表）

	纳入研究者 $n=629(100\%)$ $n(\%)$或中位数	MCI 筛查结果	
		正常 $n=403(64.1\%)$ $n(\%)$或中位数(IQR)	异常 $n=226(35.9\%)$ $n(\%)$或中位数(IQR)
至少每周一次	293(48.6)	203(69.3)	90(30.7)
从不	310(51.4)	184(59.4)	126(40.6)
心理学特征			
担心自己感染新冠			
否	502(80.6)	327(65.1)	175(34.9)
是	121(19.4)	72(59.5)	49(40.5)
担心朋友或家人感染新冠肺炎			
否	480(76.8)	300(64.4)	171(35.6)
是	145(23.2)	92(63.4)	53(36.6)
担心新冠肺炎的长期存在			
否	456(73.1)	302(66.2)	154(33.8)
是	168(26.9)	98(58.3)	70(41.7)
抑郁			
否	508(82.6)	341(67.1)	167(32.9)
是	107(17.4)	55(51.4)	52(48.6)
焦虑			
否	489(79.6)	335(68.5)	154(31.5)
是	125(20.4)	60(48.0)	65(52.0)
压力			
否	585(95.1)	382(65.3)	203(34.7)
是	30(4.9)	12(40.0)	18(60.0)
孤独感总分	7(5, 9)	7(4, 9)	7(5, 9)
自我效能得分	22(20, 30)	23(20, 30)	21(20, 29)
社会因素特征			
居住情况			
与他人同居	554(89.5)	363(65.5)	191(34.5)

(续表)

	纳入研究者 $n=629(100\%)$ $n(\%)$或中位数	MCI 筛查结果	
		正常	异常
		$n=403(64.1\%)$	$n=226(35.9\%)$
		$n(\%)$或中位数(IQR)	$n(\%)$或中位数(IQR)
独居	65(10.5)	36(55.4)	29(44.6)
与子女见面的频率			
至少每周一次	508(82.9)	326(64.2)	182(35.8)
每月一次或更少	105(17.1)	67(63.8)	38(36.2)
社会支持总分	39(34, 44)	40(35, 45)	37(32, 43)
社会隔离风险			
无	427(71.0)	284(66.5)	143(33.5)
有	174(29.0)	106(60.9)	68(39.1)
社会资本			
较高	352(57.5)	248(70.4)	104(29.6)
较低	260(42.5)	150(57.7)	110(42.3)

注：因存在少量缺失值，部分变量合计小于总数 629。

8.3.2　各因素变量对轻度认知功能障碍筛查结果的回归分析

未控制其他变量的二元 logistic 回归模型（模型 1）显示，与 MCI 筛查结果正常的老年人相比，筛查出 MCI 的老年人明显更有可能是年龄更大（$OR=1.04$，95% CI 1.01，1.07）、家庭收入更差（一般：$OR=2.25$，95% CI 1.06，4.76；较差：$OR=4.30$，95% CI 1.82，10.15）、离异或丧偶（$OR=1.54$，95% CI 1.02，2.33）、所患慢性疾病躯体疾病数量更多（$OR=1.20$，95% CI 1.01，1.42）、听力状况影响生活（$OR=2.22$，95% CI 1.47，3.36）、过去 6 个月的总体健康状况较差（$OR=2.16$，95% CI 1.20，3.88）、睡眠质量差（$OR=1.49$，95% CI 1.04，2.13）、步行频率低（$OR=1.77$，95% CI 1.26，2.49）、运动频率低（$OR=1.51$，95% CI 1.08，2.11）、检出抑郁症状（$OR=1.91$，95% CI 1.26，2.91）、检出焦虑症状（$OR=2.34$，95% CI 1.57，3.47）、检出压力症状（$OR=2.62$，95% CI 1.23，5.54）及社会资本较低（$OR=1.78$，95% CI 1.27，2.49）。居住在中心城区（$OR=0.53$，95% CI 0.38，0.75）、更高的自我效能（$OR=0.97$，95% CI 0.95，0.99）和更高的社会支持（$OR=0.96$，95% CI 0.94，0.98）是筛查出 MCI 的保护因素（表 8.2）。

在控制了其他重要变量的情况下（模型 3），与 MCI 筛查结果正常的老年人相比，筛查出 MCI 的老年人年龄更大（$OR=1.04$，95% CI 1.01，0.07）、家庭收入更差（一般：OR

$=2.20,95\%$ CI $1.01,4.80$;较差:$OR=2.59,95\%$ CI $1.03,6.50$)、听力状况影响生活($OR=1.86,95\%$ CI $1.19,2.91$)及有焦虑症状($OR=1.58,95\%$ CI $1.02,2.44$)。居住在中心城区($OR=0.57,95\%$ CI $0.37,0.89$)和更高的社会支持($OR=0.97,95\%$ CI $0.94,1.00$)是筛查出 MCI 的保护因素(表 8.2)。

在只考虑单一因素种类的变量与 MCI 筛查结果的相关性时(模型 2),步行频率低、社会资本较低的老年人也更可能筛查出 MCI,但是这种关联在同时纳入了其他因素的重要相关变量后便不再显著了(表 8.2)。

表 8.2 社区老年人轻度认知功能障碍筛查结果的 logistic 回归分析结果

	MCI 筛查结果								
	模型 1			模型 2			模型 3		
	OR (95% CI)	t 值	P 值	OR (95% CI)	t 值	P 值	OR (95% CI)	t 值	P 值
一般人口学特征									
性别									
男性	参照组								
女性	0.80 (0.57, 1.10)	−1.37	0.169						
年龄/岁	1.04 (1.01, 1.07)	2.95	**0.003**	1.05 (1.02, 1.08)	3.20	**0.001**	1.04 (1.01, 1.07)	2.47	**0.013**
区域									
远郊区	参照组			参照组			参照组		
中心城区	0.53 (0.38, 0.75)	−3.66	**<0.001**	0.51 (0.35, 0.74)	−3.61	**<0.001**	0.57 (0.37, 0.89)	−2.49	**0.013**
受教育水平									
小学及以下	参照组								
初高中或 中专	1.12 (0.72, 1.75)	0.51	0.608						
大学及以上	1.02 (0.54, 1.95)	0.07	0.944						
家庭收入									
较好	参照组			参照组			参照组		
一般	2.25 (1.06, 4.76)	2.11	**0.035**	2.46 (1.13, 5.34)	2.26	**0.024**	2.20 (1.01, 4.80)	1.98	**0.048**
较差	4.30 (1.82, 10.15)	3.32	**0.001**	3.66 (1.49, 9.00)	2.82	**0.005**	2.59 (1.03, 6.50)	2.03	**0.042**
婚姻状况									
在婚	参照组			参照组					

（续表）

	MCI 筛查结果								
	模型 1			模型 2			模型 3		
	OR （95% CI）	t 值	P 值	OR （95% CI）	t 值	P 值	OR （95% CI）	t 值	P 值
未婚	1.37 （0.43，4.35）	0.53	0.599	2.29 （0.68，7.70）	1.34	0.180			
离异或丧偶	1.54 （1.02，2.33）	2.04	**0.042**	1.38 （0.88，2.17）	1.41	0.158			
生物因素									
所患慢性躯体 疾病数量	1.20 （1.01，1.42）	2.13	**0.033**	1.07 （0.89，1.29）	0.72	0.471			
听力影响生活									
否	参照组			参照组			参照组		
是	2.22 （1.47，3.36）	3.77	**<0.001**	1.98 （1.29，3.04）	3.14	**0.002**	1.86 （1.19，2.91）	2.70	**0.007**
最近半年健康 状况									
较好	参照组			参照组					
较差	2.16 （1.20，3.88）	2.57	**0.010**	1.72 （0.93，3.19）	1.72	0.086			
感到记忆力 衰退									
否	参照组								
是	1.24 （0.89，1.73）	1.26	0.207						
睡眠质量									
好	参照组			参照组					
差	1.49 （1.04，2.13）	2.19	**0.029**	1.32 （0.91，1.91）	1.44	0.149			
行为因素									
吸烟									
否	参照组								
是	1.58 （0.99，2.52）	1.93	0.053						
步行频率									
每周至少 3 天	参照组			参照组			参照组		
每周不超过 2 天	1.77 （1.26，2.49）	3.28	**0.001**	1.27 （1.12，2.33）	2.59	**0.010**	1.18 （0.81，1.72）	0.85	0.393

（续表）

	MCI 筛查结果								
	模型 1			模型 2			模型 3		
	OR (95% CI)	*t* 值	*P* 值	*OR* (95% CI)	*t* 值	*P* 值	*OR* (95% CI)	*t* 值	*P* 值
运动频率									
至少每周 一次	参照组			参照组					
从不	1.51 (1.08，2.11)	2.41	**0.016**	1.30 (0.90，1.85)	1.41	0.158			
心理因素									
担心自己感染 新冠肺炎									
否	参照组								
是	1.27 (0.85，1.91)	1.16	0.246						
担心朋友或家 人感染新冠 肺炎									
否	参照组								
是	1.03 (0.70，1.52)	0.17	0.865						
担心新冠肺炎 的长期存在									
否	参照组								
是	1.41 (0.98，2.02)	1.84	0.066						
抑郁									
否	参照组			参照组					
是	1.91 (1.26，2.91)	3.03	**0.002**	0.95 (0.52，1.74)	−0.15	0.880			
焦虑									
否	参照组			参照组			参照组		
是	2.34 (1.57，3.47)	4.21	**<0.001**	2.03 (1.21，3.42)	2.68	**0.007**	1.58 (1.02，2.44)	2.04	**0.042**
压力									
否	参照组			参照组					
是	2.62 (1.23，5.54)	2.51	**0.012**	1.67 (0.70，4.00)	1.16	0.247			
孤独感得分	1.04 (0.98，1.10)	1.40	0.162						

(续表)

	MCI 筛查结果								
	模型 1			模型 2			模型 3		
	OR (95% CI)	*t* 值	*P* 值	*OR* (95% CI)	*t* 值	*P* 值	*OR* (95% CI)	*t* 值	*P* 值
自我效能得分	0.97 (0.95, 0.99)	−2.58	**0.010**	0.99 (0.96, 1.00)	−1.66	0.096			
社会因素									
居住情况									
与他人同居	参照组								
独居	1.51 (0.90, 2.54)	1.55	0.121						
与子女见面的 频率									
至少每周 一次	参照组								
每月一次或 更少	1.03 (0.67, 1.60)	0.15	0.882						
社会支持总分	0.96 (0.94, 0.98)	−3.36	**0.001**	0.96 (0.94, 0.99)	−2.87	**0.004**	0.97 (0.94, 1.00)	−2.04	**0.042**
社会隔离风险									
无	参照组								
有	1.30 (0.90, 1.87)	1.41	0.159						
社会资本									
较高	参照组			参照组			参照组		
较低	1.78 (1.27, 2.49)	3.37	**0.001**	1.61 (1.14, 2.27)	2.69	**0.007**	1.15 (0.76, 2.43)	0.67	0.505

注：OR 为 Odds Ratio,比值比；95% CI 为 95% confidence interval,95%置信区间。显著相关(*P* 值<0.05)用粗体表示。模型 1：未控制其他变量的二元 Logistic 回归模型；模型 2：将模型 1 中与 MCI 筛查结果显著相关的变量按照因素分类分别纳入控制模型；模型 3：控制了模型 2 中所有与 MCI 筛查结果显著相关的变量。

8.4 讨论

在本次研究中,超过三分之一的上海市社区老年人筛查出轻度认知功能障碍。许多研究显示,中国老年人中 MCI 的患病率为 8.7%～50.8%。一项全国性的 MCI 患病率的横断面研究(基于 12 个省份 46 011 名调查对象)显示,中国 60 岁及以上的老年人口 MCI 患病率为 15.5%。相比于其他相关研究,本研究报告的老年人筛查出 MCI 的比例处于中上水平。这种差异可能与筛查工具、诊断标准、研究人群代表性(包括文化、地区、年龄等)差异等有关。此外,本研究仅使用 MoCA 量表筛查老年人轻度认知功能障碍可能会高估 MCI 流行率,但这也足够提示上海市社区老年人轻度认知功能障碍现状不容乐观。

在一般人口学特征上,我们的结果显示,年龄较大、家庭收入较差的老年人筛查出轻度认知功能障碍的可能性更高,居住在中心城区筛查出轻度认知功能障碍的可能性更低。与既往研究结果一致,更大的年龄是 MCI 独立危险因素。随年龄的增加,脑容量下降,颞叶、眶额叶和颞叶关联皮质等与年龄相关的脑结构加速变性,同时 β-淀粉样蛋白等相关生物标志物水平异常,使大脑处理速度、注意力以及执行功能等下降,从而导致老年人认知功能衰退。除此之外,研究显示年龄是 MCI 进展为痴呆或阿尔茨海默病的主要独立危险因素。另外,本研究发现相较居住于远郊区的老年人,居住于中心城区的老年人筛查出 MCI 的风险更低。这与在北京城乡两社区老年人群中开展的 MCI 患病情况的调查结果相似,农村患病率高于城市(27.2% vs. 15.7%,$P<0.001$)。当然中心城区采用方便抽样可能对结果有一定影响,需要加以注意。

在家庭收入对老年人 MCI 筛查结果的影响上,我们的结果显示家庭收入较差的老年人筛查出认知功能障碍的可能性更高。在仅考虑一般人口学特征对 MCI 筛查结果的影响时(模型 2),家庭收入一般的老年人筛查出 MCI 的概率大约是家庭收入较好老年人的两倍,而家庭收入较差的老年人筛查出 MCI 的概率大约是家庭收入较好老年人的5 倍。在控制了其他重要因素的前提下(模型 3),家庭收入较差的老年人筛查出 MCI 的概率大约是家庭收入较好老年人的 3 倍。与本研究结果一致,目前许多研究显示较低的家庭收入会增加 MCI 的风险。一方面是因为家庭收入较差的老年人不太容易获得适当的营养、医疗及护理资源,并且往往延迟就诊,从而不能及时发现和干预 MCI。另一方面是由于有学者提出认知储备假说,认为社会经济地位可通过增加认知刺激促进皮质发育来增加大脑的"认知储备",补偿与衰老相关的神经病理损伤,从而阻止或减缓 MCI、痴呆或阿尔茨海默病的发生发展。例如,家庭收入较好的个体往往具有更好生活方式和营养,更多地参与阅读等文化和休闲活动,有助于保持认知储备能力。

在生物因素上,听力状况较差以致影响日常生活的老年人更可能筛查出 MCI。与先前的研究结果一致,老年人听力问题与较差的认知功能之间存在显著关联。一方面,听力状况较差引起的沟通困难可能导致社会孤立和孤独;另一方面,大脑的听觉处理功能对认知功能的影响可能与认知障碍的某些病理过程相同。有研究显示,听力障碍与大脑进行听觉处理功能的上中叶和下颞叶功能区萎缩有关,故可能对同样依赖这些大脑功能区的认知过程产生连锁反应。

在行为因素中,仅考虑行为因素相关变量时(模型 2),步行频率与 MCI 筛查结果显著相关。但是在同时纳入了其他因素后(模型3)这种关联失去了统计学意义,这提示我们步行频率和社会资本水平等其他因素间可能存在中介效应。身体活动与认知功能的关系尚不明确。有荟萃分析结果显示,身体活动可能是65岁及以上老年人预防阿尔茨海默病症的重要保护因素。一项大型痴呆和身体活动的随机对照试验的结果表明,身体活动不能减缓轻度至中度痴呆患者认知功能障碍,但其改善了患者的身体素质。

在心理因素中,在同时纳入了其他因素后(模型3)时,检出焦虑症状与MCI筛查结果显著相关,检出焦虑症状的老年人更可能筛查出MCI。焦虑与认知功能之间的关系非常复杂,目前研究显示焦虑症状影响认知水平的可机制有:一是焦虑可通过占据记忆系统的某些处理和存储资源来干扰认知表现;二是焦虑症状与MCI中的执行功能下降有关,焦虑症状可能是MCI早期认知能力下降的标志;三是部分学者提出的"倒U形"假说,即认为低或中等浓度的儿茶酚胺和糖皮质激素可以促进记忆的形成,但是当这些激素水平过高或长期升高会导致记忆中断,故当个体处于最佳焦虑状态时,认知功能表现最佳,若焦虑过度,认知功能可能下降。焦虑与认知功能之间的关系尚无定论,也有研究显示焦虑与认知功能之间的关系可能是双向的。

在社会因素中,仅控制社会因素里的重要变量(模型2)时,社会支持总分和社会资本与MCI筛查结果有显著相关性,社会支持总分低、社会资本较低的老年人更可能筛查出MCI;在控制了其他重要因素的前提下(模型3),较高的社会支持是筛查出MCI的保护因素。与既往研究结果一致,较高的社会支持和社会资本与认知能力下降呈负相关。这可能是由于社会支持和社会资本较高的老年人更多地参与社会活动,更有可能从其密集的社区网络中获得健康行为和疾病的信息和知识,有更多的机会观察和学习他人的健康行为,从而延缓MCI发生和降低认知能力下降速度。

相比于以往研究,本研究综合探讨了一般人口学特征、生物因素、行为因素、心理因素及社会因素等诸类因素变量对MCI筛查结果的影响,对进一步深入探究各因素与MCI筛查结果的关系具有借鉴意义。本研究也具有局限性:其一,本研究为横断面研究,无法推断变量间的因果关系;其二,调查对象全都是上海市社区老年人且样本量较小,故无法将本研究结论推广到所有老年人;其三,本调查应答率为72.3%,且黄浦区和静安区采取方便抽样,部分身体状况较差、社会隔离程度高、认知功能较差或对本调查不感兴趣的老年人可能没有被纳入研究,这可能使得老年人轻度认知功能障碍检出率及回归分析中相关变量的作用被低估;其四,本研究数据是基于受访者的自我报告,可能存在报告偏倚及社会期望偏倚;其五,本研究仅使用MoCA量表筛查老年人轻度认知功能障碍,可能会高估MCI流行率。

综上所述,本研究样本超过三分之一老年调查对象筛查出轻度认知功能障碍,提示我们上海市社区老年人轻度认知功能障碍现状恐怕不容乐观,需要开展更多相关研究以明确上海市老年群体的患病率。本研究中年龄、家庭收入、听力状况较差以致影响日常生活、焦虑是筛查出轻度认知功能障碍最显著的影响因素。这提醒我们建立老年认知障碍友好型社区是十分重要且必要的。建立老年认知障碍友好型社区，一方面可以提高老年人的社区社会资本，从而提升社会包容性，使每个老年人都能参与到社区活动中；另一方面可以为社区老年人提供认知障碍健康促进活动，同时可为老年人提供认知障碍的早期干预训练，从而有效延缓轻度认知功能障碍发生和降低认知能力下降速度。

参考文献

［1］Manly J J，Tang M X，Schupf N，et al. Frequency and course of mild cognitive impairment in a multiethnic community[J]. Ann Neurol，2008,63(4)：494-506.

［2］Jia L，Quan M，Fu Y，et al. Dementia in China：epidemiology, clinical management，and research advances[J]. Lancet Neurol，2020,19(1)：81-92.

［3］Xu J，Wang J，Wimo A，et al. The economic burden of dementia in China，1990—2030：implications for health policy[J]. Bull World Health Organ，2017,95(1)：18-26.

［4］Jia L，Du Y，Chu L，et al. Prevalence，risk factors，and management of dementia and mild cognitive impairment in adults aged 60 years or older in China：a cross-sectional study[J]. Lancet Public Health，2020,5(12)：E661-E671.

［5］Hu C，Yu D，Sun X，et al. The prevalence and progression of mild cognitive impairment among clinic and community populations：a systematic review and meta-analysis[J]. Int Psychogeriatr，2017,29(10)：1595-1608.

［6］Fernandez-Blazquez M A，Noriega-Ruiz B，Avila-Villanueva M，et al. Impact of individual and neighborhood dimensions of socioeconomic status on the prevalence of mild cognitive impairment over seven-year follow-up[J]. Aging & Mental Health，2021,25(5)：814-823.

## 第 9 章

青少年社会心理问题对自杀意念的预测作用

9.1 研究背景

青春期是童年和成年之间的一个过渡时期,其特点是身体、心理和行为的巨大变化,在此时期,青少年容易出现一些社会心理问题。自杀是青少年的一个常见死因,特别是近几十年来,因自杀而死亡的人数急剧增加。自杀意念是自杀行为的第一阶段。以前的研究报告显示,中国青少年自杀意念的发生率为 $13\%\sim24\%$,自杀企图率为 $3\%\sim5\%$。目前研究表明自杀意念包含多个危险因素,包括心理、环境和社会心理因素,但中国青少年自杀意念的预测因素仍然不清楚。

现有研究结果表明,感知社会支持程度高的青少年可能有更好的心理健康状况。社会支持是指从社会各方面得到的物质或心理援助,包括家庭、朋友、社区或组织,反映了一个人社会关系的密切程度和社会交往的质量,一般分为获得性和感知社会支持。感知社会支持是指个人对其社会关系可能提供多少支持以及这种支持的质量的信念。以前的研究表明,来自家庭、朋友和重要他人的感知社会支持水平较低与自杀意念有关,而不同来源的社会支持对预测自杀意念的重要性仍有争议。

除了缺少社会支持,情绪和行为问题(Emotional and Behavioral Problem,EBP),例如情绪问题、品行问题、多动注意不能、同伴交往问题和较差的亲社会行为都是青少年常见的社会心理问题,对他们的心理健康有显著的负面影响。EBP 在青少年中的高发率是高收入国家和中低收入国家共同关注的问题。从 1993 年到 2003 年,荷兰青少年中的 EBP 呈上升趋势。以前的研究显示,EBP 对青少年的心理健康、社交能力的发展和生命质量有严重的负面影响。西班牙的一项横断面研究表明,EBP 水平越高,自杀的风险就越高。现有证据显示情绪问题,例如抑郁和焦虑,是自杀意念出现或反复出现的强有力的危险因素。一项在大学生中的纵向研究发现,注意缺陷多动障碍似乎对自杀意念没有直接影响,但会通过抑郁症状和自尊的降低对自杀意念产生间接影响。然而,很少有研究探索多个 EBP 和自杀意念之间的纵向关系,较差的亲社会行为和自杀意念之间相关性的证据尤其缺乏。

此外,孤独感也是存在于青少年中的一个常见心理问题。一项涉及 25 个国家的研究表明,约有 18.1% 的中学生报告在大多数时间里没有朋友或感到孤独。一项前瞻性研究的荟萃分析发现,孤独感是自杀意念和行为的一个重要预测因素,而且在 16～20 岁或 58 岁以上的人中更有可能发现这种关联,从而暗示了与年龄有关的 U 形趋势。

　　然而,关于青少年社会心理问题和自杀意念之间关系的大量研究都是基于横断面研究,纵向的证据仍然较少。明确哪些社会心理问题与随时间变化的自杀意念独立相关,对于我们更好地理解、预测和干预自杀是很重要的。此外,现有的证据大多来自个人主义盛行的西方国家,我们需要更多关注集体主义文化背景下的问题。因此,基于浙江省台州市青少年 6 个月的纵向数据,本研究旨在探索社会心理问题和自杀意念之间的关联,并明确同时发生的多种社会心理问题是否会增加自杀意念。

9.2　资料与方法

9.2.1　研究对象和研究设计

　　该纵向研究是在中国浙江省台州市的中学生中进行的。基线调查在 2021 年 5 月至 2021 年 6 月进行,随访调查在 2021 年 11 月至 2021 年 12 月进行。本研究采用多阶段整群抽样,从台州市六个县(或区)随机抽取 15 所初中和 16 所高中。在选定的学校内,每个年级随机选择两个班级。所有参与者都通过问卷星平台(https://www.wjx.cn)完成一份在线问卷调查。本研究的纳入标准为:①初中或高中的学生;②能够阅读、理解并独立完成问卷;③提供在线知情同意。在基线调查中,共招募了 4 168 名参与者。我们排除了失访的人($n=901$)。最后,共有 3 267 名参与者纳入分析。本研究得到了台州市中心医院伦理委员会的批准(2022L-01-17)。

9.2.2　社会人口学特征评估

　　社会人口学特征包括性别(男性或女性)、年级(初中或高中)、户籍(农村或城市)、独生子女(是或否)、经济状况(贫穷、一般或良好)、父母婚姻状况(在婚或离婚/丧偶)、父亲和母亲的受教育程度(小学或以下、初中/高中、大学或以上)、过去三个月内亲戚或朋友的死亡或重病(是或否)。

9.2.3　社会心理变量的评估

1. 感知社会支持
本研究使用 12 项感知社会支持多维量表(MSPSS)来评估感知社会支持水平。

MSPSS 包括三个维度：来自家庭(Fam)、朋友(Fri)和重要他人(SO)的感知社会支持。每个分量表由四个项目组成,得分从 1～7(极不同意＝1,很不同意＝2,稍不同意＝3,中立＝4,稍同意＝5,很同意＝6,极同意＝7)。分量表总分的计算方法是将该分量表各项目分数相加,范围为 4～28 分,分数越低表示感知到的社会支持水平越低。每个分量表的分数三等分,最低组被指定为低水平的感知社会支持,中间组和最高组被指定为高水平的感知社会支持。本研究总量表、家庭支持、朋友支持和重要他人支持的 Cronbach's α 分别为 0.88、0.88、0.90 和 0.87。

2. 情绪和行为问题

长处和困难量表(Strengths and Difficulties Questionnaire,SDQ)是一个由 25 个项目组成的量表,用于评估情绪和行为问题。本研究采用了学生视角的 SDQ,它包括 5 个子量表:情绪问题、行为问题、多动、同伴交往问题和亲社会行为。每个分量表由 5 个项目组成,得分为 0～2 分(不真实＝0,有点＝1,肯定真实＝2,有 5 个反向得分项目)。一个分量表的总分是由 5 个项目的分数加起来计算的,范围为 0～10 分。情绪问题、行为问题、多动和同伴交往问题等分量表的分数越高,说明情绪和行为问题的程度越高,而亲社会行为分量表的分数越低,说明亲社会行为越差。每个分量表的分数被分为四类(接近平均水平、略微提高/略微降低、高/低和非常高/非常低)。我们将"接近平均水平"和"略微提高/略微降低"定为参照组,将"高/低"和"非常高/非常低"定为另一组。本研究中 SDQ 的 Cronbach's α 为 0.85。

3. 孤独感

孤独感是根据 3 项目的加州大学洛杉矶分校孤独感量表(3-item UCLA Loneliness Scale)来评估。这个量表包含三个问题,用来评估孤独感。每个问题由三个项目组成,得分为 1～3 分(几乎没有＝1,部分时间＝2,经常＝3)。总分的计算方法是将三个项目的分数相加,范围为 3～9 分,分数越高,表明孤独感的程度越高。总分被分为两类(不孤独: 3～5 分;孤独: 6～9 分)。本研究中孤独感量表的 Cronbach's α 为 0.86。社会心理问题的数量是通过九种社会心理问题的出现频率来计算的,包括缺乏感知社会支持(来自家庭、朋友和重要他人)、孤独和 EBP(情绪、行为和同伴问题、多动症和不良亲社会行为)。然后分为四个等级:无(无社会心理问题)、低级(1～2 个问题)、中级(3～4 个问题)和高级(5 个或以上问题)。

9.2.4 自杀意念和抑郁症状的评估

自杀意念是根据儿童抑郁症量表(Children's Depression Inventory,CDI)中文版中的一个条目来评估的。该条目包括三个内容。①我没有想过要自杀;②我想过要自杀,但不会去做;③我想要自杀。参与者被要求选择能描述他们在过去两周内的感受和想法的最佳陈述。回答分为没有或有(但不会去做)与严重的自杀念头。完整的 CDI 是一个有 27 个项目的量表,用于评估儿童的抑郁症状。每个项目由三个陈述组成,得分为 0～2 分,因此总分为 0～54 分。本研究将 19 作为抑郁症状的分界值,CDI 的 Cronbach's α 为 0.83。

9.2.5　统计分析

参与者基线特征中的分类变量用频率和百分比表示。组间比较采用 χ^2 检验。多因素 logistic 回归模型被用来确定基线时每个社会心理变量(感知社会支持的 3 个子量表、孤独感和 EBP 的 5 个子量表)与随访时自杀意念之间的关联,并估计 OR 值和 95%CI。模型 1 调整了基线自杀意念;模型 2 增加了社会人口学因素(性别、年级、户籍、独生子女、经济状况、父母的婚姻状况、母亲和父亲的受教育程度、过去三个月内亲戚或朋友的死亡或重病);模型 3 额外调整了基线抑郁症状,但情绪问题除外,因为它们与 CDI 有相当大的重叠。多分类 logistic 回归模型被用来估计基线社会心理问题的数量与随访时自杀意念之间的关联,并估计相对风险比(Relative Risk Ratio,RRR)和 95% CI。该模型调整了基线自杀意念、性别、年级、户籍、独生子女、经济状况、父母的婚姻状况、母亲和父亲的受教育程度,以及亲戚或朋友的死亡或重病。双侧检验 $P < 0.05$ 为差异有统计学意义。采用 R(4.1.0 版)统计软件进行分析。

9.3　结果

9.3.1　参与者的基线特征

共有 3 267 名符合条件的参与者纳入研究。在所有参与者中,一半以上是男孩和初中生。严重自杀意念的报告率在基线时为 3.8%,在随访时为 3.1%。大约 20.6% 的学生报告有抑郁症状。初中生中,父母的婚姻状况是离婚或丧偶,父亲的受教育程度较高,在过去三个月里有亲戚或朋友死亡或遭受严重疾病,以及在基线时有抑郁症状的人,在后续随访中更有可能有严重的自杀想法,具体见表 9.1。表 9.2 为基线和随访时社会心理变量的描述性结果。大约 30% 的参与者报告社会支持低水平和孤独。出现情绪问题的学生比例为 17.2%,行为问题为 8.8%,多动问题为 9.7%,同伴交往问题为 34.9%,亲社会行为问题为 19.8%。行为问题和亲社会行为问题的发生率在随访时似乎有所增加,但社会心理问题的频率和百分比在基线和随访期间是相似的。

表 9.1 基线与随访参与者基本情况

变量	总计	自杀意念		P 值
		无/有自杀意念（但不会去做）	严重自杀意念	
n	3 267	3 167 (96.9)	100 (3.1)	
性别(%)				
男	1 665 (51.0)	1 620 (51.2)	45 (45.0)	0.267
女	1 602 (49.0)	1 547 (48.8)	55 (55.0)	
年级(%)				
初中	1 852 (56.7)	1 783 (56.3)	69 (69.0)	0.015
高中	1 415 (43.3)	1 384 (43.7)	31 (31.0)	
户籍(%)				
农村	2 136 (65.4)	2 077 (65.6)	59 (59.0)	0.209
城市	1 131 (34.6)	1 090 (34.4)	41 (41.0)	
独生子(%)				
否	2 260 (69.2)	2 195 (69.3)	65 (65.0)	0.419
是	1 007 (30.8)	972 (30.7)	35 (35.0)	
经济水平(%)				
较差	184 (5.6)	174 (5.5)	10 (10.0)	0.111
一般	2 472 (75.7)	2 403 (75.9)	69 (69.0)	
较好	611 (18.7)	590 (18.6)	21 (21.0)	
父母婚姻(%)				
在婚	2 927 (89.6)	2 845 (89.8)	82 (82.0)	0.018
离婚/丧偶	340 (10.4)	322 (10.2)	18 (18.0)	
母亲教育水平(%)				
小学及以下	608 (18.6)	594 (18.8)	14 (14.0)	0.346
初高中	2 246 (68.7)	2 176 (68.7)	70 (70.0)	
大学及以上	413 (12.6)	397 (12.5)	16 (16.0)	
父亲教育水平(%)				
小学及以下	453 (13.9)	443 (14.0)	10 (10.0)	0.015
初高中	2 396 (73.3)	2 328 (73.5)	68 (68.0)	
大学及以上	418 (12.8)	396 (12.5)	22 (22.0)	
过去三个月内亲戚或朋友的死亡或遭受严重疾病(%)				0.003
否	2 746 (84.1)	2 673 (84.4)	73 (73.0)	

（续表）

变量	总计	自杀意念		P 值
		无/有自杀意念（但不会去做）	严重自杀意念	
是	521 (15.9)	494 (15.6)	27 (27.0)	
抑郁症状(%)				<0.001
无	2 595 (79.4)	2 558 (80.8)	37 (37.0)	
有	672 (20.6)	609 (19.2)	63 (63.0)	

表 9.2　参与者基线及随访社会心理特征

社会心理变量	基线	随访
来自家庭的社会支持(%)		
高	2 314 (70.8)	2 314 (70.8)
低	953 (29.2)	953 (29.2)
来自朋友的社会支持(%)		
高	2 337 (71.5)	2 337 (71.5)
低	930 (28.5)	930 (28.5)
来自重要他人的社会支持(%)		
高	2 198 (67.3)	2 198 (67.3)
低	1 069 (32.7)	1 069 (32.7)
孤独感(%)		
无	2 384 (73.0)	2 470 (75.6)
有	883 (27.0)	797 (24.4)
情绪问题(%)		
一般/较高	2 706 (82.8)	2 779 (85.1)
高/非常高	561 (17.2)	488 (14.9)
行为问题(%)		
一般/较高	2 981 (91.2)	2 934 (89.8)
高/非常高	286 (8.8)	333 (10.2)
多动问题(%)		
一般/较高	2 949 (90.3)	2 967 (90.8)
高/非常高	318 (9.7)	300 (9.2)
同伴交往问题(%)		
一般/较高	2 128 (65.1)	2 160 (66.1)
高/非常高	1 139 (34.9)	1 107 (33.9)

（续表）

社会心理变量	基线	随访
亲社会行为(%)		
一般/较低	2 620 (80.2)	2 552 (78.1)
低/非常低	647 (19.8)	715 (21.9)

9.3.2 基线社会心理问题与随访自杀意念之间的关系

在 logistic 回归模型中，基线社会心理问题与随访时自杀意念之间的关联见表 9.3。模型 1 调整了基线自杀意念后，来自家庭、朋友和重要他人的低水平感知社会支持、孤独、情绪问题、多动和不良亲社会行为可显著预测随访时的自杀意念。在模型 2 中调整了社会人口学协变量和基线自杀意念后，这些关联仍然是显著的。在模型 3 中进一步调整基线抑郁症状后(情绪问题除外)，来自家庭的低水平社会支持($OR=1.78$;95% CI 1.10, 2.87)、情绪问题($OR=2.35$;95% CI 1.41, 3.79)和不良亲社会行为($OR=1.74$;95% CI 1.08, 2.79)是自杀倾向的显著预测因素。表 9.4 显示了社会心理问题的数量与自杀意念之间的多分类 logistic 回归结果。在调整了社会人口学协变量和基线自杀意念后，与没有社会心理问题相比，低水平的社会心理问题(1～2 个问题)能显著预测学生的轻度自杀意念($RRR=1.59$;95% CI 1.25, 2.01)，严重自杀意念无统计学关联($RRR=1.68$;95% CI 0.77, 3.64)。然而，中度的社会心理问题(3～4 个问题)是轻度($RRR=1.98$;95% CI 1.53, 2.57)和严重($RRR=2.31$;95% CI 1.05, 5.08)自杀想法的显著预测因素。另外，与没有社会心理问题的参与者相比，有高水平的社会心理问题(5 个或更多问题)的参与者有轻度($RRR=2.50$;95% CI 1.88, 3.31)和严重($RRR=4.50$;95% CI 2.13, 9.49)自杀念头的可能性是 2.5 倍和 4.5 倍。

表 9.3　基线社会心理变量与随访自杀意念关联

基线社会心理变量	自杀意念					
	模型 1		模型 2		模型 3	
	OR (95% CI)	P 值	OR (95% CI)	P 值	OR (95% CI)	P 值
来自家庭的感知社会支持(ref：高)	**2.63 (1.70,4.09)**	<0.001	**2.45 (1.55,3.86)**	<0.001	**1.78 (1.10,2.87)**	0.018
来自朋友的感知社会支持(ref：低)	**1.81 (1.17,2.80)**	0.007	**1.84 (1.18,2.86)**	0.007	1.21 (0.74,1.96)	0.439
来自重要他人的感知社会支持(ref：高)	**2.33 (1.50,3.65)**	<0.001	**2.33 (1.48,3.68)**	<0.001	1.49 (0.90,2.48)	0.121

（续表）

基线社会心理变量	自杀意念					
	模型 1		模型 2		模型 3	
	OR（95% CI）	P 值	OR（95% CI）	P 值	OR（95% CI）	P 值
孤独感（ref：无）	**1.88 (1.21,2.92)**	0.005	**1.89 (1.20,2.97)**	0.006	1.09 (0.65,1.82)	0.750
情绪问题（ref：一般/较高）	**2.41 (1.50,3.81)**	<0.001	**2.35 (1.43,3.79)**	<0.001	**2.35 (1.41,3.79)**	<0.001
行为问题（ref：一般/较高）	1.41 (0.77,2.47)	0.250	1.40 (0.76,2.49)	0.261	0.97 (0.51,1.74)	0.909
多动（ref：一般/较高）	**2.09 (1.22,3.47)**	0.006	**1.96 (1.12,3.34)**	0.015	1.28 (0.72,2.22)	0.392
同伴交往问题（ref：一般/较高）	1.44 (0.93,2.21)	0.098	1.42 (0.91,2.20)	0.123	0.97 (0.60,1.55)	0.896
亲社会行为（ref：一般/较低）	**2.29 (1.45,3.55)**	<0.001	**2.28 (1.44,3.58)**	<0.001	**1.74 (1.08,2.79)**	0.021

注：模型 1：调整基线自杀意念；模型 2：调整基线自杀意念、性别、年级、户籍、独生子、经济水平、父母婚姻、父母受教育程度、过去三个月内亲戚或朋友的死亡或遭受严重疾病；模型 3：模型 2＋基线抑郁症状（情绪问题除外）

表 9.4 社会心理问题数量与自杀意念的多分类 logistic 回归分析

社会心理问题数量	自杀意念				
	无	有（但不会去做）		严重自杀意念	
		RRR（95% CI）	P 值	RRR（95% CI）	P 值
无（无社会心理问题）	参照组				
轻度（1~2 个社会心理问题）		**1.59 (1.25,2.01)**	<0.001	1.68 (0.77,3.64)	0.192
中度（3~4 个社会心理问题）		**1.98 (1.53,2.57)**	<0.001	**2.31 (1.05,5.08)**	0.038
高度（≥5 个社会心理问题）		**2.50 (1.88,3.31)**	<0.001	**4.50 (2.13,9.49)**	<0.001

注：RRR 为 relative risk ratio，相对危险比。

模型调整基线自杀意念、性别、年级、户籍、独生子、经济水平、父母婚姻、父母受教育程度、过去三个月内亲戚或朋友的死亡或重病。

9.4 结论

总之，这项基于中国青少年的纵向研究表明，经过 6 个月的随访，来自家庭的感知社会支持、亲社会行为和情绪问题是自杀意念的有力预测因素。这项研究也证实了多种社会心理问题在放大自杀意念风险方面的作用。结合心理、社会和行为方面的更综合、更全面的干预措施可能对预防青少年自杀有益。此外，增强潜在的心理韧性资源和能力，特别是来自家庭的社会支持和亲社会行为，对于减轻危险因素对自杀的影响具有重要意义。

参考文献

［1］ Yang X，Wang J，Wang T，et al. Psychosocial problems and suicide ideation in chinese adolescents：findings from a longitudinal study. Transl Pediatr. 2023，12(6)：1076-1087.

［2］ Wang J，Mann F，Lloyd-Evans B，et al. Associations between loneliness and perceived social support and outcomes of mental health problems：a systematic review［J］. BMC psychiatry，2018，18(1)：156.

［3］ Peng Z，Klomek AB，Li L，et al. Associations between Chinese adolescents subjected to traditional and cyber bullying and suicidal ideation，self-harm and suicide attempts［J］. BMC psychiatry，2019，19(1)：324.

［4］ Poudel A，Gurung B，Khanal GP. Perceived social support and psychological wellbeing among Nepalese adolescents：the mediating role of self-esteem［J］. BMC Psychol，2020，8(1)：43.

［5］ Macalli M，Tournier M，Galéra C，et al. Perceived parental support in childhood and adolescence and suicidal ideation in young adults：a cross-sectional analysis of the i-Share study［J］. BMC psychiatry，2018，18(1)：373.

## 第 10 章

基于新媒体短视频的初中生心理健康干预效果评价

10.1 引言

10.1.1 中学生心理健康状况

心理健康涉及的范围较为广泛,很难有一个统一的定义。世界卫生组织将心理健康定义为一种幸福状态,在这种状态下,个人能够实现自己的能力,能够应对正常的压力,能够富有成效地工作,并且能为其社区做出贡献。处于青春期的中学生是个体生长发育的重要阶段,也是从儿童向成人过渡的关键时期。在这段时间,他们的自我意识增强,社会心理迅速发展,但又缺乏应对剧变的能力和方法,因此,在生理、心理和外部环境的多重影响下,个体很容易出现行为和心理方面的问题。

自 21 世纪以来,青少年的各类心理健康问题在不断增加。据研究,在全球范围内有 10%~20% 的儿童青少年存在心理健康问题。根据世界卫生组织的报告,在全球范围内,心理障碍占 10~19 岁年龄组疾病负担的 13%;抑郁、焦虑和行为障碍已成为青少年疾病和残疾的主要原因;心理问题不仅会影响学业,还有可能导致自杀行为;自杀已成为 15~19 岁人群死亡的第四大原因。此外,有证据表明,青少年的行为问题的发生率在过去几十年里一直在增加。我国的中学生心理健康状况同样不容乐观。陈丹等人在中国大陆开展的横断面研究显示,我国青少年的心理问题检出率为 26.3%,其中学习压力、强迫、焦虑三个方面的问题位居前列。我国儿童青少年抑郁症状的流行率为 15.4%,其中初中生抑郁症状流行率为 16.2%;上海市初中生焦虑情绪检出率为 16.4%;中学生问题行为检出率为 36.5%,自杀意念发生率为 18.0%。

2019 年爆发的新冠病毒肺炎疫情使人们的生活产生了巨大的改变,同时对中学生的心理健康状况也造成了一定的影响。一方面,对疫情的恐惧和压力会诱使抑郁、焦虑、躯体症状等问题的产生,使青少年更容易出现心理健康问题;另一方面,疫情的发生会造成中学生学习生活环境的变化,比如疫情开始时的学校关闭居家学习和疫情得到控制后的重新返校,这些环境的变化也会对中学生的心理健康产生一定的影响,例如,学校关闭可能会导致青少年身体活动,社会互动以及心理健康咨询服务的中断,进而影响中学生的心理健康。课题组以往的研究发现,疫情防控期间中学生抑郁症状的比例为 17.7%,与心理健康问题密切相关的因素包括学业压力、不良亲子关系、孤独感等。

青春期的心理健康对维持包括成年的整个生命周期的健康状况都非常重要,成年人很大一部分的心理健康问题都是起源于儿童和青少年时期,青少年时期未能及时解决的心理健康问题不仅会影响其当前的生活,也会对成年后的生活造成影响和限制。而且,长期的心理问题不仅会影响个体的生存质量,还会给社会带来巨大的经济负担,据研究,上海市在 2006 年因抑郁症所导致的年经济负担就高达 39 594 万元。因此,中学生的心理健康问题逐渐开始成为社会重点关注的公共卫生问题。

10.1.2　中学生心理健康干预

心理健康干预着眼于个体心理发展和危机预防,对于改善中学生心理卫生状况,降低危险因素,建构适宜的生存环境,减少行为问题的发生具有积极的意义。根据干预的方式,可以将已有的干预研究分为传统心理干预和基于新媒体的心理干预;根据干预的地点,又可以将传统的心理干预分为基于学校、基于社区、基于家庭的心理干预。

1. 传统的心理健康干预

（1）基于学校

以学校为基础来提供各种医疗保健的方式被认为是向中学生提供综合和预防性医疗服务的最有效策略之一。学校作为提供预防和干预卫生服务的场所的优势是显而易见的：首先,学校是大多数青少年长时间要待的地方,可以为青少年提供全面的、无歧视的医疗服务;其次,家庭和社区都可以通过学校来参与青少年的预防性干预活动。尽管人们越来越关注学校作为预防和早期干预计划的场所的可能性,但也需要考虑是否有合适的条件开展干预,如果在没有足够资源的条件下开展,也可能造成一些不良的后果,例如教师压力增加和课程效果降低。

（2）基于社区

以社区为基础的干预是指充分利用社区资源,多部门的参与下,针对不同目标人群,在不同场所开展的疾病防治和健康促进活动,通过改变生活环境等方式来促进健康水平,特点包括一体化和一二三级预防相结合。其重点是维持、保护、预防和改善人口群体和社区的健康状况,而不是个体患者的健康状况。相较于基于学校的干预措施,社区干预的效果可能更加不显著。

（3）基于家庭

家庭干预治疗是指将家庭作为一个整体,通过家庭成员之间的互动来纠正其心理问题。国外学者从 20 世纪 50 年代开始进行家庭干预治疗的研究,并在 70 年代在欧美各地成立家庭治疗诊所,于 20 世纪 90 年代传入我国。家庭在中学生成长过程中具有独特的地位,它既可以缓冲社区压力因素对青少年情绪和身体健康的负面影响,又可以提供支持性环境,以促进青少年精神健康障碍的治疗。初步证据支持基于家庭的干预在加强家庭调解和改善青少年心理健康效果方面的功效。

2. 基于新媒体的心理健康干预

传统的中学生心理健康干预一般采用面对面的方式,基于学校、社会或者家庭进行,这种干预方式往往需要比较大的人力和物力的支持,如果没有足够的资源作保障,甚至有可能产生适得其反的效果,例如基于学校的心理干预措施可能会造成教师的压力增加或者影响正常课程的进行等。同时由于对于心理问题的羞耻感,青少年参与的主动性可能较低,进而也会给此类干预措施的实施带来挑战。近年来,人们对于中学生心理健康的预防和早期干预的观念越来越重视,并且有越来越多的人开始关注预防计划的可及性和可扩展性。有研究发现,相较于面对面的干预,基于互联网的抑郁症预防干预更加标准化且具有成本效益。因此,基于数字技术的干预方法逐渐开始得到人们的青睐,实际应用的数量也开始激增。

新媒体是指以数字技术为基础,以网络为载体进行信息传播的媒介,新媒体干预主要是通过手机、电脑等电子设备,用手机 APP、视频、邮件、游戏等方式进行干预,这类干预方法可以提高心理健康干预的可及性(accessibility)、效率(efficiency)、临床效果(clinical effectiveness)以及实现个性化治疗(personalization)。

在一些发达国家,例如澳大利亚、美国、英国等,已有较多的关于新媒体心理干预方法在青少年中应用的研究。澳大利亚的一项研究使用一种提供在线认知行为治疗干预措施的游戏对 15～18 岁的青少年进行干预,结果显示该措施对青少年的抑郁症状有效。另一项来自澳大利亚的研究为干预组青少年提供一个拥有在线心理支持的网站,结果显示干预组和对照组无显著差异。一项同样来自澳大利亚的研究为干预组青少年提供一系列心理健康相关的在线互动课程,为对照组同学提供一些其他的非心理健康类的娱乐网站,结果也显示干预组和对照组无显著差异。一项来自荷兰的随机对照研究利用互联网应用程序为干预组同学定期发送量身定制的预防信息,结果显示干预组的心理健康状况有所改善。一项美国研究采用的是基于互联网的"CATCH-IT"干预方法,结果显示对青少年抑郁症有预防作用。另一项使用"MoodGYM"干预方法的挪威研究则显示干预组和对照组无显著差异。

迄今为止,国外研究显示仍缺乏足够的证据证明该类干预方法对青少年的心理健康有效。新媒体心理干预虽有普遍性、灵活性和可以及时沟通的优势,但在实际运用中也存在相当多的问题,例如技术上的困难和对用户隐私的保护不足、难以进行经济学评估、干预措施可能缺乏对年轻人的吸引力等。新媒体心理干预类的方法仍未完全发挥其潜力,因为不同的环境可能会带来独特的挑战和机遇,由于许多干预措施只在特定国家或语言中提供,很难确定干预措施在现实世界中的可及性,而且获取干预措施的成本也并不总是明确的。

在我国,针对青少年心理健康的新媒体干预措施的研究非常少。一项来自中国香港的随机对照研究,采用的是"Grasping the Opportunity"互联网干预方法对中学生进行干预,此方法是将国外的互联网干预方法"CATCH-IT"直接翻译过来使用的,研究结果显示该干预方法可以减少抑郁症状,但仅有 26 名(10%)参与者完成了整个干预过程。同为使用翻译后的"MoodGYM"干预材料的一项研究结果显示,此干预方法对青少年抑郁症有一定的效果,但研究仅纳入了 62 名大学生。另一项来自中国香港的研究采用的是自主研发的电子游戏"Ching Ching Story"进行干预,结果发现该干预方法可以提高年轻人的心理健康素养,但该研究存在缺乏对照组、样本量小、失访率高等局限性。

10.2 研究意义和目标

新媒体干预方法是否对中学生心理健康产生积极的效果仍未可知。尤其是在我国,非常缺乏此类型的研究,而且以往的试验往往存在样本量偏小、设计待规范等局限性。同时,以往研究使用的干预材料多是直接从国外翻译过来的,我国中学生在使用这些材料时可能会存在难以完全接受和理解的状况。因此,在这种情况下,设计制作一个可以为我国中学生广泛接受的新媒体干预措施,并在我国开展较大规模的随机对照试验对该干预措施进行评价具有重要的理论和实际意义。

基于此,本研究旨在利用自行设计制作的基于新媒体的短视频干预材料在上海市松江区的初中生中开展随机对照试验,评价干预措施的效果,以期该干预措施能改善初中生心理健康状况,并为此类干预方法的推广提供依据。研究的主要目标如下:

(1)了解松江区初中生心理健康状况。

(2)分析松江区初中生心理健康的主要影响因素。

(3)评价新媒体干预措施对初中生心理健康的促进效果。

(4)分析干预措施在实施过程中可能影响干预效果的因素并提出改进建议。

10.3 对象和方法

10.3.1 研究对象

1. 样本量计算

本研究的类型是随机对照试验,主要的结局变量设计为抑郁症状的患病情况。参考相关文献,本研究预期抑郁量表得分为 11 ± 7.3 分,预计干预后得分降低 1.5 分,α 取 0.05,β 取 0.1,代入样本量计算软件得新媒体干预组和对照组各需 497 人。考虑到抽样方法和失访等问题,扩大 50% 样本量,现新媒体干预组和对照组各拟纳入 750 人左右。

2. 研究现场和对象

本研究于上海市松江区开展,共招募到松江区 5 所中学参与,选取了其中 4 所纳入研究,4 所学校分别为松江区仓桥学校(CQXX)、华东政法大学附属松江实验学校(HZFX)、上海市松江区第六中学(SJLZ)、上海市松江区第七中学(SJQZ)。

研究对象为 4 所学校的六到八年级的初中生(预初、初一、初二),参与学生要求:①本人及家长同意参加并签署知情同意书;②无语言障碍,能配合完成问卷。

3. 分组和抽样

将 4 所学校随机分组,CQXX 和 HZFX 为新媒体干预组,SJLZ 和 SJQZ 为对照组;又根据干预措施的实施者不同,将 CQXX 分为新媒体干预组一,由心理老师介导干预(后称"心理老师干预组"),HZFX 为新媒体干预组二,由班主任介导干预(后称"班主任干预组")。本研究采用整群随机抽样的方式,依据所确定的样本量在各学校随机抽取整个班级,并保持各学校各年级的抽样人数基本一致,具体抽样情况如下:

新媒体干预组:抽取 HZFX 六年级 2、3、4 班,七年级 1、4、6 班,八年级 2、3、5 班;CQXX 六年级 1、4、5 班,七年级 1、2、4 班,八年级 1、2、3、4 班。预计共抽取 813 人。

对照组:抽取 SJLZ 六年级 4、5、7 班,七年级 3、6、8 班,八年级 1、4、7 班;SJQZ 六年级 3、7、11、12 班,七年级 1、7、10 班,八年级 2、8、11 班。预计共抽取 751 人。

新媒体干预组和对照组预计共抽取 1 564 人。

10.3.2　调查方法和内容

在基线和随访调查过程中,均采用电子调查问卷的形式,在问卷星系统上进行调查。调查问卷上不涉及学生姓名等身份信息,而是为每一个参与者在问卷星系统上设置一个不同的登录密码。参与学生可以在问卷星平台上通过密码进入问卷进行填写。在基线调查和随访调查中的密码保持一致,可通过在后台查询填写问卷的登录密码,通过对比判断研究的随访情况。基线和随访调查中,参与者均是在学校中按班级为单位于计算机教室中集中进行填写。

1. 基线调查

基线调查于 2020 年 10 月至 2020 年 11 月期间完成,共回收有效问卷 1 485 份,应答率为 94.95%。基线调查采用的问卷主要包括基本信息和量表两部分内容,其中量表共包含 4 个。

（1）基本信息

基本信息部分主要包括基本人口学信息、学习生活状况、父母与亲戚信息等。

基本人口学信息包括性别、出生日期、所在年级（六年级、七年级、八年级）、是不是独生子女、户籍情况（城市、农村）、家庭生活人数、家庭经济状况（较好、一般、较差）等；

学习生活状况包括是否喜欢上网课、目前学习是否感到困难、一个月内平均每天学习时长、一个月内平均每天用电子产品（包括手机、电视、电脑等）时长、近一个月户外活动情况（无、1～4次/月、5～8次/月、9～12次/月、≥13次/月）等；

父母亲友信息包括父亲学历（小学毕业及以下、初中毕业、高中或中专毕业、大学毕业及以上）、母亲学历（小学毕业及以下、初中毕业、高中或中专毕业、大学毕业及以上）、与父亲关系（良好、一般、较差）、与母亲关系（良好、一般、较差）、父母关系（在婚、离异、丧偶、其他）、最近三个月是否有亲人或好友不幸离世或患重病等。

（2）儿童抑郁障碍自评量表（Depression Self-rating Scale for Children，DSRSC）

该量表是由 Birleson 制订，由王凯等翻译成中文版并进行信效度检验。量表共有18个条目，三级评分，没有为 0 分，有时有为 1 分，经常有为 2 分；其中第 1、2、4、7、8、9、11、12、13、16 项为反向记分，即没有为 2 分，有时有为 1 分，经常有为 0 分。将各条目得分相加即为量表总分。量表为负性评分，得分越高表示越有可能存在抑郁，通常以 15 分作为临界值，总分大于或等于 15 分时认为有存在抑郁障碍的可能。本研究用 DSRSC 量表总分和以 DSRSC 量表得分抑郁临界分级来表示 DSRSC 量表结果。

（3）长处和困难量表（SPQ）（学生版）

SDQ 是于 1997 年由美国的心理学家 Goodman. R 编制的，已经被四十多个国家和地区引进使用，具有良好的信效度，并由杜亚松等在 2004 年于上海地区制订 SDQ（学生版）常模。SDQ（学生版）共有 25 个条目，每个条目按 0、1、2 三级评分，不符合是 0 分，有点符合是 1 分，完全符合是 2 分。25 个条目共评出情绪症状、品行问题、多动注意不能、同伴交往问题和亲社会行为 5 个因子以及困难总分，第 3、8、13、16、24 题属于情绪症状，第 5、7、12、18、22 属于品行问题，第 2、10、15、21、25 属于多动注意不能，第 6、11、14、19、23 属于同伴交往问题，第 1、4、9、17、20 属于亲社会行为。其中困难总分是由情绪症状、品行问题、多动注意不能、同伴交往问题四个问题得分相加得到的，得分越高问题越严重。困难总分可分为 4 个等级，0～14 分为正常，15～17 分为偏高，18～19 分为高，20～40 分为很高。本次研究用 SDQ 困难总分和分级来表示 SDQ 量表的结果。

（4）领悟社会支持量表（Perceived Social Support Scale，PSSS）

PSSS 是 Zimet 等编制，肖水源修编（1990）的检测个体在社会中对受尊重、被支持、理解的情感体验和满意程度的量表，共 14 个条目，1～7 七级评分，极不同意是 1 分，很不同意是 2 分，稍不同意是 3 分，中立是 4 分，稍同意是 5 分，很同意是 6 分，极同意是

7 分,总分共计 84 分,其中 12～36 分为低支持水平,37～60 分为中支持水平,61～84 分为高支持水平。分为三个维度,分别为其他支持,家庭支持和朋友支持,在维度上和总量表上分数越高,表明领悟支持程度越高。本研究采用 PSSS 量表总分、PSSS 量表家庭支持得分、PSSS 量表朋友支持得分、PSSS 量表其他支持得分来表示 PSSS 量表的结果。

(5) 儿童及青少年版欧洲五维健康量表(EuroQol Five-Dimension Questionnaire-Young,EQ-5D-Y)

EQ-5D-Y 是欧洲五维健康量表(EuroQol Five-Dimension Questionnaire,EQ-5D)的儿童和青少年版,针对的是 8～18 岁儿童和青少年。EQ-5D 是由欧洲生命质量组织(EuroQol Group)开发的,起源于 20 世纪 80 年代,主要用于评价人们的生命质量状况。EQ-5D-Y 和 EQ-5D 都具有三水平和五水平两种量表,EQ-5D-Y 的三水平量表已经有官方正式的中文版,五水平的量表尚未有官方中文版。本研究采用的是三水平的 EQ-5D-Y 量表,量表包括五个维度的健康状况和 EQ-VAS(Visual Analog Scale),五个维度分别是:行动能力、自我照顾、日常活动、疼痛或不舒服、感到担心伤心或不开心。每个维度包括三个水平,分别为:没有困难、有些困难、很大困难。EQ-VAS 是一个视觉模拟尺,从 0 分到 100 分,0 分代表着想象中最差的健康状况,100 分代表着想象中最好的健康状况,由参与者根据当天自身的健康状况给予一个分值。本研究采用 EQ-5D 健康效应值、EQ-5D VAS 得分来表示 EQ-5D-Y 量表结果,其中 EQ-5D 健康效应值是通过 Zhuo 等人在 2018 年提供的系数表用 EQ-5D 量表五个维度的健康状况计算得到。

2. 随访调查

随访调查于 2021 年 6 月至 2021 年 7 月期间完成,共回收有效问卷 1 419 份,随访率为 95.56%。随访调查中采用的调查问卷在新媒体干预组和对照组之间有所差异:对照组调查问卷除了 DSRSC、SDQ、PSSS、EQ-5D-Y 四个基线调查中的问卷,还增加了中学生结构式心理健康素养问卷;干预组问卷除了 DSRSC、SDQ、PSSS、EQ-5D-Y、中学生结构式心理健康素养问卷,另增加了新媒体短视频观看情况及感受调查。

(1) 中学生结构式心理健康素养问卷

中学生结构式心理健康素养问卷是由杨宗升根据 Epps 等人编制的心理健康素养结构式问卷(Mental Health Literacy Questionnaire,MHLQ),以及台湾学者张淑敏翻译的中文繁体版(2013)删减修订而成,共 20 道题,每道题按非常同意、比较同意、不同意也不反对、比较不同意、非常不同意分五级的形式。20 道题共包含 6 个方面的因素,分别为:心理健康的价值和能力的信念(1～4)、心理健康权利的信念(5～7)、心理健康的知识理解(8～10)、心理健康的功能性行为(11～13)、心理健康的批判性行为(14～17)、心理健康沟通行为(18～20)。

（2）新媒体短视频观看情况及感受调查问卷

新媒体短视频观看情况及感受调查问卷在新媒体干预组的随访中使用。内容主要包括学生和家长的新媒体短视频观看情况，短视频课程是否对自己有帮助的主观感受情况等。

3. 结局变量

本研究的主要干预结局变量是 DSRSC 量表得分。次要结局变量包括 SDQ、PSSS、EQ-5D-Y 三个量表的相关得分。DSRSC 量表除得分外，另会使用抑郁症状临界值分级来表示结果，本研究中以 DSRSC 量表的得分和分级作为结果变量。SDQ 量表结果用 SDQ 困难总分和分级来表示；PSSS 量表的结果用 PSSS 量表总分、PSSS 量表家庭支持得分、PSSS 量表朋友支持得分、PSSS 量表其他支持得分来表示；EQ-5D-Y 量表结果用 EQ-5D 健康效应值、EQ-5D VAS 得分来表示。

10.3.3 干预方法

本研究采用新媒体短视频的形式进行干预。由复旦大学公共卫生学院和上海市健康促进中心合作，共录制了 6 个相关短视频供新媒体干预组学生和家长观看。

1. 干预视频内容

视频的内容是通过专家研讨会，基线调查的结果及对部分初中生的访谈综合决定。前期开展专家研讨会，邀请上海市精神卫生中心的儿童青少年精神卫生专家及中学心理老师，针对研究目的讨论干预视频的主题内容；基线调查后对结果进行分析，了解初中生心理健康的影响因素，据此修改和完善视频内容；后对纳入研究学校的初中生进行了访谈，了解学生期望和喜好以及干预中可能遇到的问题，对视频内容和形式进一步调整。

研究最终确定了短视频包括抑郁、压力、亲子沟通、网络合理利用、同伴交往、生命教育和情绪管理的 6 个主题。视频的内容是通过从青少年心理健康相关的专业网站、文章和专家处了解和学习相关知识，由课题组的老师和同学进行设计创作完成，主要包含问题产生的原因、影响、应对策略和方法、求助资源等内容。视频以情景剧加专家讲解的方式呈现，每个视频包含多个真人情景剧，每段情景剧后附情景剧展现问题的专家讲解，尽可能保证参与同学的观看兴趣。每个视频的时长大约在 10 分钟。短视频网络链接为 https://mooc1-gray.chaoxing.com/course/220663028.html。

（1）抑郁：抑郁篇视频内容主要包括抑郁症状的表现、自我判断和认知误区，以及抑郁症患者的自助和求助方式。

（2）压力：压力篇视频内容主要包括压力过大的危害和自我判断，压力的管理方法以及一些自我放松的小技巧。

（3）亲子沟通：亲子沟通篇视频主要包括父母与孩子相处中常见的不良教养方式、良好教养方式的特点、亲子之间的沟通技巧。

（4）合理利用网络：网络篇视频主要是针对中学生中网络或游戏成瘾的现象，包括成瘾的原因和危害、游戏或网络成瘾的预防，鼓励大家日常空余时间进行多元化的活动。

（5）同伴交往：同伴交往篇视频主要是针对校园中不良现象，例如校园霸凌、校园暴力等，包括这些不良现象的危害，如何应对校园暴力等。

（6）生命教育和情绪管理：生命教育和情绪管理篇视频内容主要包括不健康的情绪宣泄方式、冲动情绪的应对方式、稳定情绪的自助技巧、冥想练习的好处及如何进行冥想等。

2. 干预视频制作

干预视频的制作时间是 2020 年 12 月至 2021 年 5 月，主要由课题组和上海市健康促进中心合作完成。课题组主要负责视频剧本的撰写、视频演员的招募、拍摄场地的申请和道具的准备，上海市健康促进中心多媒体办公室的老师主要负责视频剧本的修改和完善、拍摄工作及后期视频剪辑处理。

3. 干预形式和具体措施

干预视频被放置在超星平台上，由超星平台的工作人员向新媒体干预组学校提供班级账号密码和个人账号密码，班级账号由班主任或心理老师在课堂上登录播放，供大家集体观看；个人账号密码通过学校提供给干预组的每位同学，参与同学可通过自己的账号随时登录观看视频。

每个短视频观看共分为两步：首先是在校集中观看，即学校利用午会课或心理课由班主任或心理老师为同学们播放，可以保证绝大多数参与同学均能进行观看；其次是在线自由观看（或称为在家观看），干预组参与同学均能获得一个在超星平台上登陆短视频课程的账号密码，可以随时登录，进行多次观看，并由老师在家长群发布消息，鼓励父母在家与孩子一起观看视频。

对照组保持目前学校所使用的心理干预措施，如心理讲座、心理相关班会等。心理老师干预组在保持学校原来干预措施的基础上，增加由心理老师介导的新媒体短视频干预课程，即由心理老师在心理课上播放短视频，并由项目组提供讨论提纲，在视频播放中途和结束后进行讲解和引导讨论。班主任干预组在保持学校原来干预措施的基础上，增加由班主任介导的新媒体短视频干预，即由班主任在午会课上播放短视频，并由项目组提供讨论提纲，班主任组织讨论。

4. 干预时间

干预措施实施的时间是在 2021 年 3 月至 2021 年 6 月，干预频率根据视频制作情况、学校课程安排而定，平均为每 1～2 周 1 次，每次 30～45 分钟（午会课约 30 分钟、心理课约 45 分钟）。

10.3.4 统计分析方法

1. 意向治疗分析（Intention-to-Treat，ITT）

本研究采用 ITT 对结果进行分析，即对所有参与研究的学生，无论他们是否按照既定计划完成干预，都在他们被随机分配到的原始组中进行分析。

2. 符合方案集分析（Per-Protocol，PP）

本研究对主要研究结果同时采用 PP 进行敏感性分析，以验证结果的稳定性。PP 是指只将干预组中完成干预措施的研究对象纳入分析。在本研究中，干预视频的在校观看和在家观看均完成三次及以上的研究对象被认为符合完成干预措施的要求，被纳入 PP 进行分析。

3. 混合效应模型（Mixed Effects Model）

考虑到班级聚集性和个体重复测量，在检验干预前后结局变化和干预措施影响因素时采用混合效应模型进行分析：以结局变量前后得分的差值为因变量，以干预分组为自变量，并将班级设置为层次变量，将结局变量基线值斜率设为随机斜率后进行分析。

4. 其他统计分析方法

对于符合正态分布的连续性变量采用均数和标准差的形式描述，对分类变量采用百分比描述；组间比较采用卡方检验或 t 检验，研究对象干预前后比较采用配对 t 检验，结局变量影响因素分析采用多元线性回归和多元 logistic 回归分析。所有分析均在 STATA 软件中进行。

10.3.5 技术路线

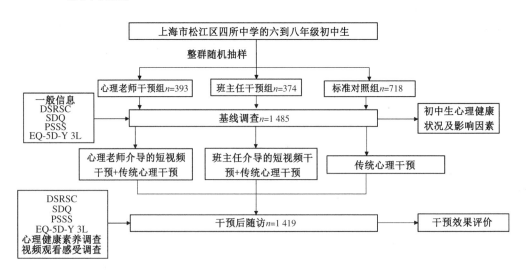

图 10.1　新媒体短视频干预项目技术路线图

10.3.6　伦理学审查

本次研究已得到复旦大学公共卫生学院伦理委员会批准,批件文号为 IRB♯2020040817。项目已在中国临床试验注册中心注册,注册号为 ChiCTR2100041956。在项目实施过程中遵照知情同意原则,调查和干预均在参与学生及其监护人签署知情同意后进行。研究结束后,在干预有效的情况下会将干预措施对对照组开放。

10.4　结果

10.4.1　基线调查

在基线调查中,共回收有效问卷 1 485 份,应答率为 94.95%;其中新媒体干预组767 人,对照组 718 人,应答率分别为 94.34% 和 95.61%。

1. 研究对象基本信息情况

在研究对象的基本人口学信息中,男生稍多于女生,独生子女比超过一半;城市户籍多于农村户籍;经济状况一般者超过一半。在干预组和对照组的同质性检验中,干预组独生子女占比少于对照组,干预组的城市户籍占比多于对照组的城市户籍占比。其余各项信息在两组之间均无显著差异。详见表 10.1。

表 10.1　新媒体干预组和对照组的基本人口学信息情况

变量	新媒体干预组(n=767)	对照组(n=718)	合计(n=1 485)	P 值
性别(%)[a]				0.311
男	409(53.32)	364(50.70)	773(52.05)	
女	358(46.68)	354(49.30)	712(47.95)	
年龄[b]	12.30(2.33)	12.18(2.52)	12.24(2.43)	0.346
独生子女(%)[a]	428(55.80)	492(68.52)	920(61.90)	<0.001
户籍(%)[a]				<0.001
城市	675(88.01)	565(78.09)	1 240(83.50)	
农村	92(11.99)	153(21.31)	245(16.50)	
经济状况(%)[a]				0.264
较好	308(40.16)	315(43.87)	623(41.95)	

变量	新媒体干预组($n=767$)	对照组($n=718$)	合计($n=1\,485$)	P 值
一般	450(58.67)	392(54.60)	842(56.70)	
较差	9(1.17)	11(1.53)	20(1.35)	
年级(%)[a]				0.153
六年级	240(31.29)	255(35.52)	495(33.33)	
七年级	288(37.55)	240(33.43)	528(35.56)	
八年级	239(31.16)	223(31.06)	462(31.11)	
家中生活人数[b]	4.26(1.21)	4.14(1.19)	4.20(1.20)	0.052

注:数据为均值(SD)或数量(%)。

a 卡方检验;b t 检验。

在学习生活状况方面,参与的学生每天学习平均时间为 8.03 小时,每天使用电子产品的平均时间为 1.24 小时,喜欢上网课的同学占绝大多数,近半数研究对象一个月户外活动次数为 1~4 次。在新媒体干预组和对照组的同质性检验中,干预组中目前学习困难的人数占比多于对照组,其余各项信息在两组之间均无显著差异。详见表 10.2。

表 10.2　新媒体干预组和对照组的学习生活情况

变量	新媒体干预组 ($n=767$)	对照组 ($n=718$)	合计 ($n=1\,485$)	P 值
每天学习时长[b]	7.96(3.88)	8.10(4.09)	8.03(3.98)	0.506
每天使用电子产品时间[b]	1.29(2.01)	1.20(2.26)	1.24(2.14)	0.420
喜欢上网课(%)[a]	618(80.57)	560(77.99)	1\,178(79.33)	0.220
户外活动情况(次/月)(%)[a]				0.428
0	185(24.12)	174(24.23)	359(24.18)	
1~4	324(42.24)	333(46.38)	657(44.24)	
5~8	141(18.38)	116(16.16)	257(17.31)	
9~12	41(5.35)	30(4.18)	71(4.78)	
≥13	76(9.91)	65(9.05)	141(9.49)	
目前学习困难(%)[a]	171(22.29)	127(17.69)	298(20.07)	0.027

注:数据为均值(SD)或数量(%)。

a 卡方检验;b t 检验。

在父母与亲戚信息的调查中,参与学生与母亲关系良好者超过八成,与父亲关系良好者为七成左右,有近九成的参与同学父母婚姻情况为在婚,父母亲初中中专或高中毕业的均超过半数。在新媒体干预组和对照组的同质性检验中,父母亲的学历在两组间有显著差异,其余各项信息在两组之间均无显著差异。详见表 10.3。

表 10.3　新媒体干预组和对照组的父母亲友信息情况

变量	新媒体干预组 ($n=767$)	对照组 ($n=718$)	合计 ($n=1\,485$)	P 值
与母亲的关系(%)[a]				0.150
良好	637(83.05)	595(82.87)	1 232(82.96)	
一般	116(15.12)	99(13.79)	215(14.48)	
较差	14(1.83)	24(3.34)	38(2.56)	
与父亲的关系(%)[a]				0.555
良好	566(73.79)	541(75.35)	1 107(74.55)	
一般	169(22.03)	143(19.92)	312(21.01)	
较差	32(4.17)	34(4.74)	66(4.44)	
父母婚姻情况(%)[a]				0.478
在婚	685(89.31)	628(87.47)	1 313(88.42)	
离异	66(8.60)	74(10.31)	140(9.41)	
丧偶	8(1.04)	5(0.70)	13(0.88)	
其他	8(1.04)	11(1.53)	19(1.28)	
父亲学历(%)[a]				0.035
小学毕业及以下	20(2.61)	14(1.95)	34(2.29)	
初中、中专或高中毕业	410(53.46)	431(60.03)	841(56.63)	
大学毕业及以上	337(43.94)	273(38.02)	610(41.08)	
母亲学历(%)[a]				0.003
小学毕业及以下	43(5.61)	23(3.20)	66(4.44)	
初中、中专或高中毕业	413(53.85)	442(61.56)	855(57.58)	
大学毕业及以上	311(40.55)	253(35.24)	564(37.98)	
3 个月内亲友离世或患重 病(%)[a]	130(16.95)	118(16.43)	248(16.70)	0.790

注:表中数据为数量(%)。
a 卡方检验。

2. 研究对象的心理健康状况

调查结果显示,研究对象 DSRSC 量表平均得分为 9.25,研究对象的抑郁症状的检出率为 21.08%;SDQ 量表中,困难总分平均为 10.38,其中分级为高和很高的对象共占

13.26%;PSSS 总分平均为 66.27;EQ-5D 健康效应值平均为 0.969 7,EQ-5D VAS 得分平均为 89.61。新媒体干预组的 DSRSC 量表得分高于对照组,PSSS 量表总分及家庭支持得分、朋友支持得分、其他支持得分均低于对照组得分。其余各项结果在两组之间无统计学差异。详见表 10.4。

表 10.4 新媒体干预组和对照组心理健康状况

变量	新媒体干预组 ($n=767$)	对照组 ($n=718$)	合计 ($n=1\ 485$)	P 值
DSRSC 得分[b]	9.65(6.65)	8.83(6.72)	9.25(6.69)	0.019
DSRSC≥15(%)[a]	172(22.43)	141(19.64)	313(21.08)	0.188
SDQ 困难总分[b]	10.59(5.93)	10.15(6.09)	10.38(6.01)	0.160
SDQ 困难总分分级(%)[a]				0.962
正常	586(76.40)	553(77.02)	1 139(76.70)	
较高	79(10.30)	70(9.75)	149(10.03)	
高	36(4.69)	31(4.32)	67(4.51)	
很高	66(8.60)	64(8.91)	130(8.75)	
PSSS 总分[b]	65.04(14.85)	67.59(15.63)	66.27(15.28)	0.001
PSSS 家庭支持得分	21.24(5.89)	21.98(6.41)	21.60(6.15)	0.022
PSSS 朋友支持得分	22.32(5.15)	23.12(5.27)	22.71(5.22)	0.003
PSSS 其他支持得分	21.48(5.44)	22.48(5.55)	21.97(5.52)	<0.001
EQ-5D 健康效应值[b]	0.969 6(0.059 3)	0.969 9(0.063 7)	0.969 7(0.061 4)	0.925
EQ-5D VAS 评分[b]	89.44(15.32)	89.79(17.84)	89.61(16.58)	0.687

注:数据为均值(SD)或数量(%)。
a 卡方检验;b t 检验。

3. 研究对象心理健康状况的影响因素

DSRSC 量表得分的影响因素分析结果显示,女性、经济状况一般或较差、感到学习困难、与母亲关系一般或较差、与父亲关系一般或较差、亲友离世或患重病是抑郁症状的危险因素,独生子女、有户外活动是抑郁症状的保护性因素。详见表 10.5。DSRSC 量表以 15 分作为临界分级后进行多元 logistic 回归分析,结果显示,女性、经济状况较差、感到学习困难、与母亲关系一般或较差、与父亲关系一般或较差、亲友离世或患重病仍是抑郁症状的危险因素,有户外活动仍是抑郁症状的保护性因素,而经济状况一般和独生子女和抑郁症状未显示出关联。详见表 10.6。

表 10.5　DSRSC 量表得分的影响因素多元线性回归分析

变量	β(95% CI)	P 值*
女性	1.499(0.950, 2.047)	<0.001
独生子女	−0.799(−1.386, −0.212)	0.008
经济状况		
较好	0	
一般	0.762(0.203, 1.321)	0.008
较差	6.847(4.438, 9.256)	<0.001
有户外活动	−1.345(−1.984, −0.706)	<0.001
感到学习困难	3.370(2.661, 4.079)	<0.001
与母亲关系		
良好	0	
一般	3.964 (3.105, 4.824)	<0.001
较差	8.248(6.484, 10.012)	<0.001
与父亲关系		
良好	0	
一般	2.947(2.211, 3.684)	<0.001
较差	5.755(4.376, 7.134)	<0.001
3 个月内亲友离世或患重病	1.618(0.889, 2.347)	<0.001

注：＊另调整了年级。

表 10.6　DSRSC 量表分级后影响因素的 logistic 回归分析

变量	OR (95% CI)	P 值*
女性	1.961(1.449, 2.654)	<0.001
独生子女	0.773(0.569, 1.050)	0.099
经济状况		
较好	0	
一般	1.309(0.953, 1.798)	0.096
较差	11.690(3.306, 41.333)	<0.001
有户外活动	0.706(0.503, 0.991)	0.044
感到学习困难	3.184(2.296, 4.415)	<0.001
与母亲关系		
良好	0	

(续表)

变量	OR（95% CI）	P 值*
一般	2.678（1.835，3.909）	<0.001
较差	12.254（5.216，28.792）	<0.001
与父亲关系		
良好	0	
一般	2.200（1.544，3.115）	<0.001
较差	6.910（3.702，12.898）	<0.001
3 个月内亲友离世或患重病	1.562（1.076，2.267）	0.019

注：* 另调整了年级。

SDQ 量表结果的影响因素分析显示，经济状况一般或较差、感到学习困难、与母亲关系一般或较差、与父亲关系一般或较差、亲友离世或患重病是 SDQ 总分代表的情绪和行为问题的危险因素，独生子女、有户外活动是情绪和行为问题的保护因素。详见表 10.7。

表 10.7　SDQ 量表困难总分的影响因素多元线性回归分析

变量	β（95% CI）	P 值*
独生子女	−0.604（−1.162，−0.046）	0.034
经济状况		
较好	0	
一般	0.770（0.238，1.302）	0.005
较差	4.793（2.505，7.082）	<0.001
有户外活动	−1.033（−1.641，0.425）	<0.001
感到学习困难	3.845（3.171，4.519）	<0.001
与母亲关系		
良好	0	
一般	2.072（1.256，2.888）	<0.001
较差	5.353（3.680，7.026）	<0.001
与父亲关系		
良好	0	
一般	2.540（1.840，3.239）	<0.001
较差	5.125（3.816，6.434）	<0.001
3 个月内亲友离世或患重病	1.743（1.051，2.436）	<0.001

注：* 另调整了性别、年级。

PSSS 量表结果的影响因素分析显示,女性、经济状况一般或较差、感到学习困难、与母亲关系一般或较差、与父亲关系一般或较差、亲友离世或患重病与领悟社会支持得分相关,领悟社会支持度更差;独生子女、有户外活动者领悟社会支持度更好。详见表 10.8。

表 10.8 PSSS 量表总分的影响因素多元线性回归

变量	β(95% CI)	P 值*
女性	$-1.605(-2.963,-0.247)$	0.021
独生子女	$1.789(0.394,3.183)$	0.012
经济状况		
较好	0	
一般	$-1.874(-3.266,-0.482)$	0.008
较差	$-14.575(-20.544,-8.606)$	<0.001
有户外活动	$1.700(0.111,3.288)$	0.036
感到学习困难	$-4.150(-5.906,-2.394)$	<0.001
与母亲关系		
良好	0	
一般	$-9.027(-11.158,-6.896)$	<0.001
较差	$-12.624(-17.000,-8.248)$	<0.001
与父亲关系		
良好	0	
一般	$-7.333(-9.156,-5.511)$	<0.001
较差	$-12.906(-16.324,-9.487)$	<0.001
3 个月内亲友离世或患重病	$-2.305(-4.110,-0.500)$	0.012

注：*另调整了年级。

EQ-5D-Y 量表结果的影响因素分析显示,经济状况较差、感到学习困难、与母亲关系一般或较差、与父亲关系一般或较差、亲友离世或患重病是生命质量状况的危险因素,有户外活动是生命质量状况的保护因素;女性、经济状况较差、感到学习困难、与母亲关系一般或较差、与父亲关系一般或较差、亲友离世或患重病会使 VAS 评分更低。详见表 10.9。

表 10.9　EQ-5D-Y 量表健康效应值和 VAS 评分的影响因素多元线性回归

变量	健康效应值		VAS 评分	
	β(95% CI)	P 值*	β(95% CI)	P 值*
女性	−0.004 (−0.010, 0.001)	0.137	−1.966 (−3.495, −0.436)	0.012
农村			−2.886 (−4.943, −0.828)	0.006
经济状况				
较好	0		0	
一般	0.001 (−0.005, 0.007)	0.762	0.594 (−0.980, 2.167)	0.459
较差	−0.068 (−0.094, −0.042)	<0.001	−15.683 (−22.483, −8.928)	<0.001
有户外活动	0.01 (0.003, 0.017)	0.004	1.488 (−0.301, 3.278)	0.103
感到学习困难	−0.021 (−0.029, 0.013)	<0.001	−5.735 (−7.722, −3.748)	<0.001
与母亲关系				
良好	0		0	
一般	−0.017 (−0.026, −0.008)	<0.001	−6.202 (−8.602, −3.802)	<0.001
较差	−0.051 (−0.069, −0.032)	<0.001	−17.305 (−22.241, −12.368)	<0.001
与父亲关系				
良好	0		0	
一般	−0.012 (−0.020, −0.004)	0.003	−5.050 (−7.113, −2.986)	<0.001
较差	−0.050 (−0.069, −0.032)	<0.001	−13.223 (−17.091, −9.356)	<0.001
3 个月内亲友离世或患重病	−0.013 (−0.020, 0.005)	0.002	−3.775 (−5.820, −1.731)	<0.001

注：＊另调整了年级。

10.4.2　随访调查

随访调查中共回收有效问卷 1 419 份,随访率为 95.56%。干预组共 717 份,随访率为 93.48%,其中心理老师干预组 355 份,随访率为 90.33%,班主任干预组 362 份,随访率为 96.79%;对照组共 702 份,随访率为 97.77%。

1. 完成随访和未完成随访对象基线信息比较

基线调查的对象中完成随访的有 1 419 人,未完成随访的有 66 人。比较完成随访和未完成随访对象基本信息情况发现,发现除独生子女($P=0.041$)和与父亲关系($P=0.009$)外,其余基本信息在两者之间均无显著差异。比较完成随访和未完成随访对象心理健康状况,发现各项心理健康指标之间均无显著差异。详见表 10.10、表 10.11。

表 10.10　完成随访和未完成随访对象基线基本信息情况

变量	完成随访($n=1$ 419)	未完成随访($n=66$)	P 值
性别(%)[a]			0.155
男性	733(51.66)	40(60.61)	
女性	686(48.34)	26(39.39)	
年龄[b]	12.24(0.06)	12.52(0.23)	0.352
独生子女(%)[a]	887(62.51)	33(50.00)	0.041
户籍(%)[a]			0.097
城市	1 180(83.16)	60(90.91)	
农村	239(16.84)	6(9.09)	
经济状况(%)[a]			0.979
较好	596(42.00)	27(40.91)	
一般	804(56.66)	38(57.58)	
较差	19(1.34)	1(1.52)	
年级(%)[a]			0.563
六年级	473(33.33)	22(33.33)	
七年级	508(35.80)	20(30.30)	
八年级	438(30.87)	24(36.36)	
每天学习时长[b]	8.04(0.11)	7.71(0.43)	0.507
每天使用电子产品时间[b]	1.24(0.06)	1.28(0.23)	0.892
喜欢上网课(%)[a]	1 125(79.28)	53(80.30)	
户外活动情况(次/月)(%)[a]			0.346
0	340(23.96)	19(28.79)	
1~4	628(44.26)	29(43.94)	
5~8	249(17.55)	8(12.12)	
9~12	70(4.93)	1(1.52)	
≥13	132(9.30)	9(13.64)	

（续表）

变量	完成随访($n=1\,419$)	未完成随访($n=66$)	P 值
目前学习困难(%)[a]	287(20.23)	11(16.67)	0.480
与母亲的关系(%)[a]			0.853
良好	1 177(82.95)	55(83.33)	
一般	205(14.45)	10(15.15)	
较差	37(2.61)	1(1.52)	
与父亲的关系(%)[a]			0.009
良好	1 048(73.85)	59(89.39)	
一般	307(21.63)	5(7.58)	
较差	64(4.51)	2(3.03)	
父母婚姻情况(%)[a]			0.821
在婚	1 255(88.44)	58(87.88)	
离异	133(9.37)	7(10.61)	
丧偶	13(0.92)	0(0.00)	
其他	18(1.27)	1(1.52)	
父亲学历(%)[a]			0.128
小学毕业及以下	32(2.26)	2(3.03)	
初中、中专或高中毕业	798(56.23)	43(65,15)	
大学毕业及以上	589(41.51)	21(31.82)	
母亲学历(%)[a]			0.331
小学毕业及以下	60(4.23)	6(9.09)	
初中、中专或高中毕业	820(57.79)	35(53.03)	
大学毕业及以上	539(37.98)	25(37.88)	
3个月内亲友离世或患重病(%)[a]	238(16.77)	10(15.15)	0.730

注：数据为均值(SD)或数量(%)。

a 卡方检验或 fisher 精确检验；b t 检验。

表 10.11　完成随访和未完成随访对象基线心理健康状况

变量	完成随访($n=1\,419$)	未完成随访($n=66$)	P 值
DSRSC 得分[b]	9.22(6.67)	9.91(7.24)	0.416
DSRSC≥15(%)[a]	295(20.79)	18(27.27)	0.207
SDQ 困难总分[b]	10.36(6.02)	10.76(5.73)	0.599
SDQ 困难总分分级(%)[a]			0.892
正常	1 089(76.74)	50(75.76)	

（续表）

变量	完成随访($n=1\,419$)	未完成随访($n=66$)	P 值
较高	141(9.94)	8(12.12)	
高	65(4.58)	2(3.03)	
很高	124(8.74)	6(9.09)	
PSSS 总分[b]	66.40(0.40)	63.53(2.04)	0.136
PSSS 家庭支持得分	21.64(0.16)	20.78(0.80)	0.265
PSSS 朋友支持得分	22.75(0.14)	21.85(0.70)	0.172
PSSS 其他支持得分	22.01(0.15)	20.91(0.72)	0.111
EQ-5D 健康效应值[b]	0.969 5(0.001 6)	0.974 9(0.007 2)	0.483
EQ-5D VAS 评分[b]	89.77(0.43)	86.03(2.59)	0.073

注：数据为均值(SD)或数量(%)。
a 卡方检验或 fisher 精确检验；b t 检验。

2. 干预后新媒体干预组和对照组心理健康状况

随访调查结果中，DSRSC 量表平均得分为 8.14，研究对象抑郁症状检出率为 16.70%；SDQ 量表困难总分平均为 9.95，分级高和很高共占 13.39%；PSSS 总分平均为 66.58，其中家庭支持得分、朋友支持得分和其他支持得分分别为 22.10、22.67、21.14；EQ-5D 健康效应值平均为 0.974 6，EQ-5D VAS 得分平均为 89.71。各结局变量未显示出差异。详见表 10.12。

表 10.12　干预后新媒体干预组和对照组心理健康状况比较

结局变量	新媒体干预组 ($n=717$)	对照组 ($n=702$)	合计 ($n=1\,419$)	P 值
DSRSC 总分[b]	8.07(6.64)	8.21(6.57)	8.14(6.60)	0.696
DSRSC>15(%)[a]	126(17.57)	111(15.81)	237(16.70)	0.374
SDQ 困难总分[b]	10.18(6.06)	9.72(5.94)	9.95(6.01)	0.145
SDQ 困难总分分级(%)[a]				0.811
正常	546(76.15)	548(78.06)	1 094(77.10)	
较高	70(9.76)	65(9.26)	135(9.51)	
高	39(5.44)	37(5.27)	76(5.36)	
很高	62(8.65)	52(7.41)	114(8.03)	
PSSS 总分[b]	66.07(15.33)	67.11(15.74)	66.58(15.54)	0.209
PSSS 家庭支持得分	21.92(5.60)	22.27(5.80)	22.10(5.70)	0.245
PSSS 朋友支持得分	22.53(5.17)	22.81(5.36)	22.67(5.27)	0.306
PSSS 其他支持得分	21.89(5.45)	22.39(5.59)	22.14(5.52)	0.086

（续表）

结局变量	新媒体干预组 （n＝717）	对照组 （n＝702）	合计 （n＝1 419）	P 值
EQ-5D 健康效应值[b]	0.975 8(0.054 6)	0.973 4(0.053 2)	0.974 6(0.053 9)	0.413
EQ-5D VAS 评分[b]	89.71(15.94)	89.70(16.72)	89.71(16.32)	0.990

注：数据为均值(SD)或数量(%)。

a 卡方检验；b t 检验。

3. 干预前后新媒体干预组和对照组结局变量变化情况

新媒体干预组中，DSRSC 量表得分在干预后有所降低，表明在随访调查中干预组的抑郁情况和基线调查中相比有所改善；PSSS 量表中家庭支持得分在干预后有所上升，表明随访调查中干预组同学的家庭支持度更高；EQ-5D-Y 量表中，随访调查中健康效应值更高，表明在随访调查中干预组同学的生命质量状况更好。心理老师干预组中，比起基线调查，随访调查 DSRSC 量表得分更低，PSSS 量表中家庭支持得分更高；班主任干预组中，比起基线调查，随访调查中 DSRSC 量表得分更低，SDQ 量表困难总分更低，PSSS 量表中家庭支持得分更高，EQ-5D-Y 量表中健康效应值更高。其余结局变量均无显著差异。详见表 10.13。

表 10.13　干预组在干预前后结局变量变化情况

结局变量	心理老师干预组（CQXX）			班主任干预组（HZFX）			合计		
	干预前 （基线）	干预后 （随访）	P 值[*]	干预前 （基线）	干预后 （随访）	P 值[*]	干预前 （基线）	干预后 （随访）	P 值[*]
DSRSC 总分	9.29 (6.58)	7.81 (7.03)	0.000	9.95 (6.70)	8.33 (6.22)	0.000	9.62 (6.64)	8.07 (6.64)	0.000
SDQ 困难总分	10.60 (5.96)	10.44 (6.37)	0.573	10.51 (5.98)	9.93 (5.74)	0.036	10.56 (5.96)	10.18 (6.06)	0.061
PSSS 总分	65.33 (15.24)	65.95 (15.96)	0.451	65.11 (14.40)	66.19 (14.70)	0.143	65.22 (14.81)	66.07 (15.33)	0.122
PSSS 家庭支持	21.15 (6.13)	21.76 (5.88)	0.050	21.49 (5.59)	22.08 (5.31)	0.037	21.32 (5.86)	21.92 (5.60)	0.004
PSSS 朋友支持	22.56 (5.13)	22.76 (5.26)	0.511	22.17 (5.11)	22.29 (5.09)	0.656	22.37 (5.12)	22.53 (5.17)	0.431
PSSS 其他支持	21.62 (5.52)	21.83 (5.61)	0.477	21.44 (5.37)	21.94 (5.29)	0.085	21.53 (5.44)	21.89 (5.45)	0.087
EQ-5D 健康效应值	0.973 3 (0.054 5)	0.975 0 (0.064 1)	0.657	0.966 5 (0.056 7)	0.976 5 (0.043 2)	0.002	0.969 9 (0.055 7)	0.975 8 (0.054 6)	0.016
EQ-5D VAS 评分	89.35 (15.64)	90.20 (16.29)	0.358	89.93 (14.70)	89.23 (15.59)	0.443	89.64 (15.17)	89.71 (15.94)	0.909

注：数据为均值(SD)。

* 采用配对 t 检验。

在对照组中,DSRSC 量表得分在随访调查中更低,表明在随访调查中对照组的抑郁情况比基线调查中更好;SDQ 量表中,随访调查中的困难总分更低,表明对照组在随访调查中情绪和行为问题更轻。在 SJLZ,比起基线调查,随访调查 DSRSC 量表得分更低,SDQ 量表困难总分更低;在 SJQZ,比起基线调查,随访调查中 PSSS 量表总分更低,朋友支持得分更低。其余结局变量均无显著差异。详见表 10.14。

表 10.14　对照组在干预前后结局变量变化情况

结局变量	SJLZ			SJQZ			合计		
	干预前（基线）	干预后（随访）	P 值*	干预前（基线）	干预后（随访）	P 值*	干预前（基线）	干预后（随访）	P 值*
DSRSC 总分	9.55 (7.28)	8.65 (7.09)	0.021	8.28 (6.15)	7.89 (6.16)	0.165	8.82 (6.68)	8.21 (6.57)	0.009
SDQ 困难总分	10.97 (6.25)	10.18 (6.07)	0.027	9.56 (5.85)	9.38 (5.83)	0.423	10.15 (6.06)	9.72 (5.94)	0.028
PSSS 总分	65.20 (16.95)	66.10 (16.71)	0.355	69.34 (14.18)	67.84 (14.97)	0.018	67.59 (15.53)	67.11 (15.74)	0.376
PSSS 家庭支持	20.93 (6.93)	21.68 (6.21)	0.052	22.71 (5.85)	22.71 (5.45)	0.992	21.96 (6.39)	22.27 (5.80)	0.142
PSSS 朋友支持	22.53 (5.73)	22.72 (5.44)	0.578	23.58 (4.80)	22.88 (5.31)	0.003	23.14 (5.24)	22.81 (5.36)	0.104
PSSS 其他支持	21.74 (6.00)	22.11 (5.94)	0.287	23.05 (5.10)	22.60 (5.31)	0.059	22.50 (5.53)	22.39 (5.59)	0.595
EQ-5D 健康效应值	0.964 5 (0.072 2)	0.969 5 (0.060 8)	0.240	0.973 9 (0.055 6)	0.976 3 (0.046 7)	0.308	0.969 9 (0.063 2)	0.973 4 (0.053 2)	0.120
EQ-5D VAS 评分	88.40 (19.88)	88.87 (18.71)	0.690	91.09 (15.30)	90.31 (15.10)	0.286	89.96 (17.41)	89.70 (16.72)	0.698

注：数据为均值(SD)。

* 采用配对 t 检验。

4. 干预前后新媒体干预组和对照组结局变量比较

对于不分组的新媒体干预组,与对照组在基线调查和随访调查中结局变量的差异的比较结果显示,各结局变量之间均没有显著差异。详见表 10.15。

表 10.15　新媒体干预组和对照组结局变量在基线和随访调查中的校正差异比较

结局变量	结局变量的校正差异(95% CI)	P 值*
DSRSC 得分	−0.73(−1.52, 0.07)	0.073
SDQ 困难总分	0.11(−0.59, 0.81)	0.754

（续表）

结局变量	结局变量的校正差异（95% CI）	P 值*
PSSS 总分	0.47（−1.32，2.27）	0.604
PSSS 家庭支持得分	0.02（−0.60，0.66）	0.933
PSSS 朋友支持得分	0.15（−0.49，0.79）	0.643
PSSS 其他支持得分	−0.01（−0.62，0.61）	0.979
EQ-5D 健康效应值	0.01（−0.07，0.10）	0.760
EQ-5D VAS 评分	0.07（−1.65，1.79）	0.933

注：* 调整了基线得分、性别、年级、家庭经济状况、独生子女、户籍、是否学习困难、父亲学历、母亲学历。

对新媒体干预组分组后，DSRSC 量表中，心理老师干预组的 DSRSC 分数差与对照组有明显差异（校正后差异值−1.00，95% CI −1.94，−0.05，$P=0.040$），班主任干预组的 DSRSC 分数差与对照组无明显差异。SDQ 量表、PSSS 量表、EQ-5D-Y 量表结局均未显示出差异。详见表 10.16。

表 10.16　新媒体干预组分组后与对照组结局变量在基线和随访调查中的校正差异比较

结局变量	心理老师干预组和对照组随访结果的校正组间差异（95% CI）	P 值*	班主任干预组和对照组随访结果的校正组间差异（95% CI）	P 值*
DSRSC 得分	−1.00（−1.94，−0.05）	0.040	−0.44（−1.43，0.54）	0.376
SDQ 困难总分	0.14（−0.69，0.97）	0.744	0.10（−0.75，0.95）	0.815
PSSS 总分	0.48（−1.72，2.67）	0.670	0.47（−1.78，2.72）	0.682
PSSS 家庭支持得分	0.08（−0.69，0.86）	0.832	−0.03（−0.82，0.75）	0.933
PSSS 朋友支持得分	0.30（−0.48，1.07）	0.457	0.01（−0.79，0.81）	0.981
PSSS 其他支持得分	0.02（−0.77，0.80）	0.968	0.14（−0.66，0.95）	0.727
EQ-5D 健康效应值	−0.01（−0.11，0.10）	0.917	0.03（−0.07，0.14）	0.525
EQ-5D VAS 评分	1.46（−0.86，3.78）	0.217	−0.07（−2.43，2.30）	0.954

注：* 调整了基线得分、性别、年级、家庭经济状况、独生子女、户籍、是否学习困难、父亲学历、母亲学历。

进一步按照基线得分高低分亚组分析，基线 DSRSC 总分不超过 14 分为低 DSRSC 得分，基线 DSRSC 总分为 15 分或以上为高 DSRSC 得分。结果显示，基线 DSRSC 分数较低时心理老师干预组与对照组有明显差异（校正后差异值−0.90，95% CI −1.77，−0.03，$P=0.042$），基线 DSRSC 分数较高时无统计学意义。班主任干预组在基线 DSRSC 分数较高和较低时与对照组均无明显差异。详见表 10.17。

表 10.17　基线抑郁症状得分低和得分高时主要结局(DSRSC)的亚组分析

	心理老师干预组	班主任干预组	对照组	心理老师干预组和对照组随访结果的校正组间差异(95% CI)	P 值*	班主任干预组和对照组随访结果的校正组间差异(95% CI)	P 值*
低 DSRSC 得分[a]							
n	276 (77.7%)	281 (77.6%)	566 (80.6%)				
基线	6.49 (3.93)	6.98 (3.65)	6.22 (3.94)	−0.90 (−1.77, −0.03)	0.042	−0.57 (−1.49, 0.34)	0.222
随访	6.05 (5.46)	6.75 (5.21)	6.78 (5.50)				
高 DSRSC 得分[b]							
n	79 (22.3%)	81 (22.4%)	136 (19.4%)				
基线	19.08 (4.15)	20.26 (4.19)	19.61 (4.58)	0.16 (−2.07, 2.38)	0.890	−0.85 (−3.05, 1.35)	0.450
随访	13.96 (8.39)	13.81 (6.36)	14.15 (7.34)				

注：数据为均值(SD)或数量(%)。
* 调整了基线得分、性别、年级、家庭经济状况、独生子女、户籍、是否学习困难、父亲学历、母亲学历；a 基线 DSRSC 总分为 14 分或以下；b 基线 DSRSC 总分为 15 分或以上。

5. PP 分析对干预前后新媒体干预组和对照组结局变量比较结果的验证

PP 分析中，干预组只纳入完成三次及以上在校和在家观看视频的研究对象后，共有 451 人，其中心理老师干预组 279 人，班主任干预组 172 人；对照组 702 人。

在 PP 分析中，对于不分组的新媒体干预组和对照组在基线调查和随访调查中结局变量差异的比较下，DSRSC 量表结果在两组间显示出了显著差异（校正后差异值 −1.17，95% CI −2.06，−0.28，$P=0.010$），其余各结局变量之间均没有显著差异。详见表 10.18。

表 10.18　PP 分析中新媒体干预组和对照组结局变量在基线和随访调查中的校正差异比较

结局变量	结局变量的校正差异(95% CI)	P 值*
DSRSC 得分	−1.17(−2.06, −0.28)	0.010
SDQ 困难总分	−0.25(−1.04, 0.54)	0.536
PSSS 总分	1.16(−0.93, 3.24)	0.276
PSSS 家庭支持得分	0.29(−0.45, 1.04)	0.439
PSSS 朋友支持得分	0.41(−0.29, 1.11)	0.254

（续表）

结局变量	结局变量的校正差异(95% CI)	P 值[*]
PSSS 其他支持得分	0.26(−0.45, 0.98)	0.471
EQ-5D-Y 健康效应值	0.05(−0.05, 0.16)	0.309
EQ-5D-Y VAS 评分	0.92(−1.04, 2.88)	0.358

注：* 调整了基线得分、性别、年级、家庭经济状况、独生子女、户籍、父亲学历、母亲学历。

分组后，DSRSC 量表中，心理老师干预组的 DSRSC 分数差与对照组同样有明显差异[校正后差异值 −1.15，95% CI（−2.20，−0.10），$P=0.033$]，班主任干预组的 DSRSC 分数差与对照组之间未显示出差异。SDQ 量表、PSSS 量表、EQ-5D-Y 量表结局均未显示出差异。详见表 10.19。

表 10.19　PP 分析中新媒体干预组分组后与对照组结局变量在基线和随访调查中的校正差异比较

结局变量	心理老师干预组和对照组随访结果的校正组间差异(95% CI)	P 值[*]	班主任干预组和对照组随访结果的校正组间差异(95% CI)	P 值[*]
DSRSC 得分	−1.15(−2.20, −0.10)	0.033	−1.21(−2.43, 0.01)	0.052
SDQ 困难总分	0.09(−0.83, 1.00)	0.854	−0.73(−1.79, 0.32)	0.172
PSSS 总分	0.85(−1.68, 3.38)	0.509	1.60(−1.32, 4.51)	0.284
PSSS 家庭支持得分	0.31(−0.60, 1.22)	0.503	0.25(−0.79, 1.29)	0.682
PSSS 朋友支持得分	0.44(−0.42, 1.29)	0.315	0.39(−0.61, 1.38)	0.447
PSSS 其他支持得分	0.08(−0.79, 0.95)	0.857	0.54(−0.48, 1.56)	0.289
EQ-5D-Y 健康效应值	0.02(−0.10, 0.13)	0.802	0.11(−0.04, 0.25)	0.149
EQ-5D-Y VAS 评分	1.23(−1.10, 3.56)	0.377	0.39(−2.33, 3.11)	0.779

注：* 调整了基线得分、性别、年级、家庭经济状况、独生子女、户籍、父亲学历、母亲学历。

按照基线得分高低进行亚组分析，与 ITT 分析中相同，基线 DSRSC 分数较低时心理老师干预组与对照组有明显差异（校正后差异值 −0.96，95% CI −1.90，−0.01，$P=0.047$），基线 DSRSC 分数较高时无统计学意义。班主任干预组在基线 DSRSC 分数较高和较低时与对照组均无明显差异。详见表 10.20。

表 10.20　PP 分析中基线抑郁症状得分低和得分高时主要结局(DSRSC)的亚组分析

	心理老师干预组	班主任干预组	对照组	心理老师干预组和对照组随访结果的校正组间差异(95% CI)	P 值[*]	班主任干预组和对照组随访结果的校正组间差异(95% CI)	P 值[*]
低 DSRSC 得分[a]							
n	266 (78.0%)	242 (80.9%)	566 (80.6%)				

（续表）

	心理老师 干预组	班主任 干预组	对照组	心理老师干预组 和对照组随访结 果的校正组间差 异(95% CI)	P 值*	班主任干预组和 对照组随访结果 的校正组间差异 (95% CI)	P 值*
基线	6.13 (3.93)	6.62 (3.68)	6.22 (3.94)	−0.96 (−1.90, −0.01)	0.047	−1.00 (−2.14, 0.13)	0.082
随访	5.57 (5.39)	5.97 (5.17)	6.78 (5.50)				
高 DSRSC 得分[b]							
n	75 (22.0%)	57 (19.1%)	136 (19.4%)				
基线	18.45 (3.92)	20.62 (4.61)	19.61 (4.58)	−0.44 (−3.04, 2.16)	0.742	−2.90 (−6.02, 0.22)	0.068
随访	12.84 (8.29)	11.93 (6.85)	14.15 (7.34)				

注：数据为均值(SD)或数量(%)。
＊调整了基线得分、性别、年级、家庭经济状况、独生子女、户籍、父亲学历、母亲学历；
a 基线 DSRSC 总分为 14 分或以下；b 基线 DSRSC 总分为 15 分或以上。

6. 随访调查中结构式心理健康素养评价

根据随访问卷中的结构式心理健康素养评价量表,在心理老师干预组和对照组的比较中,两组之间各项得分均没有显著差异。详见表 10.21。

表 10.21　心理老师干预组和对照组结构式心理健康素养均值比较

	心理老师干预组	对照组	P 值*
结构式心理健康素养总分	4.52(0.63)	4.49(0.63)	0.526
心理健康的价值与能力的信念	4.52(0.71)	4.49(0.74)	0.588
心理健康权利的信念	4.71(0.61)	4.75(0.56)	0.207
心理健康的知识理解	4.44(0.69)	4.37(0.69)	0.237
心理健康的功能性行为	4.51(0.79)	4.45(0.85)	0.243
心理健康的批判性行为	4.46(0.73)	4.41(0.81)	0.400
心理健康沟通行为	4.50(0.79)	4.48(0.80)	0.791

注：* t 检验。

在班主任干预组和对照组的比较中,班主任干预组的"结构式心理健康素养总分"得分、"心理健康的价值与能力的信念"得分、"心理健康权利的信念"得分、"心理健康的批判性行为"得分、"心理健康沟通行为"得分均低于对照组,其余各项得分在两组之间没有显著差异。详见表 10.22。

表 10.22　班主任干预组和对照组结构式心理健康素养均值比较

	班主任干预组	对照组	P 值*
结构式心理健康素养总分	4.39(0.66)	4.49(0.63)	0.013
心理健康的价值与能力的信念	4.31(0.81)	4.49(0.74)	0.000
心理健康权利的信念	4.64(0.64)	4.75(0.56)	0.006
心理健康的知识理解	4.40(0.67)	4.37(0.69)	0.856
心理健康的功能性行为	4.37(0.80)	4.45(0.85)	0.161
心理健康的批判性行为	4.30(0.81)	4.41(0.81)	0.034
心理健康沟通行为	4.35(0.81)	4.48(0.80)	0.019

注：* t 检验。

7. 新媒体干预组视频观看情况及感受调查

干预组学生短视频在校观看调查的结果显示，心理老师干预组有 81.97% 的学生表示 6 集短视频在学校全部观看过，班主任干预组仅有 38.40% 的学生表示 6 集短视频在学校全部观看过，两组之间不同观看集数的人数分布差异显著。干预组中共计有 59.97% 的学生看过全部 6 集视频，有 7.95% 的学生表示一集也没有看过。详见表 10.23。

表 10.23　干预组学生短视频在校观看情况

观看视频数量	心理老师干预组(%)	班主任干预组(%)	合计(%)	P 值*
0	12(3.38)	45(12.43)	57(7.95)	
1	2(0.56)	18(4.97)	20(2.79)	
2	2(0.56)	40(11.05)	42(5.86)	
3	7(1.97)	68(18.78)	75(10.46)	0.000
4	13(3.66)	36(9.94)	49(6.83)	
5	28(7.89)	16(4.42)	44(6.14)	
6	291(81.97)	139(38.40)	430(59.97)	

注：* 卡方检验。

干预组学生短视频在家观看调查的结果显示，心理老师干预组有 67.61% 的学生表示 6 集短视频在家全部观看过，班主任干预组有 29.01% 的学生表示 6 集短视频在家全部观看过，两组之间不同观看集数的人数分布差异显著。干预组中共计有 48.12% 的学生看过全部 6 集视频，有 23.57% 的学生表示一集也没有看过。详见表 10.24。

表 10.24　干预组学生短视频在家观看情况

观看视频数量	心理老师干预组(%)	班主任干预组(%)	合计(%)	P 值*
0	51(14.37)	118(32.60)	169(23.57)	0.000
1	8(2.25)	25(6.91)	33(4.60)	

（续表）

观看视频数量	心理老师干预组（%）	班主任干预组（%）	合计（%）	P 值[*]
2	10(2.82)	35(9.67)	45(6.28)	
3	8(2.25)	45(12.43)	53(7.39)	
4	20(5.63)	19(5.25)	39(5.44)	0.000
5	18(5.07)	15(4.14)	33(4.60)	
6	240(67.61)	105(29.01)	345(48.12)	

注：* 卡方检验。

干预组家长短视频观看调查的结果显示，心理老师干预组有 61.97% 的家长表示 6 集短视频全部观看过，班主任干预组有 27.35% 的家长表示 6 集短视频全部观看过，两组之间不同观看集数的家长人数分布差异显著。干预组共计有 44.49% 的学生看过全部 6 集视频，有 29.43% 的学生表示一集也没有看过。详见表 10.25。

表 10.25 干预组家长短视频观看情况

观看视频数量	心理老师干预组（%）	班主任干预组（%）	合计（%）	P 值[*]
0	69(19.44)	142(39.23)	211(29.43)	
1	8(2.25)	29(8.01)	37(5.16)	
2	15(4.23)	23(6.35)	38(5.30)	
3	22(6.20)	40(11.05)	62(8.65)	0.000
4	8(2.25)	19(5.25)	27(3.77)	
5	13(3.66)	10(2.76)	23(3.21)	
6	220(61.97)	99(27.35)	319(44.49)	

注：* 卡方检验。

在干预组学生和家长关于短视频的交流情况的调查中，心理老师干预组有 70.70% 的学生表示和家长交流过短视频的内容，班主任干预组有 44.20% 的学生表示和家长交流过短视频的内容，两组之间差异显著。详见表 10.26。

表 10.26 干预组学生和家长关于短视频的交流情况

是否和家长交流过视频内容	心理老师干预组（%）	班主任干预组（%）	合计（%）	P 值[*]
是	251(70.70)	160(44.20)	411(57.32)	0.000
否	104(29.30)	202(55.80)	306(42.68)	

注：* 卡方检验。

87.0% 的学生认为短视频课程对自己有很大或一些帮助，仅有 5.74% 的学生认为短视频对自己完全没有帮助。感觉短视频对自己有帮助的同学认为帮助主要体现在帮助自己了解了心理健康知识、学会了一些应对心理困境的方式、增强了自己应对困难的信心三个方面。详见表 10.27。

表 10.27　干预组同学认为短视频对自己有帮助的方面

有帮助的方面	认同学生人数(%)
帮助你了解了心理健康知识	612(84.65)
学会了一些应对心理困境的方式	564(78.01)
增强了自己应对困难的信心	557(77.04)
对自己更加满意了	350(48.41)
改善了自己与同学、朋友或老师的关系	402(55.60)
帮助家长了解了心理健康知识	381(52.70)
改善了家长与你的关系或让他们更加理解你	387(53.53)

8. 新媒体干预组视频观看情况与基线和随访结局变量差异

学生在校观看视频数量和结局变量差异的混合效应模型分析中,在班主任干预组,学生在校观看视频数量和 DSRSC 总分、SDQ 困难总分、EQ-5D 健康效应值、EQ-5D VAS 评分的基线随访差异有显著相关性,观看视频数量越多,四个结局变量所表示的心理健康状况随访时越好。而在心理老师干预组学生在校观看视频数量和各结局变量差异均未显示出相关性。详见表 10.28。

表 10.28　学生在校观看视频数量与基线和随访结局变量差异的混合效应模型分析

结局变量差异	心理老师干预组		班主任干预组	
	β(95% CI)	P 值*	β(95% CI)	P 值*
DSRSC 总分				
学生在校观看视频数量	0.07(−0.38, 0.51)	0.769	−0.40(−0.64, −0.16)	0.001
SDQ 困难总分				
学生在校观看视频数量	−0.17(−0.59, 0.25)	0.421	−0.33(−0.55, −0.11)	0.004
PSSS 总分				
学生在校观看视频数量	0.43(−0.69, 1.55)	0.449	0.38(−0.22, 0.98)	0.218
EQ-5D 健康效应值				
学生在校观看视频数量	0.02(−0.06, 0.10)	0.609	0.04(0.00, 0.07)	0.024
EQ-5D VAS 评分				
学生在校观看视频数量	−0.55(−1.77, 0.68)	0.384	0.74(0.05, 1.43)	0.036

注: * 调整了性别、年级、家庭经济状况、每天学习时长、和母亲的关系、和父亲的关系。

学生在家观看视频数量和结局变量差异的混合效应模型分析中,在心理老师干预组,学生在家观看视频数量与 DSRSC 总分、SDQ 困难总分、PSSS 总分、EQ-5D 健康效应值的基线随访差异有显著相关性；在班主任干预组，学生在家观看视频数量与 DSRSC 总分、SDQ 困难总分、PSSS 总分、EQ-5D 健康效应值、EQ-5D VAS 评分的基线随访差异有显著相关性。结果显示，观看视频数量越多，各结局变量所表示的心理健康状况随访时越好。详见表 10.29。

表 10.29　学生在家观看视频数量与基线和随访结局变量差异的混合效应模型分析

结局变量差异	心理老师干预组		班主任干预组	
	β(95% CI)	P 值*	β(95% CI)	P 值*
DSRSC 总分				
学生在家观看视频数量	−0.37(−0.64, −0.11)	0.006	−0.52(−0.72, −0.31)	0.000
SDQ 困难总分				
学生在家观看视频数量	−0.28(−0.53, −0.03)	0.029	−0.43(−0.62, −0.25)	0.000
PSSS 总分				
学生在家观看视频数量	1.07(0.41, 1.74)	0.002	0.62(0.12, 1.13)	0.016
EQ-5D 健康效应值				
学生在家观看视频数量	0.06(0.01, 0.10)	0.027	0.04(0.01, 0.06)	0.009
EQ-5D VAS 评分				
学生在家观看视频数量	0.69(−0.03, 1.42)	0.062	0.96(0.37, 1.54)	0.001

注：* 调整了性别、年级、家庭经济状况、每天学习时长、和母亲的关系、和父亲的关系。

父母观看视频数量和结局变量差异的混合效应模型分析中，在心理老师干预组和班主任干预组，父母观看视频数量与 DSRSC 总分、SDQ 困难总分、PSSS 总分、EQ-5D 健康效应值、EQ-5D VAS 评分的基线随访差异均有显著相关性，结果显示，观看视频数量越多，各结局变量所表示的心理健康状况在随访时越好。详见表 10.30。

表 10.30　父母观看视频数量与基线和随访结局变量差异的混合效应模型分析

结局变量差异	心理老师干预组		班主任干预组	
	β(95% CI)	P 值*	β(95% CI)	P 值*
DSRSC 总分				
父母观看视频数量	−0.52(−0.76, 0.28)	0.000	−0.55(−0.75, −0.35)	0.000
SDQ 困难总分				
父母观看视频数量	−0.44(−0.67, −0.22)	0.000	−0.44(−0.62, −0.25)	0.000
PSSS 总分				
父母观看视频数量	1.62(1.03, 2.22)	0.000	0.95(0.45, 1.44)	0.000
EQ-5D 健康效应值				
父母观看视频数量	0.06(0.01, 0.10)	0.009	0.04(0.02, 0.07)	0.002

（续表）

结局变量差异	心理老师干预组		班主任干预组	
	β(95% CI)	P 值*	β(95% CI)	P 值*
EQ-5D VAS 评分				
父母观看视频数量	1.39(0.74, 2.04)	0.000	1.19(0.62, 1.76)	0.000

注：*调整了性别、年级、家庭经济状况、每天学习时长、和母亲的关系、和父亲的关系。

是否和父母交流过视频内容和结局变量差异的混合效应模型分析中，在心理老师干预组和班主任干预组，学生是否和父母交流过视频内容和 DSRSC 总分、SDQ 困难总分、PSSS 总分、EQ-5D 健康效应值、EQ-5D VAS 评分的基线随访差异均有显著相关性，结果显示，和父母交流过视频内容的学生的结局变量所表示的心理健康状况在随访时更好。详见表 10.31。

表 10.31　是否和父母交流过视频内容与基线和随访结局变量差异的混合效应模型分析

结局变量差异	心理老师干预组		班主任干预组	
	β(95% CI)	P 值*	β(95% CI)	P 值*
DSRSC 总分				
和父母交流过视频内容	−3.39(−4.66, −2.12)	0.000	−2.67(−3.72, −1.61)	0.000
SDQ 困难总分				
和父母交流过视频内容	−2.17(−3.38, −0.97)	0.000	−2.17(−3.15, −1.20)	0.000
PSSS 总分				
和父母交流过视频内容	11.06(7.96, 14.15)	0.000	4.23(1.61, 6.86)	0.002
EQ-5D 健康效应值				
和父母交流过视频内容	0.30(0.07, 0.53)	0.010	0.17(0.03, 0.32)	0.017
EQ-5D VAS 评分				
和父母交流过视频内容	8.28(4.84, 11.72)	0.000	4.27(1.31, 7.23)	0.005

注：*调整了性别、年级、家庭经济状况、每天学习时长、和母亲的关系、和父亲的关系。

10.4.3　干预后访谈

干预措施实施后对心理老师干预组参与班级的心理老师，班主任干预组参与班级的班主任和学生进行了访谈，询问他们对视频干预的想法和感受。

心理老师认为干预视频内容比较合理，"这些视频内容是非常切合学生的，每一个视频就是体现了学生日常生活当中的某一个片段。"同时也觉得情景剧加讲解的形式很好，方便把视频切成小段分开播放，并在中间加入自己课程的内容以及讨论环节，有助于自己课上内容的展示,如果没有讨论环节,直接把视频从头看到结束时间会很快,意义也不是很大。但心理老师表示同学们会感觉情景剧演绎部分不够真实,会对情景剧内容评头论足,从而更关注故事情节的部分。"我跟他们说,视频里面的内容也是普通同学为了呈现这个情景剧而演的,所以你们对他们的演技要求不要太高,你们要关注的是她表达出来的内容。"此外,心理老师对视频干预的措施较为满意,有这样一个机会可以将自己的教学内容通过视频的形式展现出来,对教学有帮助,可以使过程更生动。并且视频中表现出的问题在同学们中也一定是存在的,虽然有些同学不会说出来,但通过观看视频也可以了解到自己的情况,从而做出相应的反应。

班主任表示从视频中可以学习到一些自己不知道的知识的,认为对同学们也是有帮助的,比如遇到相关的问题如何解决。例如有位同学看过视频后,找到老师说自己跟视频中的情况类似,可能患了抑郁症,班主任也通过跟家长和心理老师沟通进行了处理。同时认为利用午会课集体观看安排得比较合理,并没有给自己和其他老师带来更大的负担,认为视频形式(情景剧+讲解)很好,有足够的吸引力能让同学认真观看。"本来的话午会课就是班主任针对班级出现的问题讲一些事情,所以说拿这个时间来看这个视频是蛮好的。"

受访同学认为,相比于日常的午会课,视频课更加有吸引力,观看视频也不会产生无聊的感觉,注意力比较集中。相较于班主任老师,同学们可以回忆起更多的视频内容和知识,并且认为从视频中学到的知识给自己也带来了一些改变。"比如说学到了之前不知道的知识,比如抑郁症的症状有时出现在我身上,就会多注意一下。"但部分同学认为有些视频内容,特别是情景剧部分展现得不太合理。"他把自己的心理困惑说出来,父母肯定不会一下子就问什么专业人士,肯定就是自己先把他骂一顿,看看有没有改变,如果没有改变的话,肯定是再骂他一顿,那个父母太开明了。"对于视频内容是否对自己的学习生活上的问题有帮助,受访谈同学则表示暂时无法确定。

10.5　讨论

10.5.1　初中生心理健康状况和影响因素

基线调查结果显示,上海市松江区初中生抑郁症状的检出率为 21.08%,低于屠春雨等同样使用 DSRSC 量表在浙江省绍兴市的初中生中检出的 37.74%,但略高于 2015 年在上海市初中生中检出的 17.2%,也高于王熙等在全国范围内青少年中检出的 14.81%。情绪和行为问题异常检出率为 13.26%,这一结果与国内外大部分调查发现的情绪和行为异常检出率基本一致,例如陆爱军等在上海市松江区针对中小学生的 SDQ 困难总分异常检出率为 11.9%,刘文敬等在上海市中学生中的异常检出率为 9.1%,2014 年在辽宁省情绪和行为问题的检出率为 10.7%,长沙市儿童青少年情绪和行为问题异常检出率为 13.5%。领悟社会支持平均得分为 66.27,与以往研究的结果基本相同。EQ-5D-Y 量表健康效应平均值为 0.969 7,VAS 平均得分为 89.61,生命质量状况较为良好。

本研究发现,中学生的心理健康状况与个人和家庭情况方面的因素存在关联。迄今为止,各类研究已经记录了影响青少年心理健康问题的个人和家庭相关因素,性别是主要的影响因素之一,有研究发现,在青少年中,女生会比男生表现出更高的抑郁水平,这与本研究的结果一致。Lee 等发现,女生比男生更加注重与他人的关系,对他人的互动更加敏感,因此容易经受更多的抑郁情绪。另外,本研究发现,独生子女是中学生心理健康的保护性因素。有证据表明,独生子女也是影响中学生心理健康的重要因素,家庭中只有一个孩子时心理健康状况最好,子女个数越多,心理健康状况越差,这可能与子女能在家庭中获得的资源有关。此外,有研究表明,家庭经济状况也是中学生心理健康状况的重要影响因素,经济状况良好更加有利于中学生的心理健康,结论与本研究的结果一致。

在本研究中观察到学习问题也与中学生心理健康状况有关,感到学习困难的学生更容易产生心理健康问题。已有大量研究表明,青少年学习成绩差与抑郁症的高患病率密切相关。学习困难导致抑郁的原因可能是成绩差引起的学习压力过大,已有研究发现学业压力会导致抑郁症的发生。也有研究发现学习压力与情绪和行为问题有关,由于中国的入学考试关乎进入更好学校的机会,中学生对学习成绩非常关注,因此在感到学习困难时会产生较大的压力,从而可能导致心理健康问题的发生。

研究显示,与父母的关系也是影响中学生心理健康的一个重要因素,亲子关系越差,心理健康问题越严重。以前的研究也表明,亲子关系是行为和情绪问题的重要预测因素,经常发生亲子冲突会对中学生心理健康产生比较大的消极作用,良好的亲子关系则会对心理健康产生积极的影响。因为与父母关系更密切的青少年可能会获得足够的温暖和强烈的心理依恋,不仅可以使中学生面临更少的家庭矛盾,也使中学生在遭遇心理问题时更容易从家庭中获得宽慰。

10.5.2　新媒体短视频干预措施效果评价

本研究作为一项在上海市松江区初中生中开展的较大规模的随机对照试验,比较了由心理老师或班主任介导的新媒体短视频干预措施和学校一般心理干预措施对初中生心理健康影响的差异,结果发现由心理老师介导的干预在降低抑郁症状方面显示出了一定的作用,而由班主任介导的干预组则未显示出差异。

1. 干预措施对初中生抑郁症状的影响

本研究结果显示,新媒体干预措施对上海市松江区初中生抑郁症状显示出了一定的作用。相比于对照组,心理老师介导的干预组学生的抑郁得分降低得更加显著。以往许多基于新媒体的干预措施也在减轻抑郁症状方面显示出了显著的效果。迄今为止,大多数基于新媒体的干预措施都是以学校为基础开展的。Calear 等人在早期就证明了在线的干预措施在学校环境中实施的有效性,他们的研究发现在干预结束后和干预 6 个月后,男性参与者的抑郁症状显著减轻。Wong 及其同事在澳大利亚中学中开展的基于互联网的干预显示,与接受常规健康课程的中学生相比,接受在线干预者的抑郁和焦虑症状显著改善。在中国开展的一项研究也显示,基于新媒体的干预措施可以有效减轻中国青少年的抑郁和焦虑症状。另有两项相关研究所采取的基于新媒体的干预措施未显示出显著效果,结果被解释为由于受试者流失比较严重或对照组实施的一般措施强度较高所造成。

2. 干预措施对低抑郁得分的初中生效果显著

我们的研究发现,在心理老师介导的干预组中,相较于高抑郁得分(抑郁量表得分大于等于 15 分,即抑郁量表得分超过临界值)的初中生,低抑郁得分(抑郁量表得分小于 15 分,即抑郁量表得分未超过临界值)的初中生抑郁得分降低更为显著。以往的研究也显示,相较于抑郁程度较低的青少年,程度较高的青少年可能难以从类似基于心理健康教育的一类干预措施中受益。干预在低抑郁得分的青少年中的有效性表明此方法适合应用于学校的普遍性预防干预,这也与学校时间安排和组织结构比较契合。对于抑郁症来说,预防性的干预可能是减轻这一负担的重要措施,有研究显示,预防措施可以减少 21% 的抑郁症的发病率。相比之下,使用当前的知识和疗法对抑郁症直接治疗最多也只能减轻 36% 的疾病负担。相较于针对性的干预措施,普遍性的预防干预措施可能更容易实施,更能被人们接受,并且可以使正处于抑郁症发展阶段的人们也受益,因此可能会成为一种在减少抑郁症负担方面发挥更大作用的途径。

3. 干预措施的实施者对干预效果的影响

尽管干预措施中的视频内容和讨论提纲均相同,与班主任介导的干预相比,心理老师介导的干预在降低抑郁症状方面显得更加有效。这一结果表明,该干预措施在精神卫生方面的专业人员手中实施可能会更加有效。两组之间的差异可能是由于干预实施者的专业知识、营造的课堂氛围以及吸引和激励学生的能力的差异造成的。这一发现与之前的一些研究一致,一项研究显示,与心理健康专业人员或项目开发人员进行试验相比,利用教师进行试验产生的影响会更小;另有一项研究发现,干预的有效性往往和干预人员有关,在干预后和短期随访期间,相较于学校内部人员,由校外人员(如研究人员、心理健康专业人员、研究生等)实施的抑郁干预措施往往更加有效;Barrett等人的研究报道了接受焦虑预防计划的儿童在由教师而不是心理学家提供干预时甚至可能对抑郁状况产生负面影响。因此,未来的研究应侧重于如何通过增加专业培训和提供适当的支持材料来改善课堂教师对这类干预措施的实施,相关的知识和技能或许可以通过额外的培训来发展。

4. 干预措施对次要结局变量的影响

本研究未能记录到干预组和对照组之间任何其他次要结局的差异,这表明本研究所实施的新媒体短视频干预可能在减轻抑郁症状方面发挥的作用比较显著,而在其他心理健康状况的促进方面未能获得预期的效果或还未显示出积极效果。抑郁与其他结局变量之间也存在一定关联,例如,有研究表明,患抑郁症状的中学生情绪和行为问题往往也会更多,特别是会出现更多的注意缺陷多动障碍问题,因为注意力难以集中也是抑郁症常见的临床症状;另外,同伴关系也和抑郁症状存在比较强的关联,不良的同伴关系会强化中学生不安全的依恋模式,也会导致更严重的抑郁情绪。再比如,由于社会支持的普遍增益作用,使得社会支持可以减少个体如抑郁、焦虑等的不良情绪,在维持个体身心健康方面都发挥着作用,领悟社会支持可能是抑郁的保护性因素。实际上,有大量研究表明,领悟社会支持可以负向预测青少年抑郁症的发生,也就是说,相比于领悟社会支持水平较低的青少年,领悟社会支持水平较高的青少年会更少发生抑郁。但因为本研究的干预设计着重于抑郁症状,因而对其他变量没有显著效果。

5. 不同干预组视频观看情况及其对结局变量的影响

在干预措施过程评价的环节,本研究发现,无论是学生在校或在家观看视频的情况,还是父母观看视频的情况以及学生和家长关于短视频的交流情况,心理老师干预组的同学均完成得更好。班主任干预组观看情况的完成度差,一方面可能是因为不是所有同学都参加午会课,另一方面可能是由于班主任在学校利用午会课干预时效果较差,部分同学很快忘记了干预视频内容。这也是心理老师干预组相比对照组在主要结局变量中显示出差异而班主任干预组未能显示出差异的一个可能的原因。干预对象的依从性一直是在线干预的一个重要问题,有研究表明,基于互联网的干预措施如果有合适人员在实施方面进行支持往往会有更好的依从性和效果。以往的许多基于学校的干预性研究也是利用学校教师实施,但可能会出现完成度较差的情况,并不是所有老师都会认真完成干预实施。造成这种情况的原因是多种多样的,一些教师可能由于缺乏专业心理健康知识或培训,或者不习惯这种类型的工作,不愿意提供相关课程;或者干预措施比较复杂,对教师来说可能比较耗时和繁重;或者由于学校缺乏足够的支持。而在以往的研究中,学校心理老师被认为在帮助解决学生心理健康相关问题时是有帮助的。因此,相较于班主任,具备专业知识的心理老师可能更乐意督促干预组学生完成短视频课程干预。有些学校可能无法提供足够的心理老师资源,增加对促进学生心理健康的政治和财政支持可能是一个帮助学校更好地实施新媒体干预措施的解决方案。

学生在家观看视频数量、父母观看视频数量以及学生是否和父母交流过视频内容与各结局变量的变化均表现出显著相关性,表明父母是否支持孩子在家观看心理健康干预视频,或者自己是否愿意观看视频对干预措施的效果也会产生影响。家庭是影响初中生心理健康一个非常重要的因素,有研究表明,家庭生活越快乐,初中生的心理健康水平越高。父母对子女的态度和教养方式对初中生的心理健康状况也非常重要,良好的亲子关系会对子女心理健康产生积极的影响,而控制欲强的父母的子女更容易出现心理健康问题。因此,在新媒体干预措施实施的过程中,需考虑如何让更多的父母陪同孩子一起观看视频。

10.5.3　新媒体短视频干预措施结果的质量评价

在完成度方面,本研究在松江区和纳入中学合作开展,学校老师支持度高,学生依从性较好;抽取的学生基线应答率和随访率都比较高,干预措施实施情况也较好,整体的完成情况较以往同类研究更好。在完成随访和未完成随访对象基线信息的比较中,除独生子女和与父亲关系外,其余基本信息和各项心理健康指标在两者之间均无显著差异,说明完成随访和未完成随访对象之间基本不存在差异,因为失访产生的偏倚影响较小。在干预措施评价方面,无论是心理老师、班主任老师,还是干预组学生,都认为干预视频的内容不仅可以在中学生心理健康方面带来一定的帮助,还存在一定的趣味性,可以吸引同学们的注意力;并且由于视频情景剧加讲解的设计,使其更容易融入课堂。在结果分析方面,PP 集分析法所做的敏感性分析的主要结局变量的结果和 ITT 分析相比,除了PP 集分析在干预组和对照组 DSRSC 得分的整体比较中存在差异,干预组得分降低多于对照组,其余各结果的 PP 集分析和 ITT 分析均相同。由于 PP 集分析会排除不依从的对象,相较于 ITT 分析,有时会高估干预措施的效果。PP 集分析和 ITT 分析的结果基本一致,也验证了本研究中所采用的 ITT 分析的结果的稳定性。

10.5.4　本研究的局限性

由于受到一些条件的限制,本研究也存在一定的不足和局限性。第一,本研究的基线调查和干预措施开始实施中间间隔较长。基线调查是 2020 年 10 月至 11 月完成的,由于视频制作周期较长以及疫情和假期的影响,导致次年的三月份才开始的干预,比预期开始干预的时间要晚。第二,干预措施的在线完成程度不够理想,虽然绝大多数学生在学校看过全部干预视频,仅有不到一半的干预组学生和家长通过个人账号看过全部 6 集短视频。第三,随访调查距干预结束时间较短,尚不清楚已有的效果是否能保持,以及未改变的结局指标未来是否会出现改善,仍需要进一步的研究来探索该干预措施的长期有效性。

10.5.5 建议

根据本研究的发现,以及在干预过程中遇到的问题和存在的不足,我们针对之后相关的研究和干预提出了一些改进建议以供参考。

(1) 选择专业人员实施干预措施或加强实施人员的专业知识。本研究发现,干预措施实施人员的不同会对干预的有效性产生影响。因此在之后的实施过程中,更推荐由中学生心理健康相关的专业人士实施此类干预措施。如果条件不允许,可以通过对学校工作人员进行相关知识培训,以提高干预的有效性。

(2) 促进父母等监护人与学生共同接受干预。本研究发现,父母是否和子女一起观看了视频,是否和子女进行了相关内容的讨论,会对干预效果产生比较大的影响。因此,以后对中学生实施新媒体短视频干预措施时,也需要重点关注并鼓励父母一同观看视频,并鼓励父母对其中的内容和子女进行讨论,这样可能会使干预措施更加有效。

(3) 进一步完善干预内容和形式。通过学生访谈可以发现,仍有部分学生对视频内容难以产生兴趣,这可能是影响视频观看情况的一个重要原因;而且除了抑郁症状的减轻,接受干预的学生在其他心理健康状况方面均未出现明显的改善,因此可以在以后的研究中对视频内容进行增加和改善,提高视频的趣味性,增加其他心理健康问题相关的内容。此外,由于本研究未在基线调查中加入中学生心理健康素养的调查,无法评价干预措施对干预对象的心理健康素养状况的影响,因此可以在以后的试验中加入干预措施对心理健康素养状况影响的研究,这可能会比心理健康状况更易发生改善,更容易观察到干预措施的效果。

10.6 结论

通过本研究的结果可以发现,上海市松江区初中生的整体心理健康状况一般,抑郁症状的检出率为 21.08%,其中学习因素和家庭因素对初中生心理健康状况影响显著。基于新媒体的短视频心理健康干预能够有效缓解初中生的抑郁症状。干预措施在低抑郁得分的青少年中效果更佳,提示此方法适合应用于学校的普遍性干预。同时本研究的结果也表明,由专业人员来主导干预及鼓励父母陪同子女一起观看干预视频可能会使干预效果更加显著。

参考文献

［1］ Yang Y, Wang H, Sha W, et al. Short video-based mental health intervention for depressive symptoms in junior high school students: a cluster randomized controlled trial［J］. Psychol Res Bohav Marag, 2023(16): 4169-4181.

［2］ Patalay P, Gage S H. Changes in millennial adolescent mental health and health-related behaviours over 10 years: a population cohort comparison study［J］. Int J Epidemiol, 2019, 48(5): 1650-1664.

［3］ Nearchou F, Flinn C, Niland R, et al. Exploring the impact of COVID-19 on mental health outcomes in children and adolescents: a systematic review［J］. Int J Environ Res Public Health, 2020, 17(22):1-12.

［4］ Golberstein E, Wen H, Miller B F. Coronavirus disease 2019 (COVID-19) and mental health for children and adolescents［J］. JAMA Pediatr, 2020, 174(9): 819-820.

［5］ Gugglberger L, Flaschberger E, Teutsch F. 'Side effects' of health promotion: an example from Austrian schools［J］. Health Promot Int, 2017, 32(1): 157-166.

［6］ Mcgorry P D, Mei C. Early intervention in youth mental health: progress and future directions ［J］. Evid Based Ment Health, 2018, 21(4): 182-184.

［7］ Uhlhaas P, Torous J. Digital tools for youth mental health［J］. NPJ Digit Med, 2019, 2: 104.

［8］ Perry Y, Werner-Seidler A, CALEAR A, et al. Preventing depression in final year secondary students: school-based randomized controlled trial［J］. J Med Internet Res, 2017, 19(11): e369.

［9］ Van Voorhees B, Gladstone T R G, Sobowale K, et al. 24-month outcomes of primary care web-based depression prevention intervention in adolescents: randomized clinical trial［J］. J Med Internet Res, 2020, 22(10): e16802.

［10］ Bergin A D, Vallejos E P, Davies E B, et al. Preventive digital mental health interventions for children and young people: a review of the design and reporting of research［J］. NPJ Digit Med, 2020, 3: 133.

［11］ Sörberg Wallin A, Koupil I, Gustafsson J E, et al. Academic performance, externalizing disorders and depression: 26,000 adolescents followed into adulthood［J］. Social psychiatry and psychiatric epidemiology, 2019, 54(8): 977-986.

附 录

附录1　表1　社会隔离及其相关概念的多领域测量方法

测量工具	测量焦点	说明	心理测量的性质和应用
亲密关系问卷（Close Persons' Questionnaire）	亲密关系中的社会支持	14项。三个子量表：情感支持，实际支持和关系的消极方面	测试—重测可靠性适度良好，部分标准效度（与接受的社会支持有适度关系）已建立。参与者选择并评估他们最重要的亲密关系，得到一个综合评分。适用于一般人群；未经过精神健康人群的验证
社会关系访谈测量（Interview Measure of Social Relationships，IMSR）	个人社会资源	多维度：主要社交网络的规模和密度，与熟人的联系，人机关系的互动和支持的充分性，以及危机支持	良好的评分者间信度，亲密关系的高度时间稳定性，以及在大规模调查中对不同社会和教育背景的个体有良好的可接受性
改版社会资本评估工具（Adapted Social Capital Assessment Tool，A-SCAT） 改版社会资本评估工具的简短版（Short version of the Adapted Social Capital Assessment Tool，SASCAT）	社会资本	18项。两个维度：结构层面（连通性）和认知层面（互惠、共享、信任） 9项。两个维度：结构层面和认知层面的社会资本	心理测量技术表明，SASCAT是一个有效的工具，反映了已知的结构，并显示了与其他变量的假定联系；具备较好的表面效度和内容效度
迪恩疏离感量表（Dean Alienation Scale）	疏离感	24项。三个子量表：无力感、无规范感和社会隔离	具备较强的表面效度、结构效度和可接受的内部一致性可靠性水平
医疗结果研究社会支持量表（Medical Outcomes Study Social Support Scale）	社会支持	19项。四个维度：信息情绪性支持、实际性支持、情感性支持和社会互动性支持	可靠（所有 a 值＞0.91），且随时间稳定；结构效度假设得到支持
社会提供量表（Social Provisions Scale，SPS）	社会支持	24项。六个维度：指导意见的获得、自我价值的确认、社会融入、情感支持、培养机会和可靠的联结感	具备足够的信度和结构效度，是一种可靠有效的测量方法

（续表）

测量工具	测量焦点	说明	心理测量的性质和应用
社会交往调查表（Interview Schedule for Social Interaction, ISSI）	社会关系	52项。两个维度：社会支持的可利用度和自我感觉到的社会关系的适合程度	充分有效且可靠，并对社会人口群体之间的可预测变化敏感，证明其适用于精神病学和普通医学中的临床和流行病学研究
简短版杜克社会支持指数（Abbreviated Duke Social Support Index, DSSI）	社会支持	23项。三个子量表：社会互动、主观支持和工具性支持 11项。两个子量表：社会互动和主观支持	具备很高的信度和效度，例如内部一致性较高，且其结果同绝望和焦虑的结果有相关性
人际支持评估表（Interpersonal Support Evaluation List，ISEL）	社会支持	48项。四个领域：实际性支持、评估支持、自尊支持和归属支持 12项。三个子量表：代表评估、归属感和实际性社会支持 6项。两个维度：情感性支持和实际性支持	内部一致性和测试重测信度范围为0.70~0.80，具备中等组间相关性
社会支持评定量表（Social Supporting Rating Scale，SSRS）	社会支持	10项。三个维度：客观社会支持、主观社会支持和社会支持利用度	具有较好的信度和效度
感知社会支持的多维度量表（Multi-dimensional Scale of Perceived Social Support，MSPSS）	社会支持	12项。三个子量表：来自家人、朋友和重要他人的感知支持	子量表的内部一致性非常高

附录2　表2　Medline 检索策略

默认检索条件＝标题和摘要（另有说明除外）

#	检索词	说明
1	loneliness［MeSH］	
2	loneliness	
3	lonely	
4	(social support adj5 (subjective or personal or perceived or quality))	
5	"confiding relationship* "	

（续表）

#	检索词	说明
6	♯1 OR ♯2 OR ♯3 OR ♯4 OR ♯5	孤独感及相关术语
7	mental disorders［MeSH］. exp	
8	mental	
9	psychiatr*	
10	schizo*	
11	psychosis	
12	psychotic	
13	depress*	
14	mania*	
15	manic	
16	（bipolar adj5 （disorder or disease or illness））	
17	anxiety disorders［MeSH］. exp	
18	♯7 OR ♯8 OR ♯9 OR ♯10 OR ♯11 OR ♯12 OR ♯13 OR ♯14 OR ♯15 OR ♯16 OR ♯17	精神障碍
19	♯6 AND ♯18	孤独感,精神障碍
20	prognosis［MeSH］	
21	outcome*	
22	recurren*	
23	relapse	
24	admission	
25	hospitalization	
26	crisis	
27	admitted	
28	detained	
29	detention	
30	recovery of function［MeSH］	
31	"social functioning"	
32	"self-rated recovery"	
33	"quality of life"	
34	"symptom severity"	

（续表）

#	检索词	说明
35	disability	
36	♯20 OR ♯21 OR ♯22 OR ♯23 OR ♯24 OR ♯25 OR ♯26 OR ♯27 OR ♯28 OR ♯29 OR ♯30 OR ♯31 OR ♯32 OR ♯33 OR ♯34 OR ♯35	结局
37	onset	
38	first-episode	
39	incidence〔MeSH〕	
40	rate	
41	♯37 OR ♯38 OR ♯39 OR ♯40	发病
42	♯36 OR ♯41	结局/发病
43	♯19 AND ♯42	孤独感，精神障碍，结局/发病

附录3　　表3　PsycINFO 检索策略

默认检索条件＝标题和摘要（另有说明除外）

#	检索词	说明
1	loneliness〔Subject Headings〕	
2	loneliness	
3	lonely	
4	(social support adj5 (subjective or personal or perceived or quality))	
5	"confiding relationship*"	
6	♯1 OR ♯2 OR ♯3 OR ♯4 OR ♯5	孤独感及其相关术语
7	mental disorders〔Subject Headings〕. exp	
8	mental	
9	psychiatr*	
10	schizo*	
11	psychosis	

（续表）

#	检索词	说明
12	psychotic	
13	depress*	
14	mania*	
15	manic	
16	（bipolar adj5（disorder or disease or illness））	
17	anxiety disorders［Subject Headings］. exp	
18	#7 OR #8 OR #9 OR #10 OR #11 OR #12 OR #13 OR #14 OR #15 OR #16 OR #17	精神障碍
19	#6 AND #18	孤独感,精神障碍
20	prognosis［Subject Headings］	
21	outcome*	
22	recurren*	
23	relapse	
24	admission	
25	hospitalization	
26	crisis	
27	admitted	
28	detained	
29	detention	
30	recovery（Disorders）［Subject Headings］	
31	"social functioning"	
32	"self-rated recovery"	
33	"quality of life"	
34	"symptom severity"	
35	disability	
36	#20 OR #21 OR #22 OR #23 OR #24 OR #25 OR #26 OR #27 OR #28 OR #29 OR #30 OR #31 OR #32 OR #33 OR #34 OR #35	结局

（续表）

#	检索词	说明
37	onset	
38	first-episode	
39	incidence	
40	rate	
41	♯37 OR ♯38 OR ♯39 OR ♯40	发病
42	♯36 OR ♯41	结局/发病
43	♯19 AND ♯42	孤独感，精神障碍，结局/发病

附录 4　表 4　Embase 检索策略

默认检索条件＝标题和摘要（另有说明除外）

#	检索词	说明
1	loneliness［Subject Headings］	
2	loneliness	
3	lonely	
4	(social support adj5 (subjective or personal or perceived or quality))	
5	"confiding relationship* "	
6	♯1 OR ♯2 OR ♯3 OR ♯4 OR ♯5	孤独感及相关术语
7	mental disease［Subject Headings］. exp	
8	mental	
9	psychiatr*	
10	schizo*	
11	psychosis	
12	psychotic	
13	depress*	
14	mania*	
15	manic	
16	(bipolar adj5 (disorder or disease or illness))	

（续表）

#	检索词	说明
17	anxiety disorder［Subject Headings］. exp	
18	♯7 OR ♯8 OR ♯9 OR ♯10 OR ♯11 OR ♯12 OR ♯13 OR ♯14 OR ♯15 OR ♯16 OR ♯17	精神障碍
19	♯6 AND ♯18	孤独感,精神障碍
20	prognosis［Subject Headings］	
21	outcome*	
22	recurren*	
23	relapse	
24	admission	
25	hospitalization	
26	crisis	
27	admitted	
28	detained	
29	detention	
30	convalescence［Subject Headings］	
31	"social functioning"	
32	"self-rated recovery"	
33	"quality of life"	
34	"symptom severity"	
35	disability	
36	♯20 OR ♯21 OR ♯22 OR ♯23 OR ♯24 OR ♯25 OR ♯26 OR ♯27 OR ♯28 OR ♯29 OR ♯30 OR ♯31 OR ♯32 OR ♯33 OR ♯34 OR ♯35	结局
37	onset	
38	first-episode	
39	incidence［Subject Headings］	
40	rate	
41	♯37 OR ♯38 OR ♯39 OR ♯40	发病
42	♯36 OR ♯41	结局/发病
43	♯19 AND ♯42	孤独感,精神障碍,结局/发病

附录 5　表 5　Web of Science 检索策略

默认检索条件＝标题和摘要（另有说明除外）

＃	检索词	说明
1	loneliness	
2	lonely	
3	"social support" near/5 (subjective or personal or perceived or quality)	
4	"confiding relationship*"	
5	＃1 OR ＃2 OR ＃3 OR ＃4	孤独感及相关术语
6	mental	
7	psychiatr*	
8	schizo*	
9	psychosis	
10	psychotic	
11	depress*	
12	mania*	
13	manic	
14	bipolar near/5 (disorder or disease or illness)	
15	anxiety	
16	＃6 OR ＃7 OR ＃8 OR ＃9 OR ＃10 OR ＃11 OR ＃12 OR ＃13 OR ＃14 OR ＃15	精神障碍
17	＃5 AND ＃16	孤独感,精神障碍
18	prognosis	
19	outcome*	
20	recurren*	
21	relapse	
22	admission	
23	hospitalization	
24	crisis	
25	admitted	

（续表）

#	检索词	说明
26	detained	
27	detention	
28	recovery	
29	"social functioning"	
30	"quality of life"	
31	"symptom severity"	
32	disability	
33	♯18 OR ♯19 OR ♯20 OR ♯21 OR ♯22 OR ♯23 OR ♯24 OR ♯25 OR ♯26 OR ♯27 OR ♯28 OR ♯29 OR ♯30 OR ♯31 OR ♯32	结局
34	onset	
35	first-episode	
36	incidence	
37	rate	
38	♯34 OR ♯35 OR ♯36 OR ♯37	发病
39	♯33 OR ♯38	结局/发病
40	♯17 AND ♯39	孤独感，精神障碍，结局/发病

附录6　表6　Cinahl 检索策略

默认检索条件＝标题和摘要（另有说明除外）

#	检索词	说明
1	loneliness〔Subject Headings〕	
2	loneliness	
3	lonely	
4	"social support" N5（subjective or personal or perceived or quality）	
5	"confiding relationship* "	
6	♯1 OR ♯2 OR ♯3 OR ♯4 OR ♯5	孤独感及相关术语

#	检索词	说明
7	mental disorders［Subject Headings］. exp	
8	mental	
9	psychiatr*	
10	schizo*	
11	psychosis	
12	psychotic	
13	depress*	
14	mania*	
15	manic	
16	bipolar N5 (disorder or disease or illness)	
17	anxiety disorders［Subject Headings］. exp	
18	♯7 OR ♯8 OR ♯9 OR ♯10 OR ♯11 OR ♯12 OR ♯13 OR ♯14 OR ♯15 OR ♯16 OR ♯17	精神障碍
19	♯6 AND ♯18	孤独感,精神障碍
20	prognosis［Subject Headings］	
21	outcome*	
22	recurren*	
23	relapse	
24	admission	
25	hospitalization	
26	crisis	
27	admitted	
28	detained	
29	detention	
30	recovery［Subject Headings］	
31	"social functioning"	
32	"self-rated recovery"	
33	"quality of life"	
34	"symptom severity"	

（续表）

#	检索词	说明
35	disability	
36	♯20 OR ♯21 OR ♯22 OR ♯23 OR ♯24 OR ♯25 OR ♯26 OR ♯27 OR ♯28 OR ♯29 OR ♯30 OR ♯31 OR ♯32 OR ♯33 OR ♯34 OR ♯35	结局
37	onset	
38	first-episode	
39	incidence［Subject Headings］	
40	rate	
41	♯37 OR ♯38 OR ♯39 OR ♯40	发病
42	♯36 OR ♯41	结局/发病
43	♯19 AND ♯42	孤独感，精神障碍，结局/发病

附录7　表7　Cochrane Library 检索策略

默认检索条件＝标题和摘要（另有说明除外）

#	检索词	说明
1	loneliness［MeSH］	
2	loneliness	
3	lonely	
4	"social support" near/5（subjective or personal or perceived or quality))	
5	"confiding relationship*"	
6	♯1 OR ♯2 OR ♯3 OR ♯4 OR ♯5	孤独感及相关术语
7	mental disorders［MeSH］. exp	
8	mental	
9	psychiatr*	
10	schizo*	
11	psychosis	

（续表）

#	检索词	说明
12	psychotic	
13	depress*	
14	mania*	
15	manic	
16	bipolar near/5 (disorder or disease or illness)	
17	anxiety disorders［MeSH］. exp	
18	♯7 OR ♯8 OR ♯9 OR ♯10 OR ♯11 OR ♯12 OR ♯13 OR ♯14 OR ♯15 OR ♯16 OR ♯17	精神障碍
19	♯6 AND ♯18	孤独感,精神障碍
20	prognosis［MeSH］	
21	outcome*	
22	recurren*	
23	relapse	
24	admission	
25	hospitalization	
26	crisis	
27	admitted	
28	detained	
29	detention	
30	recovery of function［MeSH］	
31	"social functioning"	
32	"self-rated recovery"	
33	"quality of life"	
34	"symptom severity"	
35	disability	
36	♯20 OR ♯21 OR ♯22 OR ♯23 OR ♯24 OR ♯25 OR ♯26 OR ♯27 OR ♯28 OR ♯29 OR ♯30 OR ♯31 OR ♯32 OR ♯33 OR ♯34 OR ♯35	结局
37	onset	
38	first-episode	

（续表）

#	检索词	说明
39	incidence［MeSH］	
40	rate	
41	♯37 OR ♯38 OR ♯39 OR ♯40	发病
42	♯36 OR ♯41	结局/发病
43	♯19 AND ♯42	孤独感，精神障碍，结局/发病

附录8　研究质量评估标准

本文使用了混合方法评估工具（MMAT，the Mixed Methods Appraisal Tool），评估研究质量的标准如下：

问题过滤

- 是否有明确的定量研究问题（或目标）？

- 收集的数据是否能够解决研究问题（或目标）？

如果一项或两项问题的答案都不为"是"，进一步的评估将不适用或不可行，该论文被排除。

方法质量标准

（1）参与者（组织）的招募方式是否最小化了选择偏倚？

在招募阶段：考虑了暴露组和非暴露组是否从同一人群中抽取。

（2）暴露和结果的测量是否适当（来源明确，或已知有效性，或标准仪器）？

在数据收集阶段考虑了：①变量是否明确定义，测量是否准确；②测量方法对于回答研究问题是合理且适当的；③测量措施反映了应该测量的内容。

（3）在分析中，是否纳入了应当考虑的重要因素？

在数据分析阶段考虑：①人口统计特征是否进行了调整，如年龄、性别、婚姻状况等；②基线的结果进行了调整，如基线时的症状严重程度。

是否有完整的结果数据（80％或以上），且如果适用，是否有可接受的应答率（60％或以上），或队列研究是否有可接受的随访率（60％或以上）？

附录 9

表 8　纳入综述的研究

抑郁

参考文献	研究人群	样本量	随访时间（短/中/长期） （短期≤1年；中期=1～2年；长期≥2年）	随访率	预测变量	结果变量	研究质量评估等级［不符合标准*］
Hybels 等（2016），USA	重度抑郁症的老年患者	368	长期	未知	感知的社会支持	轨迹等级（快速恢复，缓慢恢复，持续中等，持续高）	****
Holvast 等（2015），the Netherlands	重度抑郁症，精神障碍或轻度抑郁症的老年患者	378	中期	75.4%	孤独感	抑郁症的严重程度和缓解程度	*** [4]
Holma 等（2012），Finland	重度抑郁症的精神病患者	269	长期	6 个月：85.1% 18 个月：77% 5 年：67.7%	感知的社会支持	伤残抚恤金	****
Backs-Dermott 等（2010），Canada	缓解抑郁的成年女性	90	中期	64.4%	感知的社会支持	复发 vs. 稳定缓解	*** [3]
Bosworth 等（2008），USA	重度抑郁症的老年患者	241	中期	100%	感知的社会支持	抑郁症严重程度	** [1，4]
Rytsala 等（2007），Finland	诊断为单向抑郁症的成人	269	中期	77.3%	感知的社会支持	工作伤残津贴	*** [4]
Rytsala 等（2006），Finland	单项抑郁症的精神病患者	269	中期	87%	感知的社会支持	功能性残疾、社会和工作适应，以及卧床或不卧床的生病时间	*** [4]
Leskela 等（2006），Finland	重度抑郁症的成人	269	中期	6 个月：85.1% 18 个月：6.9%	感知的社会支持	抑郁症的严重程度	****

（续表）

参考文献	研究人群	样本量	随访时间（短/中/长期）（短期≤1年;中期=1~2年;长期≥2年）	随访率	预测变量	结果变量	研究质量评估等级[不符合标准*]
Steffens 等 (2005), USA	重度抑郁症的老年患者	204	长期	未知	感知的社会支持	抑郁症的严重程度	** [1, 4]
Ezquiaga 等 (2004), Spain	单项重度抑郁的成人	72	中期	79.2%	感知的社会支持	发病缓解	** [3, 4]
Gasto 等 (2003), Spain	单项重度抑郁的老年患者	108	短期	未知	感知的社会支持	残留症严重程度	** [3, 4]
Bosworth 等 (2002), USA	重度抑郁症的老年患者	239	长期	86.5%	感知的社会支持	缓解时间	*** [4]
Bosworth 等 (2002), USA	重度抑郁症的老年患者	301	中期	84.6%	感知的社会支持	缓解	*** [4]
Triesch (2002), USA	重度抑郁症的成人	66	短期	68.0%	感知的社会支持	抑郁症状的严重程度、生活质量	*** [4]
Hays 等 (2001), USA	重度抑郁症患者	159	中期	未知	感知的社会支持	日常生活能力	*** [4]
Oxman 和 Hull (2001), USA	患有心境恶劣或轻度抑郁症的老年人	415	短期	74.0%	感知的社会支持	抑郁症严重程度	*** [4]
Brummett 等 (2000), USA	重度抑郁症的老年患者	115	中期	6个月:94.8% 18个月:76.5%	感知的社会支持	抑郁症状	** [1, 4]
Sherbourne 等 (1995), USA	有抑郁症/抑郁症状的患者	604	中期	62%	感知的社会支持	抑郁症状的数量	** [2, 4]
Blazer 等 (1992), USA	成年抑郁症患者	118	中期	98%	感知的社会支持	生活满意度下降症状和内生的症状	****

（续表）

参考文献	研究人群	样本量	随访时间（短/中/长期）（短期≤1年；中期=1~2年；长期≥2年）	随访率	预测变量	结果变量	研究质量评估等级[不符合标准*]
Blazer 等(1991)，USA	抑郁症患者	125	中期	未知	感知的社会支持	抑郁症状	**[3, 4]
Brugha 等(1990)，UK	成年抑郁症患者	130	短期	92%	感知的社会支持	症状严重程度	****
George 等(1989)，USA	中老年抑郁症住院患者	150	长期	100%	感知的社会支持	抑郁症状	***[1]
Krantz 和 Moos(1988)，USA	重度或轻度抑郁症患者	424	中期	98.8%	感知的社会支持	缓解、部分缓解和未缓解	***[3]
精神分裂症和分裂情感性障碍							
Ritsner 等(2006)，Israel	精神分裂症/分裂情感性障碍住院患者	148	中期	100%	感知的社会支持	生活质量	***[3]
Brekke 等(2005)，USA	患有精神分裂症/分裂情感性障碍的成年人	139	中期	71.9%	感知的社会支持	整体功能结果(工作，社会功能和独立生活能力)和社会功能域	**[3, 4]
躁郁症/双相障碍							
Koenders 等(2015)，the Netherland	双相情感障碍 I 型和 II 型患者	173	中期	71.1%	感知的社会支持	症状严重程度和功能损伤	***[4]
Cohen 等(2004)，USA	缓解先前诊断为双相 I 型障碍的患者	52	中期	100%	感知的社会支持	复发	**[3, 4]
Daniels(2000)，USA	双相情感障碍的成年患者	42	短期	95.2%	感知的社会支持	抑郁症状、躁症状学和功能损伤	***[1]

（续表）

参考文献	研究人群	样本量	随访时间（短/中/长期）（短期≤1年；中期=1~2年；长期≥2年）	随访率	预测变量	结果变量	研究质量评估等级[不符合标准*]
Johnson 等(1999)，USA	双相情感障碍的成年患者	59	中期	77.6%	感知的社会支持	恢复时间，躁狂和抑郁症状的严重程度	** [1, 4]
焦虑症							
Jakubovski 和 Bloch(2016)，USA	诊断为广泛性焦虑障碍、恐慌障碍、社交焦虑障碍或创伤后应激障碍的患者	1 004	短期	未知	感知的社会支持	缓解和反应（6个月时症状至少减轻40%）	*** [4]
Shrestha 等(2015)，USA	广泛性焦虑症的老年人	134	中期	未知	感知的社会支持	生活质量	** [3, 4]
Dour 等(2014)，USA	患有恐慌、广泛性焦虑、社交焦虑和/或创伤后应激障碍的成年人	1 004	中期	6个月：87% 12个月：81% 18个月：80%	感知的社会支持	焦虑症状和抑郁症状	*****
各类心理健康问题的混合样本							
Fleury 等(2013)，Canada	患有重度精神障碍（根据DSM-IV，精神分裂症和其他精神障碍，或情绪障碍）	352	中期	84.4%	感知的社会支持	主观生活质量（对生活领域的满意度）	** [3, 4]
Van Beljouw 等(2010)，the Netherlands	焦虑症或抑郁症患者	743	中期	79.9%	孤独感	抑郁症状和焦虑症的严重程度	*** [4]

注：* 质量标准：1=选择偏倚；2=测量质量；3=混杂因素的调整；4=完整结果数据百分比/应答率/随访率。

附录 10　图 1　纳入和 4 个月随访的流程图

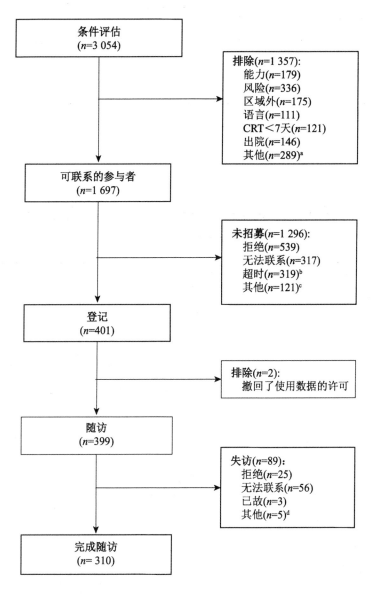

a 其他：已经参加/拒绝/筛选；无法联系/接触；修订筛选程序（2015 年 4—5 月，非精神病/双相情感
　　障碍患者的招募暂停）。
b 超时：CRT 出院 1 个月内，研究人员无法得到潜在参与者的明确回应。
c 其他：临时暂停非精神病/双相情感障碍患者的招募；筛查后患者的风险/能力状态改变。
d 其他＝不适；风险。

附录 11　表 9　基线和 4 个月随访时结果变量的差异

变量	基线，M（SD）	随访，M（SD）	P 值	效应量（Cohen's d）
总体症状严重程度(24～168)	43.6 (11.5)	40.0 (11.9)	<0.001	0.33
情感性症状(4～28)	12.5 (5.5)	10.8 (5.3)	<0.001	0.32
自评恢复得分(0～88)	51.8 (17.0)	56.8 (15.9)	<0.001	−0.32
健康相关生活质量(0～100)	53.1 (23.7)	59.6 (21.7)	<0.001	−0.29

注：变量后的括号内为该变量的得分范围。

M 为均值；SD 为标准差。

附录 12　表 10　与基线孤独感相关因素的单因素线性回归分析结果

变量	回归系数[a]	95% CI	P 值[b]
社会人口学变量			
年龄(年)	−0.03	−0.07, 0.01	0.11
女性	0.39	−0.62, 1.39	0.45
种族背景			
白种英国人	参照组		
其他白种人	−0.13	−1.82, 1.57	0.88
黑种/黑种英国人	−0.44	−1.73, 0.85	0.50
亚裔/亚裔英国人	0.62	−1.13, 2.37	0.49
混种	−0.83	−2.84, 1.18	0.42
出生在英国	1.13	−0.04, 2.31	0.06
独立住宿	−1.08	−2.70, 0.53	0.19
与 16 岁以下儿童生活	−0.73	−2.05, 0.58	0.27
受教育程度			
无学历	参照组		
其他学历	−0.11	−1.42, 1.20	0.87

（续表）

变量	回归系数[a]	95% CI	P 值[b]
大学学历	0.23	−1.23，1.70	0.76
就业			
无	参照组		
自愿的，受保护的或有保障的工作	−0.25	−2.06，1.56	0.79
有稳定工作	−1.00	−2.12，0.12	0.08
与伴侣或家人同住	−0.94	−1.93，0.04	0.06
社会心理变量			
社交网络规模（2 项 LSNS-6）	−0.79	−1.00，−0.59	**<0.001**
社会资本（HLSSC）	−0.52	−0.68，−0.36	**<0.001**
精神病学变量			
因精神病住院次数			
从不	参照组		
1 次	−1.29	−2.60，0.03	0.06
2～5 次	−1.46	−2.71，−0.21	**0.02**
超过 5 次	−2.13	−3.59，−0.67	**0.004**
距离首次接触精神卫生服务的时间			
少于 3 个月	参照组		
3 个月～1 年	1.37	−0.59，3.34	0.17
1～2 年	1.80	−0.39，4.00	0.11
2～10 年	1.58	0.10，3.05	**0.04**
超过 10 年	1.23	−0.23，2.68	0.10
诊断			
精神病	参照组		
双相情感障碍/躁狂发作	−0.85	−2.37，0.67	0.27
抑郁/焦虑症	1.97	0.73，3.21	**0.002**
人格障碍	2.60	0.98，4.23	**0.002**
其他障碍	1.93	0.01，3.84	**0.048**

注：CI 为置信区间；LSNS-6 为 6 项鲁本社交网络量表；HLSSC 为健康和生活方式调查社会资本问卷。
a 负的回归系数= 更低的孤独感；b 显著性的 P 值加粗显示。

附录 13 表 11 随访结果相关因素的单因素线性回归分析结果

变量	总体症状[a]	情感性症状[b]	自评恢复[c]	健康相关生活质量[d]
	回归系数（95% CI）			
社会人口学变量				
年龄（年）	0.04 （−0.06，0.15）	0.01 （−0.03，0.06）	0.03 （−0.11，0.17）	−0.05 （−0.24，0.14）
女性	2.17* （−0.57，4.91）	1.09* （−0.14，2.32）	−0.44 （−4.08，3.19）	−3.42* （−8.44，1.59）
种族背景				
白种英国人	参照组			
其他白种人	−3.40* （−7.83，1.04）	−1.64* （−3.62，0.35）	3.66* （−2.24，9.56）	4.78 （−3.52，13.08）
黑种/黑种英国人	0.78 （−2.80，4.36）	−0.51 （−2.11，1.09）	2.41 （−2.34，7.16）	1.27 （−5.29，7.84）
亚裔/亚裔英国人	−1.21 （−5.88，3.46）	−1.44* （−3.53，0.65）	−0.67 （−6.89，5.54）	0.50 （−8.03，9.03）
混种	−0.02 （−5.36，5.32）	−1.80* （−4.18，0.59）	3.02 （−4.08，10.13）	−1.51 （−11.26，8.23）
出生在英国	2.86* （−0.30，6.01）	1.21* （−0.20，2.63）	−2.95* （−7.16，1.25）	−4.22* （−10.04，1.61）
独立住宿	−4.73* （−9.69，0.24）	−0.88 （−3.13，1.36）	1.93 （−4.58，8.45）	3.88 （−5.01，12.78）
与16岁以下儿童生活	−1.14 （−4.73，2.46）	−1.14* （−2.75，0.47）	1.07 （−3.72，5.85）	3.82 （−2.72，10.36）
受教育程度				
无学历	参照组			
其他学历	−3.07* （−6.71，0.57）	−0.52 （−2.18，1.13）	2.23 （−2.62，7.07）	1.78 （−4.87，8.42）
大学学历	−3.88* （−7.87，0.11）	−0.42 （−2.24，1.40）	1.81 （−3.51，7.13）	−1.92 （−9.25，5.40）
就业				

（续表）

变量	总体症状[a]	情感性症状[b]	自评恢复[c]	健康相关生活质量[d]
	回归系数（95% CI）			
无	参照组			
自愿的，受保护的或有保障的工作	−1.97 (−6.61, 2.67)	−1.80* (−3.92, 0.32)	4.60* (−1.68, 10.88)	4.88 (−3.84, 13.59)
有稳定工作	−6.03** (−8.93, −3.13)	−1.41** (−2.73, −0.09)	4.44** (0.53, 8.34)	7.41** (2.04, 12.77)
与伴侣或家人同住	−3.50** (−6.16, −0.84)	−1.47** (−2.67, −0.28)	2.51* (−1.06, 6.08)	4.90* (−0.02, 9.82)
社会心理变量				
孤独感（ULS-8）	0.92** (0.66, 1.17)	0.41** (0.30, 0.53)	−1.38** (−1.71, −1.05)	−1.69** (−2.16, −1.23)
社交网络规模（2 项 LSNS-6）	−1.04** (−1.62, −0.46)	−0.37** (−0.63, −0.11)	1.32** (0.55, 2.08)	2.29** (1.25, 3.34)
社会资本（HLSSC）	−0.97** (−1.44, −0.50)	−0.39** (−0.60, −0.18)	1.24** (0.62, 1.86)	1.74** (0.89, 2.59)
精神病学变量				
因精神病住院次数				
从不	参照组			
1 次	−0.30 (−3.94, 3.33)	−0.27 (−1.89, 1.36)	−1.96 (−6.74, 2.81)	−0.76 (−7.38, 5.86)
2～5 次	1.45 (−1.95, 4.86)	−0.53 (−2.06, 1.00)	−2.02 (−6.51, 2.48)	−2.92 (−9.13, 3.28)
超过 5 次	1.93 (−2.24, 6.10)	−0.50 (−2.37, 1.38)	2.14 (−3.39, 7.67)	−2.69 (−10.38, 4.99)
距离首次接触精神卫生服务的时间				
少于 3 个月	参照组			
3 个月～1 年	−1.27 (−6.65, 4.11)	−1.84* (−4.26, 0.58)	−0.27 (−7.26, 6.72)	3.77 (−5.87, 13.41)
1～2 年	5.63* (−0.53, 11.80)	2.30* (−0.42, 5.02)	−13.05** (−20.78, −5.32)	−15.53** (−26.17, −4.89)
2～10 年	4.20** (0.28, 8.13)	1.00 (−0.77, 2.77)	−10.27** (−15.36, −5.18)	−11.34** (−18.45, −4.23)

（续表）

变量	总体症状[a]	情感性症状[b]	自评恢复[c]	健康相关生活质量[d]
	回归系数（95% CI）			
超过 10 年	4.17** (0.34, 8.01)	0.79 (−0.93, 2.52)	−5.64** (−10.60, −0.68)	−10.33** (−17.20, −3.45)
诊断				
精神病	参照组			
双相情感障碍/躁狂发作	−2.46 (−6.67, 1.74)	0.13 (−1.74, 1.99)	0.49 (−5.12, 6.09)	1.52 (−6.20, 9.25)
抑郁/焦虑症	−0.90 (−4.35, 2.56)	1.48* (−0.05, 3.01)	−2.82* (−7.40, 1.75)	−1.53 (−7.85, 4.79)
人格障碍	4.00* (−0.65, 8.66)	3.98** (1.92, 6.04)	−7.35** (−13.50, −1.20)	−3.61 (−12.12, 4.90)
其他障碍	−3.23* (−8.51, 2.05)	0.61 (−1.73, 2.95)	3.05 (−3.99, 10.08)	9.82** (0.17, 19.47)

注：ULS-8 为 8 项 UCLA 孤独感量表；LSNS-6 为 6 项鲁本社交网络量表；HLSSC 为健康和生活方式调查社会资本问卷。
a 采用单因素线性回归分析，以 4 个月随访时的症状严重程度为因变量，负回归系数＝总体症状严重程度较轻。b 采用单因素线性回归分析，以 4 个月随访时的情感性症状为因变量，负回归系数＝情感性症状严重程度更轻。c 采用单因素线性回归分析，以 4 个月随访时的自评恢复得分为因变量，负回归系数＝更差的自评恢复得分。d 采用单因素线性回归分析，以 4 个月随访时的健康相关生活质量为因变量，负回归系数＝健康相关生活质量；更差。* P＜0.25；** P＜0.05。